Ursula Summ

Das große Buch der
Trennkost

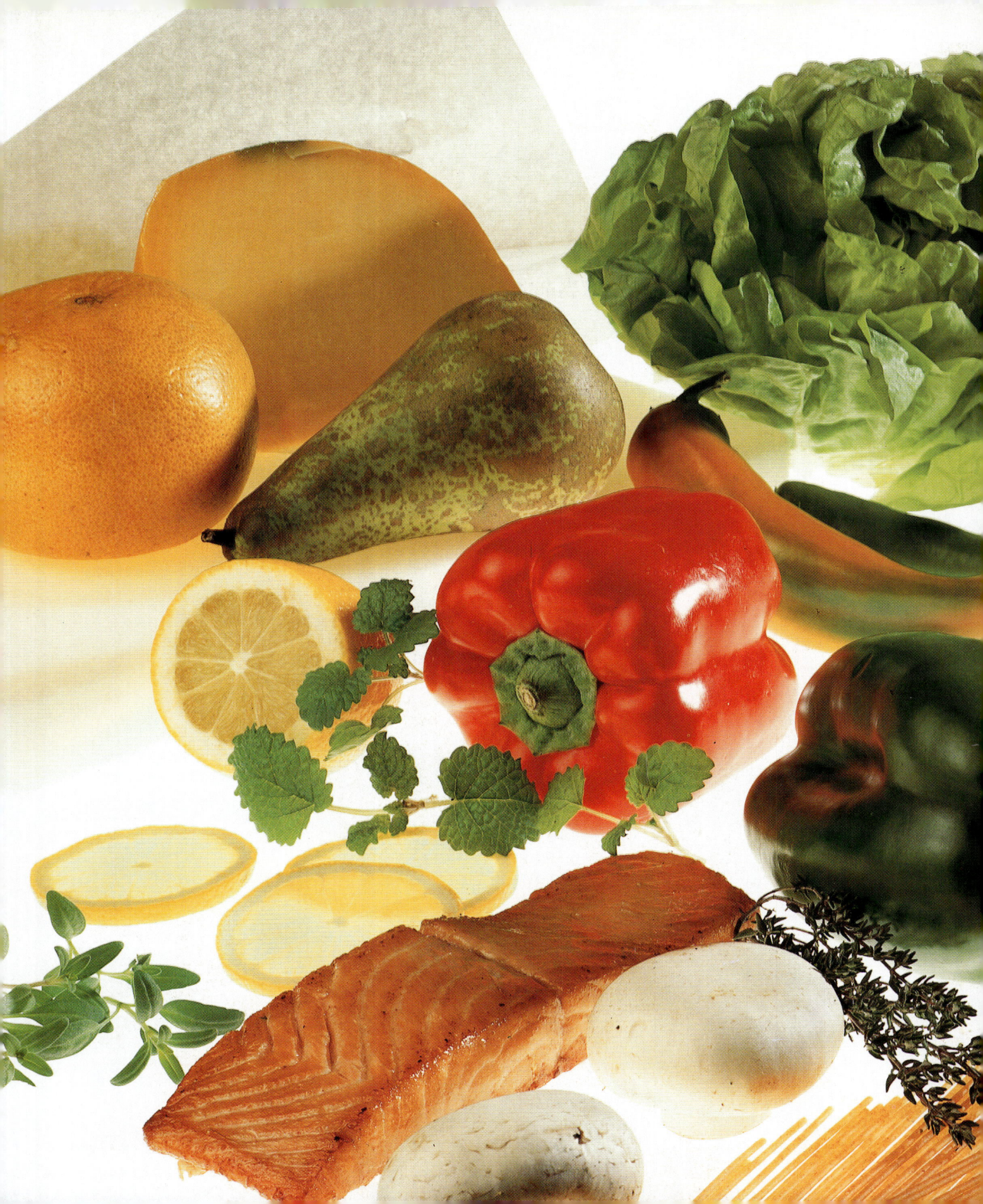

Ursula Summ

Das große Buch der
Trennkost

Gesund und schlank
durch die richtige Ernährung

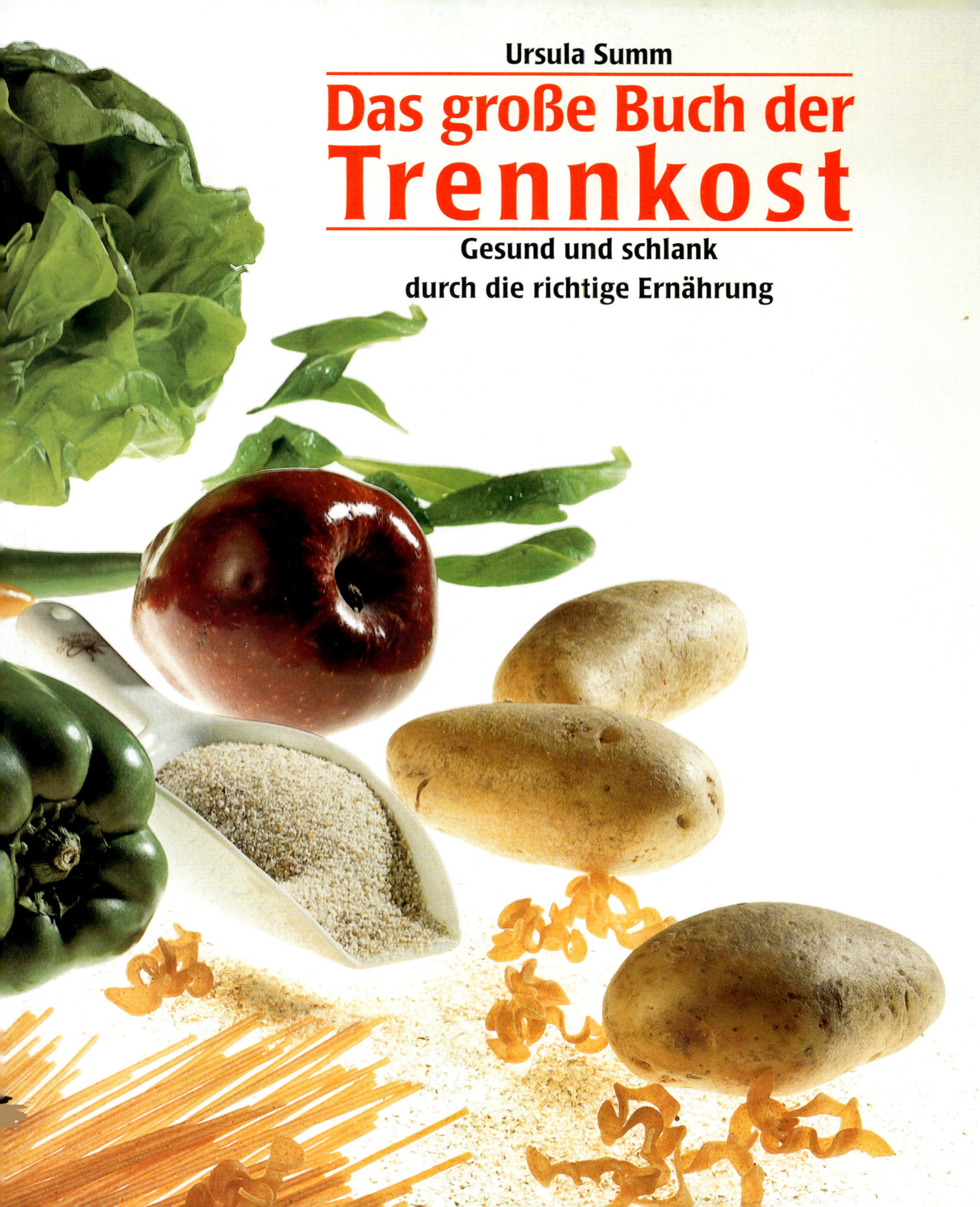

INHALT

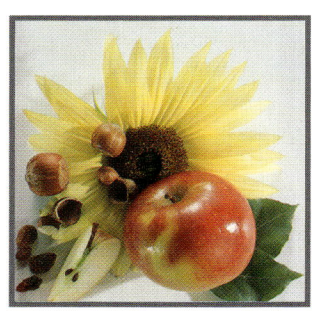

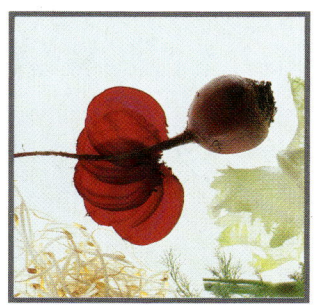

VORWORT

Kennen Sie den faszinierenden Zustand, sich rundherum wohlzufühlen, sich so zu fühlen als hätten Sie Flügel?

Ich verrate Ihnen in diesem Buch mein persönliches Rezept und möchte Ihnen daran zeigen, wie Sie mit einfachen Mitteln Ihr Wohlbefinden steigern können.

Sie müssen kein schlechtes Gewissen haben, wenn Sie mal so richtig schlemmen, müssen nicht immer Diät halten oder Kalorien zählen, dem Alkohol für immer entsagen und täglich ein anstrengendes Fitneßprogramm absolvieren. Auch ich esse ab und an gern Schokolade und Eiscreme, finde morgendliche Turnübungen langweilig und hasse es, Dinge tun zu müssen, die meinem Naturell nicht entsprechen.

Aus eigener Erfahrung weiß ich heute, daß das Geheimnis der Gesundheit und des Glücklichseins in den alltäglichen, einfachen und naheliegenden Dingen liegt. Viele suchen es in der modernen Medizin und erkennen nicht, daß die Lösung vieler Probleme darin liegt, die eigene Lebensweise zu verändern. Gehen Sie diesen Weg, suchen Sie nach annehmbaren Kompromissen, legen Sie schlechte Gewohnheiten ab und nehmen bessere an.

Handeln Sie dabei nicht gegen Ihren Willen und bringen zum Beispiel nur noch „Gesundes" auf den Tisch, sondern lassen Sie sich mit der Umstellung Zeit.

Brechen Sie also nichts übers Knie, sonst werden Sie bald alle guten Vorsätze wieder fallenlassen, weil Sie sie als Belastung empfinden.

Körper, Seele und Geist muß man gleichermaßen pflegen. Nehmen Sie sich deshalb jeden Tag etwas Schönes vor, um dadurch Ärgernisse auszugleichen.

Lernen Sie, sich selbst zu lieben, und seien Sie gut zu sich und Ihrem Körper. Entwickeln Sie Ihre eigene Persönlichkeit, indem Sie, wie bei einem Mosaik, Teilchen für Teilchen zu einem harmonischen Bild aneinanderfügen.

Niemand verlangt von uns zu leiden. Wir sollten vielmehr versuchen, glücklich und zufrieden zu sein, denn nur so können wir Ruhe ausstrahlen und andere dadurch positiv beeinflussen.

Auch das Lachen ist ein Teil des „Lebensmosaiks". Es verändert einen Menschen viel mehr als jede andere Gefühlsäußerung. Und dies nicht nur äußerlich, sondern auch innerlich. Durch herzhaftes Lachen kommt der Kreislauf in Schwung, werden Organe und auch das Immunsystem positiv beeinflußt.

Es kommt noch hinzu, daß Lachen oft „ansteckt", daß der Funke zu unseren Mitmenschen überspringt und sich gute Stimmung ausbreitet.

Ein weiterer Teil des „Lebensmosaiks" sind die Gedanken. Lassen Sie nicht zu, daß zum Beispiel Neid- oder Haßgefühle Ihr Denken bestimmen und Ihre Seele „infizieren". Ein schlechter Gedanke zieht leicht andere nach sich, und schneller als man denkt fühlt man sich seelisch krank. Solche Leiden sind oft anhaltender und folgenschwerer als körperliche.

Vertrauen Sie auf Ihre Willensstärke, und glauben Sie an die Heilkraft guter Gedanken. In jedem von uns steckt viel mehr als wir selber ahnen. Die Fähigkeit, über sich selbst hinauszuwachsen, ist in Wirklichkeit ein Potential, das in jedem von uns schlummert.

Ich möchte es in Ihnen wecken, so daß Sie sich Ihrer innewohnenden Kräfte und deren Wirkungen voll bewußt werden.

Entdecken Sie täglich neue Teile Ihres großen „Lebensmosaiks". Entdecken Sie zum Beispiel die angenehme Wirkung richtigen Atmens, die Empfindung wohlriechender Düfte, die Faszination, die von dem breitgefächerten Farbenspiel der Natur, von harmonischen Klängen, von Bewegungen und von der Berührung geliebter Menschen, Tiere und Gegenstände ausgeht.

Entdecken Sie in all dem Wohlstand, in dem wir heute so selbstverständlich leben, die Dankbarkeit wieder.

Ich habe in dieser Aufzählung die Ernährung absichtlich nicht angesprochen, da ihr dieses Buch gewidmet ist. Ich verspreche Ihnen bestimmt nicht zuviel, wenn ich sage, daß Gesundheit und Glücklichsein viel mit einer harmonischen Ernährungsweise zu tun haben.

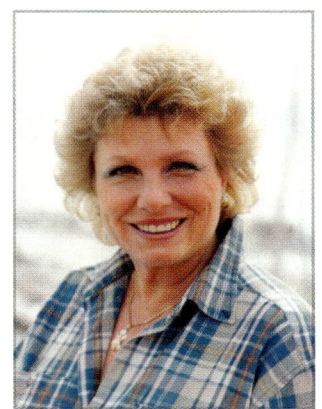

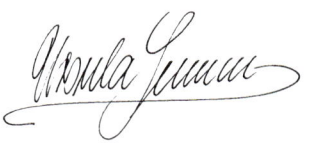

TRENNKOST-DIE ERNÄHRUNG DER ZUKUNFT?

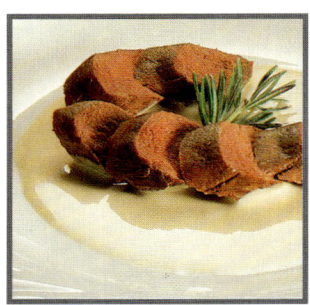

Gekochtes Fleisch gehört zu den eiweißreichen Lebensmitteln

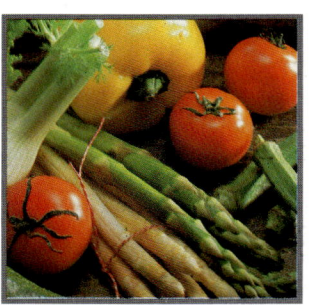

Die meisten Gemüsesorten zählen zur Gruppe der neutralen Lebensmittel

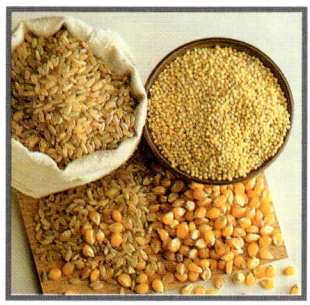

Getreide und Getreideprodukte sind kohlenhydratreiche Lebensmittel

Erfahrungen mit der Trennkost

Nach meinen Beobachtungen, die ich in all den Jahren seit 1981 machen durfte, bin ich zu der Überzeugung gelangt, daß die Trennkost die Ernährungsweise der Zukunft ist.

Immer mehr Menschen wagen den Versuch, ihre Ernährung umzustellen, und erleben an ihrer körperlichen und seelischen Verfassung die Vorteile, die naturbelassene, richtig zusammengestellte Nahrung mit sich bringt. Meiner Ansicht nach sind wir bereits auf dem Weg zu einem neuen Bewußtsein.

Das Konzept dieser harmonischen und gesunden Eßweise haben wir dem amerikanischen Arzt Dr. Howard Hay zu verdanken. Er selbst litt in den dreißiger Jahren an einer schweren Nierenerkrankung, und kein Arzt konnte ihm helfen. Lange Zeit erforschte er selbst seine Krankheit. Er untersuchte die chemische Zusammensetzung des menschlichen Körpers und stellte fest, daß er zu 80 Prozent aus basischen und zu 20 Prozent aus sauren Elementen besteht. Dementsprechend stellte er seine tägliche Nahrung zusammen, aß vorwiegend basenbildende und weniger säurebildende Lebensmittel und trennte solche mit einem hohen Kohlenhydratgehalt von den eiweißreichen. Das Unglaubliche geschah: Durch die Trennung und die richtige Zusammensetzung der Kost gelang es ihm, sich selbst von seinem schweren Leiden zu heilen.

Seit Jahren biete ich Kurse für Übergewichtige an und kann aus eigenen Erfahrungen mit Gruppenmitgliedern den gesundheitlichen Wert dieser Ernährungsweise bestätigen. Nicht nur Nierenkranke erfuhren durch die veränderte Eßweise Besserung, sondern auch Menschen mit anderen Stoffwechselerkrankungen, mit rheumatischen Beschwerden, Migräne, Kreislauferkrankungen, Wechseljahrsbeschwerden, innerer Unruhe und Ekzemen. Übergewichtige nahmen erfolgreich ab, erhöhte Cholesterinwerte sanken, und viele Patienten konnten sogar auf die Einnahme von Medikamenten verzichten. Diesen Schritt kann man natürlich stets nur gemeinsam mit dem behandelnden Arzt tun. Besonders Diabetiker müssen in ständiger ärztlicher Betreuung bleiben, da sie aufgrund der veränderten Ernährung neu eingestellt werden müssen.

Ärzte und Heilpraktiker empfahlen ihren übergewichtigen Patienten, an meinen Kursen teilzunehmen, nachdem sie sich von den positiven Auswirkungen der Trennkost überzeugt hatten. Auch die Krankenkassen wurden aufmerksam, und sie unterstützen noch heute mit teilweiser Kostenrückerstattung die Trennkostkurse, die inzwischen in ganz Deutschland angeboten werden.

Die Trennkost ist bis heute noch nicht wissenschaftlich bewiesen, doch sind die Erfolge so verblüffend, daß viele Kliniken, Ärzte und Heilpraktiker diese Ernährungsweise empfehlen. Auch Schönheitsfarmen im In- und Ausland bieten die Trennkost im Rahmen ihrer Kuren.

Was ist das Entscheidende an der Trennkost?

Hauptmerkmal ist, wie der Name schon sagt, die Trennung: es werden die überwiegend eiweißhaltigen und die überwiegend kohlenhydrathaltigen Nahrungsmittel voneinander getrennt verzehrt. Eine hundertprozentige Trennung ist natürlich nicht möglich, sondern nur die der Extreme. Der Sinn und Zweck davon ist, eine gewisse Ordnung in unsere Verdauung zu bringen. Die Speisen werden harmonisch aufeinander abgestimmt, damit die Verdauungsorgane bei der täglichen Nahrungszerlegung nicht übermäßig strapaziert werden. Viele kennen es sicher aus eigener Erfahrung, daß es dem Körper nicht unbedingt guttut, wenn man alles durcheinander ißt.

Kleinkinder verspüren diese Disharmonie im Bauchbereich besonders stark, da sie noch sehr viel feinfühliger sind als wir Erwachsenen.

Betrachten wir doch einmal die Verdauungsvorgänge in unserem Körper etwas genauer. Mit Hilfe der Verdauungssäfte und -enzyme, die einige unserer Organe produzieren, wird das, was wir essen, in seine kleinsten Bausteine zerlegt, die dann zum Beispiel vom Darm zur Leber transportiert werden können. Der Körper setzt diese Bausteine entweder nach eigenem Muster wieder zusammen oder baut sie zum Zweck der Energiegewinnung ab. Ohne die Hilfe der Verdauungssäfte und -enzyme ist eine ordnungsgemäße Zerlegung, sprich Verdauung, nicht möglich.

Verfolgt man in groben Zügen den Weg der Nahrung durch unseren Körper, so wird einem bewußt, welche Fehler dazu führen können, daß die körperliche Harmonie gestört wird.

Die erste Station ist der Mund. Hier beginnt bereits die Vorverdauung der Stärke, einem komplexen Kohlenhydrat. Kaut man zum Beispiel über längere Zeit hinweg ein Stück Brot, das sehr viel Stärke enthält, so nimmt man deutlich einen zunehmend süßlichen Geschmack wahr. Durch die Einwirkung der Amylase nämlich, einem Enzym des Speichels, das im basischen Milieu aktiv ist, wird die vorher nicht süßschmeckende Stärke in kleinere Teile zerlegt. Diese Teilchen nennt man auch Dextrine, sie schmecken süß.

Stärke kommt reichlich in Getreide, damit in Brot sowie in Kartoffeln, Nudeln und Reis vor. Um die Vorverdauung durch die Amylase zu gewährleisten, ist gründliches Kauen von größter Wichtigkeit.

Die zweite Station der Verdauung ist der Magen. Erst hier wird Eiweiß vorverdaut, das in größeren Mengen in tierischen Lebensmitteln, also zum Beispiel in Fleisch, Fisch, Käse und Eiern vorkommt. Mit Hilfe der Salzsäure und des Verdauungsenzyms Pepsin wird Eiweiß in kleinere Bausteine, die sogenannten Peptide, zerlegt.

Nach Dr. Hay's Ansicht werden die Verdauungsvorgänge gestört, wenn man gleichzeitig Kohlenhydrate und Eiweiß in konzentrierter Form zu sich nimmt, weil dadurch die Wirksamkeit der Verdauungsen-

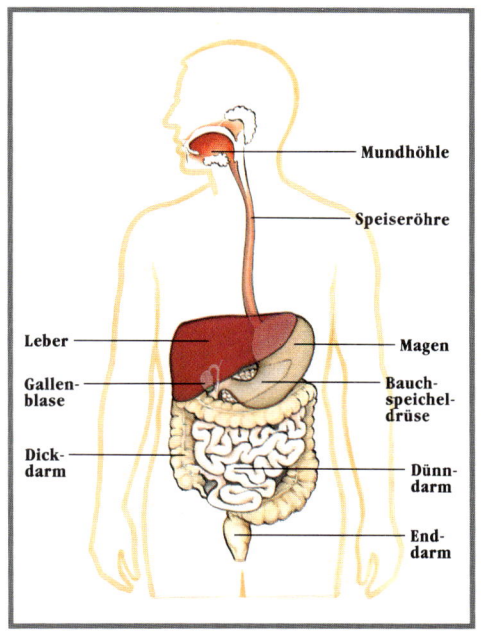

Der Verdauungsapparat des Menschen

zyme eingeschränkt wird. Er begründet es damit, daß die Aufnahme von Eiweiß die Produktion von Salzsäure und Pepsin im Magen in Gang setzt und dies dann die Wirkung der im basischen Milieu aktiven Amylase aus dem Speichel hemmt. Essen wir nur Kohlenhydrate, dann werden nach Dr. Hay nur wenig saure Säfte im Magen abgesondert, und die Wirkung der Amylase bleibt weitgehend erhalten, so daß die Kohlenhydrate besser verdaut werden können.

Die Folgen falsch kombinierter Speisen sind dann Sodbrennen, Völlegefühl, Blähungen und Verdauungsstörungen.

Die nächste und dritte Station der Nahrung ist der obere Teil des Dünndarms, der Zwölffingerdarm. Hier tritt die Bauchspeicheldrüse (Pankreas) in Aktion, deren Enzyme gemeinsam mit der aus der Leber stammenden Galle mehrere Funktionen zu erfüllen haben.

Die Bauchspeicheldrüse besteht aus zwei Teilen. In einem werden die Hormone Insulin und Glukagon produziert, die bei Bedarf ins Blut abgegeben werden und dort den Blutzuckerspiegel regulieren. Im anderen Teil der Bauchspeicheldrüse werden die Verdauungsenzyme, zum Beispiel Trypsin und Chymotrypsin (eiweißspaltende Enzyme), Amylase (kohlenhydratspaltendes Enzym) sowie Lipase (fettspaltendes Enzym), gebildet, die dann in den Dünndarm abgegeben werden.

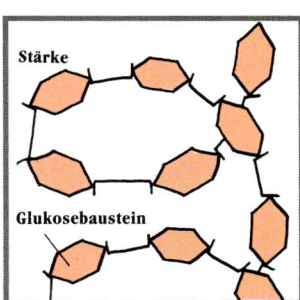

Stärke besteht, ähnlich wie andere Nährstoffe auch, aus miteinander verknüpften Bausteinen, die von Enzymen abgespalten werden können

Damit die komplizierten und vielfältigen Verdauungsvorgänge reibungslos verlaufen, sollte man die Bauchspeicheldrüse keinesfalls überfordern. Durch ein Überangebot beispielsweise besteht die Gefahr, daß die beste Nahrung für unseren Körper zur Belastung wird. Eine verzögerte und unvollständige Verdauung kann in den anschließenden Darmabschnitten zu Gärungsprozessen führen. Die unverdauten Nahrungsbestandteile können von der Darmflora verwertet werden, und übrig bleiben Gase, die zu Blähungen führen. Die Oberfläche der Dünndarmschleimhaut ist von vielen Millionen kleiner Zotten übersät, die die aus der Verdauung hervorgegangenen kleinsten Bausteine der Lebensmittel sowie Vitamine und Mineralstoffe aufnehmen und ins Blut und in den Lymphstrom abgeben. Von dort gelangen diese zur Leber.

Die Leber ist mit einer chemischen Fabrik vergleichbar. Sie verwertet alle ankommenden Stoffe, auch die, die der Körper nicht benötigt, wie zum Beispiel Alkohol. Sie kann unglücklicherweise keinen Auftrag zurückschicken. Ungünstig zusammengestellte Nahrung belastet demnach nicht nur das Verdauungssystem, sondern unter anderen auch so wichtige Organe wie die Leber.

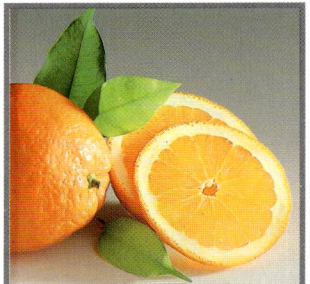

Zitrusfrüchte zählen zu den Eiweißen

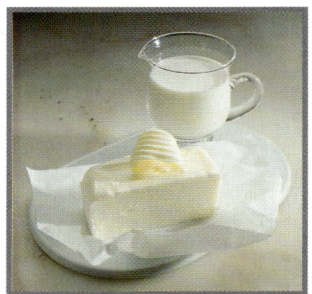

Butter und Sahne sind in der Trennkost neutral

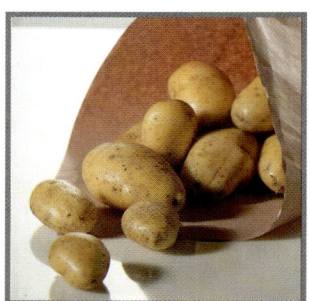

Kartoffeln sind, wie Getreide, kohlenhydratreich

Das Trennungsprinzip nach Dr. Hay

Trennkost bedeutet, Speisen harmonisch aufeinander abzustimmen und dadurch Ordnung in unser Verdauungssystem zu bringen. Das Trennen selbst ist keineswegs schwierig. Der Trennungsplan auf den Seiten 14 und 15 gibt Ihnen einen Überblick darüber, was zu den Eiweißen (im folgenden immer blau markiert) und was zu den Kohlenhydraten (im folgenden immer rot markiert) gehört.

In der dritten Spalte des Plans ist all das aufgezählt, was als neutral anzusehen ist (im folgenden immer grau markiert).

Die neutralen Lebensmittel und Speisen dürfen grundsätzlich sowohl mit den Eiweißen als auch mit den Kohlenhydraten gemischt werden. Mit einigen sollten Sie aber etwas vorsichtig umgehen und sie nicht zu häufig essen. Zu ihnen zählen Butter, Fleisch, Wurst und Schinken, aber auch ganz allgemein alles Geräucherte und Gepökelte. Solche Nahrungsmittel werden Sie zwar auch in dem Trennungsplan finden, verstehen Sie das aber keinesfalls als Aufforderung zum reichlichen Verzehr. Ich wollte Ihnen damit zeigen, in welche Sparte verschiedene Nahrungsmittel und Speisen gehören. Schließlich sollte jeder die Freiheit haben, selbst entscheiden zu können, was er essen oder meiden möchte.

Neutral im Sinne der Trennkost heißt, daß diese Lebensmittel und Speisen weder die Eiweißverdauung noch die Kohlenhydratverdauung stören. Sie harmonieren mit allen Lebensmitteln. Möglicherweise empfinden Sie diese Zuordnung in Teilen als widersprüchlich, sie beruht aber auf langjährigen Erfahrungen. So sind zwar zum Beispiel gesäuerte Milchprodukte eiweißreich, gelten aber dennoch als neutral, da das Eiweiß durch die Säuerung verändert und dadurch leichter verdaut wird. Rohes Fleisch und roher Fisch sind ebenfalls eiweißreiche Lebensmittel, die aber deshalb in der Trennkost als neutral gelten, weil ihre Zellstruktur noch unverändert ist. Sie wird durch Erhitzen beeinflußt, und das dann auch veränderte Eiweiß ist nach Ansicht von Dr. Hay schwerer verdaulich.

Auch für rohes Fleisch und rohen Fisch gilt der Hinweis, sie in Maßen zu essen, denn sie zählen, wie alle Lebensmittel tierischen Ursprungs, nicht zu den empfehlenswerten.

Alle Fette, zum Beispiel kaltgepreßte, naturbelassene Öle, Butter und solche, die in Sahne, vollfettem Käse, geräuchertem Fisch und in rohen Wurstwaren enthalten sind, gehören nach dem Verständnis der Trennkostlehre zu den neutralen Lebensmitteln. Fett wird nicht im Magen, sondern erst im oberen Teil des Dünndarms verdaut und ruft deshalb keine Störungen hervor.

Dr. Ludwig Walb, der bedeutendste Vertreter der von Dr. Hay entwickelten Kostform in Deutschland, nannte diese „Trennkost", was weltweit zu Mißverständnissen führte, da eine hundertprozentige Trennung von Eiweiß und Kohlenhydraten nicht möglich ist und dies auch nicht angestrebt wird. Die Bezeichnung „harmonisches Essen" wäre weitaus zutreffender gewesen, denn die richtig und harmonisch zusammengestellte Nahrung und die sich daraus dann ergebende gute Verdauung stehen bei dieser Ernährungsweise im Vordergrund.

HARMONISCHE
UND VOLLWERTIGE KOST

Was verbirgt sich hinter dem Begriff „vollwertig"?

Schon seit längerer Zeit ist bekannt, daß zum Beispiel stark bearbeitete und raffinierte Lebensmittel, wie zum Beispiel weißes Mehl, Haushaltszucker und polierter Reis, wertvolle Inhaltsstoffe nur noch in Spuren enthalten. Natürlicherweise enthaltene Vitamine, Mineralien- und Ballaststoffe fallen dem Verarbeitungsprozeß weitgehend zum Opfer. Es wird deshalb empfohlen, sich vollwertig zu ernähren, was bedeutet, daß man Lebensmittel bevorzugt, die naturbelassen sind und sie unerhitzt als Rohkost oder schonend gegart zu sich nimmt. Der größte Teil der Nahrung sollte aus pflanzlichen Lebensmitteln bestehen, zu ihnen zählen Salate, Gemüse, Kartoffeln, Obst, Vollkorngetreide und daraus hergestellte Produkte, Naturreis und hochwertige, kaltgepreßte Öle. Mit einer Kost, die diese Lebensmittel in den Vordergrund stellt, die Milchprodukte enthält, Fleisch und Fleischwaren aber zur Beilage werden läßt, versorgen wir unseren Organismus ausreichend mit lebenswichtigen Mineralstoffen, Vitaminen, Enzymen und Ballaststoffen. Sie liefert dem Körper alles, was er zum Leben braucht und selbst nicht herstellen kann.

Ich möchte an dieser Stelle eine Einschränkung machen. Aus meinen langjährigen Erfahrungen, die ich in Gesprächen mit meinen für Übergewichtige organisierten Gruppen, mit mehreren tausend Menschen sammelte, weiß ich heute, daß es sehr viele Menschen gibt, die eine reine Vollwertkost nicht gut vertragen.

So dürfen zum Beispiel Menschen mit einem geschädigten Darm ihre Ernährung nur ganz langsam umstellen. Besonders der höhere Ballaststoffanteil der vollwertigen Kost kann Probleme bereiten und zu Blähungen führen. Wer einen empfindlichen Magen hat, sollte zunächst ausprobieren, welche Gemüsesorten er auch roh essen kann. Auch Speisen mit Frischkorn sind dann mit Vorsicht zu genießen. Beschränken Sie den Frischkostanteil am Anfang eventuell auf Salate und essen Gemüse schonend gedünstet. Auch Menschen, die unter einem Enzymmangel leiden, sollten mit Vollkornkost vorsichtig beginnen, jeden Bissen sehr sorgfältig kauen und Neues nur in kleinen Mengen essen. Das Trennungsprinzip hat sich in meinen Gruppen speziell in diesen Fällen bestens bewährt. Durch die harmonisch zusammengestellte Nahrung werden die empfindlichen Verdauungsorgane entlastet.

Der erste Schritt zur Vollwertkost

Wenn Sie auf dem Gebiet der Vollwerternährung noch Neuling sind, empfehle ich Ihnen, diese für Sie neuartige Form des Essens in kleinen Schritten anzugehen.

Wählen Sie zu Beginn eine leichtverdauliche Getreideart, zum Beispiel Dinkel. Haben Sie schon einmal mit Dinkelmehl gebacken oder gekocht? Es lohnt sich wirklich. Ich arbeite gerne mit diesem dem Weizen ähnlichen Getreide und habe die schönsten Rezepte für Pikantes und Süßes in dieses Buch aufgenommen. Der feine, nußartige Geschmack des Dinkels findet allgemein großen Anklang. Wenn Sie keine Getreidemühle besitzen, lassen Sie sich die Dinkelkörner im Reformhaus oder im Naturkostladen fein mahlen. Sie sollten frisch gemahlenes Mehl rasch verarbeiten, so bleiben das Aroma sowie auch Vitamine erhalten.

Wählen Sie für Ihren ersten Backversuch mit Vollkornmehl ein leichtes Teegebäck, das zusätzlich gemahlene Mandeln oder Haselnüsse enthält.

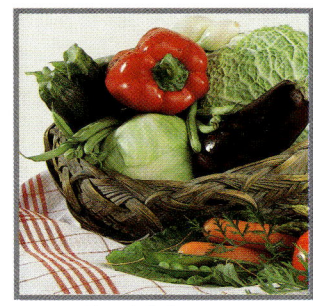

Essen Sie viel Gemüse, roh oder schonend gegart

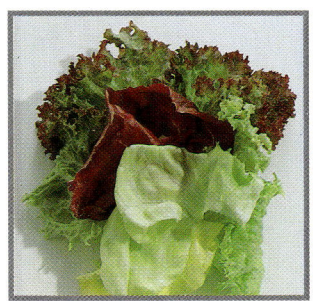

Salate sind die ideale Rohkost

Teige aus Vollkornmehl sollten immer etwas länger gerührt oder geknetet werden. Auch ist es ratsam, etwa die doppelte Menge Triebmittel (Hefe oder Backpulver) zu verwenden als für Teige aus Weißmehl, denn Vollkornteige sind von Natur aus schwerer.

Auch beim Kochen ist Dinkel sehr vielseitig verwendbar. Weichen Sie zum ersten Ausprobieren 100 g Dinkelkörner über Nacht in Wasser ein. Lassen Sie die Körner am nächsten Tag bei geringer Hitzezufuhr in wenig Wasser etwa 25 Minuten köcheln, nehmen den Topf anschließend vom Herd und lassen das Getreide für etwa $1/2$ Stunde quellen.

Diesen gekochten Dinkel können Sie als Einlage zum Beispiel für eine pikant gewürzte Gemüsesuppe verwenden oder auch als süße Zwischenmahlzeit mit Sahnedickmilch und Honig verrührt genießen. Nach Belieben können Sie noch eine kleine Banane hineinschneiden.

Sie werden feststellen, daß vollwertige Speisen gut und anhaltend sättigen und geschmacklich mehr bieten als Fertiggerichte und Konserven. Gesund Essen bedeutet nicht, auf Gutes zu verzichten, sondern es durch Besseres zu ersetzen.

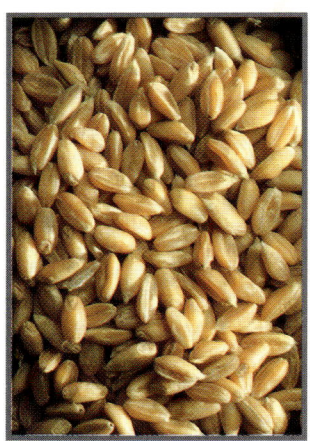

Dinkel

Ist Fleisch wirklich ein Stück Lebenskraft?

Ein weiteres wichtiges Thema ist der Verzehr von Fleisch, Wurst und anderen Fleischwaren, der in der Regel übermäßig hoch ist.

Fleisch, in großen Mengen genossen, ist ungesund. Neuere Untersuchungen geben Anlaß zu der Vermutung, daß eine damit verbundene zu hohe Eiweißzufuhr zu krankmachenden Ablagerungen führen kann. Fleisch und besonders Wurstwaren enthalten darüber hinaus oft viel Fett und damit Kalorien, sie liefern reichlich Cholesterin, was vielen Menschen zu schaffen macht. Diejenigen, die eine erbliche Disposition für die Entstehung von Gicht haben, können den Ausbruch dieser Krankheit durch einen hohen Fleischkonsum provozieren. Auch bei einigen rheumatischen Erkrankungen wird ein zu hoher Fleischkonsum als eine der Entstehungsursachen diskutiert.

Besonders Schweinefleisch und die daraus hergestellte Wurst spielen in unserer heutigen Ernährung eine große Rolle. Schweinefleisch erfreut sich besonderer Beliebtheit, da es bei der Zubereitung wenig Mühe bereitet und zudem den Geldbeutel nicht übermäßig strapaziert.

Trotzdem gibt es viele Fakten, die gegen das Schweinefleisch sprechen. Hier möchte ich Sie gerne auf das Buch von Dr. Rekkeweg „Schweinefleisch und deine Gesundheit" aufmerksam machen. Bilden Sie sich nach der Lektüre Ihr eigenes Urteil.

Was versteht man unter Übersäuerung?

Dr. Howard Hay machte es sich damals bei seinen Überlegungen nicht leicht. Die Trennung und die Vollwertigkeit der Nahrung allein reichten ihm nicht aus, um ein neues Ernährungskonzept zu postulieren. Er berücksichtigte deshalb auch die Erkenntnisse über den Säure-Basen-Haushalt des menschlichen Organismus.

Mit dem Begriff der Übersäuerung werden wir heute meist in einem anderen Zusammenhang konfrontiert. Begriffe wie saurer Regen und übersäuerter Boden haben wir alle schon einmal gehört. Daß die Übersäuerung zum Beispiel unseren Wäldern und Meeren schadet, ist mittlerweile auch dem letzten Zweifler bewußt geworden. Unsere Umwelt leidet unter dem Zuviel an Säuren, mit der sie täglich belastet wird. Auch der menschliche Organismus ist mit Säuren konfrontiert, die jedoch nicht von außen auf ihn einwirken, sondern die in seinem Stoffwechsel entstehen, das heißt, die beim Um- und Abbau der Nahrungsbestandteile anfallen. Es handelt sich dabei zum Beispiel um Harnsäure, Kohlensäure und Milchsäure, um nur einige zu nennen. Gleichzeitig gehen aus den verschiedenen Stoffwechselprozessen auch basische Elemente hervor. Da der Körper nur dann überleben kann, wenn im Blut und in den Geweben zwischen Säuren und Basen ein Gleichgewicht herrscht, besitzt er verschiedene wirksame Puffersysteme, die immer wieder für den Ausgleich sorgen. Zahlreiche Vertreter alternativer Ernährungsformen nehmen nun aber an, daß die Kapazitäten des Körpers bei entsprechender Veranlagung, Schwächung oder belastender Lebensweise überfordert sein können und dann eine Übersäuerung ein-

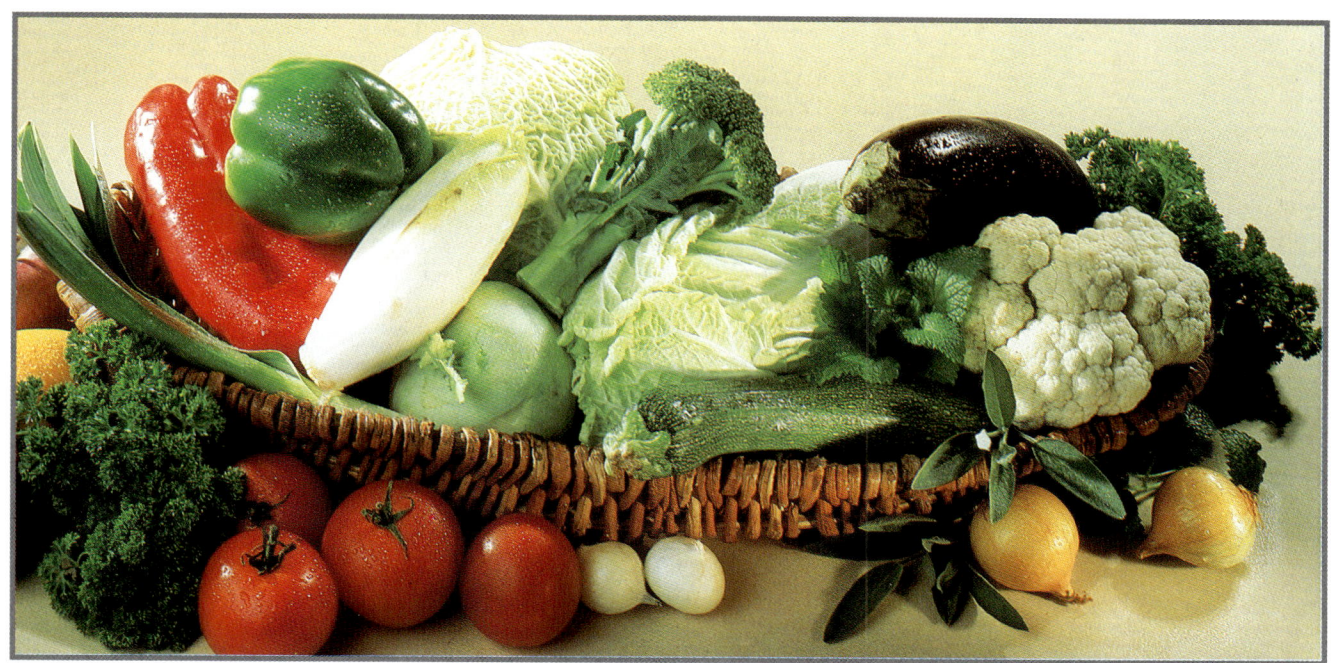

tritt, die gesundheitliche Folgen haben kann. Unter belastender Lebensweise versteht man auch eine ungünstige Ernährung, und zwar eine, in der säurebildende Lebensmittel eine größere Rolle spielen als basenbildende.

Nach Dr. Hay zählen eiweißreiche Lebensmittel, wie Fleisch, Wurst, Fisch, Eier und Käse, aber auch unter Umständen Getreide, zu den Säurebildnern. Gemüse, Salate, Keimlinge und Obst dagegen wirken im Körper eher basenbildend. Sie sollte man bevorzugt essen, was praktisch bedeutet, daß Gerichte zu einem Großteil aus pflanzlichen Lebensmitteln bestehen sollten und Fleisch und Fisch die Beilage sind. Aber nicht nur die Ernährung spielt bei der Entstehung von Säuren in unserem Körper eine große Rolle. Dauerhafte seelische Belastungen, hervorgerufen zum Beispiel durch familiären oder beruflichen Streß, durch Lärm, Schock, Angst oder übertriebenen Sport, stören unsere innere Harmonie, und es wird vermutet, daß in solchen Situationen die Entstehung von Säuren innerhalb kurzer Zeit sprunghaft ansteigt.

Neben diesen von uns beeinflußbaren Faktoren, die zur Entstehung von Säuren führen, gibt es andere, die man selbst nicht steuern kann. So sind zum Beispiel alle Gewebe des Körpers einem ständigen Auf- und Abbau unterworfen, und beim Abbau von Zellen entstehen neben anderen Stoffen auch Säuren.

Sie sehen, die Angriffe kommen von mehreren Seiten, und vieles kann man selbst tun, um zu verhindern, daß man „sauer" wird.

Ein gesunder Körper ist sicher in der Lage, alle ihn belastenden Substanzen in seiner Leber abzubauen und sie über die Nieren, über Lunge und Haut auszuscheiden. Doch nach Ansicht vieler Forscher kann auch der gesündeste Organismus eine unaufhörliche Flut saurer Rückstände auf Dauer nicht verkraften.

Ich möchte Ihnen mit den Rezepten in diesem Buch zeigen, daß es mit viel Genuß verbunden sein kann, gesund zu essen. Gemüse, Salate, Keimlinge und Obst bieten eine große Palette von Zubereitungsmöglichkeiten, in die ab und an Fleisch und Fisch als Beilage einbezogen werden. All die basenbildenden Lebensmittel sind auch diejenigen, die viele Vitamine, Mineral- und Ballaststoffe enthalten und die nach Ansicht von Dr. Hay überschüssige Säuren im Körper zu binden vermögen. Wenn wir unseren Körper mit allem Lebenswichtigen versorgen und ihn nicht unnötig belasten, ist dies die beste Voraussetzung, ihn gesund zu erhalten. Bei einem Mangel dagegen können leicht Müdigkeit, Trägheit und Depressionen die Folgen sein.

DIE TRENNKOST
IN DER PRAXIS

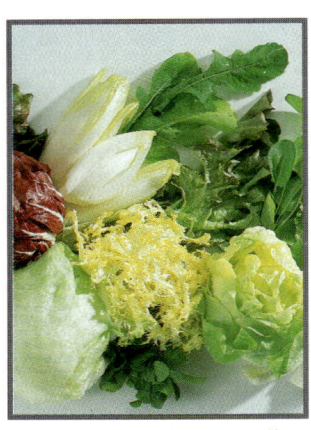

Entscheiden Sie selbst, welche Kur Sie zum Entschlacken durchführen möchten

Beginnen Sie die Trennkost mit einem Entschlackungstag

Bevor Sie Ihre Ernährung auf die Trennkost umstellen, empfehle ich Ihnen, einen Entschlackungstag einzulegen.

Durch die stoffwechselanregende Wirkung der veränderten Kost kann es unter Umständen kurzfristig zu leichten, ziehenden Schmerzen in den Gelenken und in der Muskulatur kommen. Dies sind Reaktionen des Körpers auf die eintretende Entgiftung, die Sie begrüßen und nicht mit Verärgerung aufnehmen sollten. Sie dürfen aber nur von kurzer Dauer sein, halten sie jedoch an, sollten Sie mit Ihrem Arzt darüber sprechen. Am Entschlackungstag können Sie wählen zwischen: einer Gemüse-Salat-Kur, einer Obstkur, einer Kartoffel-Trink-Kur und einer Kartoffel-Gemüse-Suppe. Lesen Sie im folgenden, was man im einzelnen darunter versteht.

Die Gemüse-Salat-Kur

Essen Sie ausschließlich Gemüse der Saison in roher und/oder leicht gedünsteter Form und/oder Salate. Bereiten Sie alles ohne Fett und Salz zu, nach Belieben können Sie zum Würzen ein wenig vegetarische Gemüsebrühe (Instantpulver) verwenden. Die Mengen an Gemüse oder an Salaten können Sie ganz nach Appetit beliebig wählen.

Die Obstkur

Essen Sie bis 15 Uhr frisches Obst (aber bitte keine Bananen) in beliebiger Menge und ab 17 Uhr dann zwei mittelgroße Bananen oder zwei mittelgroße, gegarte Pellkartoffeln.

Die Kartoffel-Trink-Kur

Diese Form der Entschlackung empfehle ich allen, die einen empfindlichen Magen und Darm haben.

Garen Sie 500 g gewaschene Kartoffeln in etwa 2 l Wasser (ohne Salz). Bei neuen Kartoffeln können Sie die feinen Schalen mitessen, ältere Knollen sollten Sie pellen. Die Kartoffeln zusammen mit der Kochflüssigkeit pürieren und dies über den Tag verteilt trinken.

Kartoffel-Gemüse-Suppe

Diese Suppe wird aus 3 Kartoffeln, 3 Zwiebeln, 3 Stangen Lauch, 1 Stück Knollensellerie und nach Geschmack aus 3 Möhren zubereitet. Das exakte Gewicht der Zutaten spielt keine Rolle.

Putzen Sie das Gemüse, waschen und zerkleinern es. Geben Sie es anschließend in einen Topf und füllen mit Wasser auf. Fügen Sie frische oder auch getrocknete Kräuter und Gewürze (Kümmel, Knoblauch, Petersilie, Majoran, Liebstöckel), aber kein Salz, hinzu und garen das Ganze. Sie können die Suppe, wenn Sie möchten, mit etwas vegetarischer Gemüsebrühe (Instantpulver) abschmecken. Essen Sie sie nach Belieben über den Tag verteilt.

An diesen Entschlackungstagen sollten Sie zusätzlich viel Flüssigkeit in Form von Tees, zum Beispiel Früchtetee, Brennesseltee und andere, oder stillem Mineralwasser (natriumarm) trinken. Bei allen Vorschlägen (außer bei der Obstkur) dürfen Sie eine Kleinigkeit frühstücken.

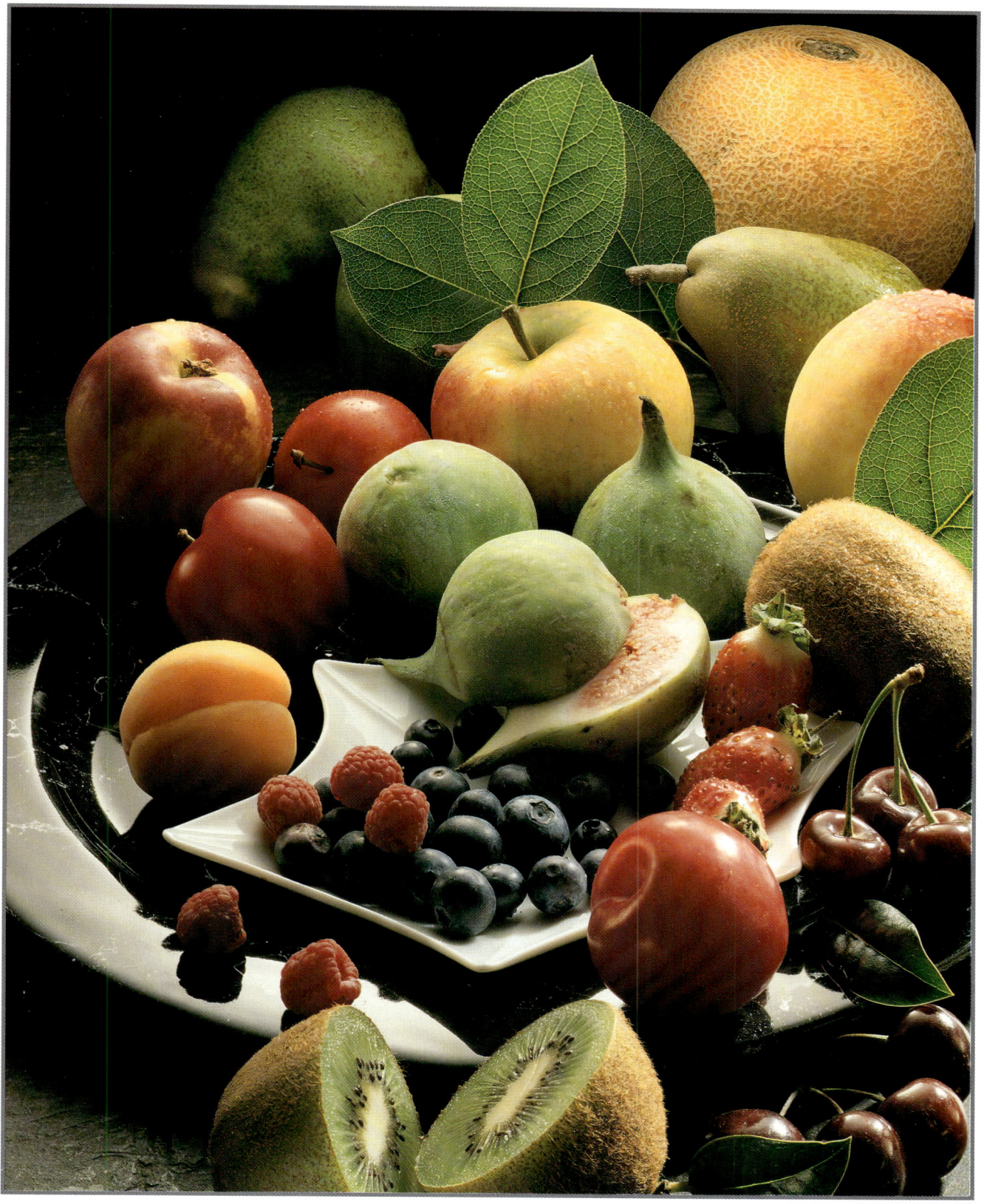

Trennungsplan

Innerhalb einer Mahlzeit dürfen eiweißreiche und kohlenhydratreiche Lebensmittel nicht gemischt werden.

Tips: Verwenden Sie zum Panieren keine Semmelbrösel, sondern Sesam, Mandeln oder Nüsse.
Frikadellen werden statt mit Brötchen mit Quark oder fein geriebenen Möhren gelockert.

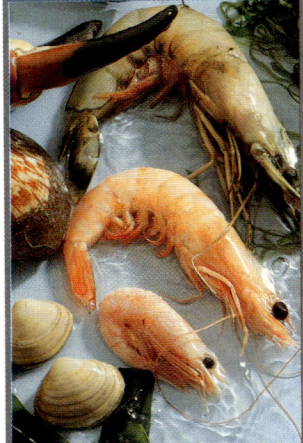

Gegarte Muscheln und Krustentiere sind eiweißreich

Pfifferlinge und andere Pilze sind neutral

Eiweiß

Alle Fleischsorten im gegarten Zustand. Das sind zum Beispiel
vom Rind: Braten, Rouladen, Gulasch, Steaks, Hackfleischgerichte, Sauerbraten, Geschnetzeltes;
vom Kalb: Schnitzel, Braten;
vom Lamm und Hammel: Kotelett, Rükken, Keule;
(Schweinefleisch ist nicht empfehlenswert.);
alles gegarte Geflügel zum Beispiel: Putenrollbraten, -schnitzel und -brust sowie Putengeschnetzeltes, Gans, Ente, Grillhähnchen, Poulardenbrust;
alle gegarten Wurstsorten zum Beispiel: gebratene Bratwurst, Fleischwurst, Leberkäse, Rindswurst, Knacker, Corned beef, gekochter Schinken, Geflügelwurst. (Alle Wurstsorten sind ohne Zusatz von Schweinefleisch erhältlich.);
alle ungeräucherten Fischsorten, Schalen und Krustentiere im gegarten Zustand. Das sind zum Beispiel: Scholle, Kabeljau, Seelachs, Lachs, Thunfisch, Makrele, Heilbutt, Hering, Hecht, Forelle, Muscheln, Garnelen, Hummer, Krebse;
alle Sojaprodukte zum Beispiel Tofu sowie mit Soja hergestellte Brotaufstriche;
Eier und Milch aller Fettstufen;
alle Käsesorten mit höchstens 50 % Fett i. Tr. zum Beispiel: Harzer, Parmesan, Emmentaler, Edamer, Gouda, Tilsiter;
gekochte Tomaten;
Getränke zum Beispiel: Früchtetee, Apfelwein, herber Weißwein und Sekt;
alle Beerenfrüchte (außer Heidelbeeren), alle Kern- (außer mürben Äpfeln) und Steinobstsorten sowie alle Zitrusfrüchte (Orangen, Zitronen, Grapefruit);
alle exotischen Obstsorten (außer Bananen) zum Beispiel: Mangos, Papayas, Kiwis, Melonen. (Dr. Hay ordnet säurereiche Obstsorten zwar zu den Eiweißen, jedoch hat es sich in meinen Gruppen bewährt, nur geringe Mengen davon mit anderen eiweißreichen Lebensmitteln zu mischen. Oder essen Sie sie nur zusammen mit Milch oder angesäuerten Milchprodukten zum Frühstück oder zwischendurch.)

Neutrale Kost

Die neutralen Lebensmittel dürfen innerhalb einer Mahlzeit sowohl mit den eiweißreichen als auch mit den kohlenhydratreichen Lebensmitteln gemischt werden. Neutral sind
alle Fette zum Beispiel: Öle (kaltgepreßte bevorzugen), ungehärtete Margarinesorten mit einem hohen Anteil an mehrfach ungesättigten Fettsäuren (aus dem Reformhandel), Butter aber auch schmalzähnlicher, pflanzlicher Brotaufstrich (im Reform- oder Naturkosthandel unter der Markenbezeichnung „Holstener Liesel" zu finden);
alle angesäuerten Milchprodukte zum Beispiel: Quark, Joghurt, Kefir, Sahnedickmilch, saure und süße Sahne, Buttermilch aber auch vergorenes Molkekonzentrat (Molkosan);
alle Käsesorten mit mindestens 60 % Fett i.Tr. zum Beispiel: Doppelrahmfrischkäse, Rahmgouda, Butterkäse, Camembert;
alle Weißkäsesorten zum Beispiel: Schafs und Ziegenkäse, Mozzarella, körniger Frischkäse;
alle rohen, geräucherten Wurstwaren zum Beispiel: Bündner Fleisch, roher Schinken, Salami, Blutwurst, Debrecziner. (Alle sind auch ohne Zusatz von Schweinefleisch erhältlich.);
rohes Fleisch zum Beispiel: Tartar;
roher marinierter oder geräucherter Fisch zum Beispiel: Schillerlocke, Bückling, Aal, Makrele, Forelle, Räucherlachs, Matjes, Bismarckhering. (Achtung! Viele dieser Produkte enthalten reichlich Salz.);
folgende Gemüsesorten, Salate und Pilze: Auberginen, Artischocken, Brokkoli, Blumenkohl, grüne Bohnen, grüne Erbsen, Fenchel, Gurken, Knoblauch, Kohlrabi, Lauch, frischer Mais, Möhren, Paprika, Peperoni, Radieschen, Rettich, rote Beten, Rosenkohl, Rotkohl, Sauerkraut, Sellerie, Spargel, Spinat, rohe Tomaten, Weißkohl, Wirsing, Zwiebeln, Zucchini, alle Blattsalate (auch Eisberg-, Endivien- und Feldsalat), Chicorée, Chinakohl sowie Austernpilze, Champignons, Pfifferlinge, Steinpilze und andere Pilzsorten;

alle Sprossen und Keimlinge;
alle frischen und getrockneten Kräuter sowie alle Gewürze;
alle Nüsse und Samen (außer Erdnüssen) zum Beispiel: Haselnüsse, Kokosraspel, Mandeln, Pinienkerne, Sesam, Walnüsse;
Heidelbeeren, ungeschwefelte Rosinen;
Oliven;
Eigelb;
Spirituosen zum Beispiel: Korn und Wacholder;
alle Geliermittel zum Beispiel: Gelatine (tierisches Produkt), Agar-Agar (eine pulverisierte Meeresalge – das Pulver wird in kalter Flüssigkeit aufgelöst, man erhitzt das Ganze auf 60–80 °C und läßt es erkalten.), pflanzliche Bindemittel aus Johannisbrotkernmehl (aus dem Reformhaus).
Tips: Saucen für Salate, die zusammen mit einer Eiweißmahlzeit gegessen werden, sollten aus Öl, Sahne, Kräutern und Zitronensaft zubereitet werden. Saucen für mit Kohlenhydratmahlzeiten kombinierte Salate sollten aus angesäuerten Milchprodukten, wie zum Beispiel Kefir, Sahnedickmilch und Joghurt, aus vergorenem Molkekonzentrat (Molkosan) oder Brottrunk (aus dem Reformhaus oder der Bäckerei) bestehen.

Kohlenhydrate

Alle Getreidesorten zum Beispiel: Dinkel, Weizen, Roggen, Gerste, Hafer, Grünkern, Hirse, getrockneter Mais, Naturreis;
Buchweizen;
alle Vollkorngetreideerzeugnisse zum Beispiel: Vollkornbrot und -brötchen, Kuchen aus Vollkornmehl, Vollkornnudeln, -grieß;
folgende Gemüse- und Obstsorten: Kartoffeln, Topinambur, Grünkohl, Schwarzwurzeln, Bananen, ungeschwefeltes Trockenobst (außer Rosinen – sie sind neutral. Korinthen hingegen zählen zu den Kohlenhydraten.), frische Datteln und Feigen, mürbe Äpfel;
folgende Süßungsmittel: Frutilose, Honig, Ahornsirup, Birnen- und Apfeldicksaft;
Verschiedenes wie zum Beispiel: Kartoffelstärke, Weinsteinbackpulver, Puddingpulver, Carobe (gemahlene Frucht des Johannisbrotbaumes – das Pulver wird wie Kakao verwendet und ist im Naturkostladen erhältlich), Bier.
Tip: Getreidebratlinge werden nur mit Vollkornbröseln, Nüssen oder Sesam paniert und nicht vorher in Ei gewendet.

Bitte meiden Sie:
weißes Mehl und daraus hergestellte Produkte zum Beispiel: süße und pikante Backwaren sowie Nudeln;
polierten Reis;
Zucker, Süßstoffe und damit hergestellte Produkte zum Beispiel: Süßigkeiten und Marmeladen;
Fertiggerichte und Konserven;
getrocknete Hülsenfrüchte zum Beispiel: Erbsen, Linsen, Bohnen;
Erdnüsse und Preiselbeeren;
Schweinefleisch und daraus hergestellte Produkte;
generell rohes Fleisch und rohes Eiweiß von Eiern;
fertige Mayonnaise;
gehärtete Fette zum Beispiel: normale Margarinesorten, feste, weiße Fritierfette (Plattenfette);
schwarzen Tee, Kaffee und Kakao.

Dr. Hay rät besonders Nierenkranken vom Verzehr von großen Mengen Spinat, von Rhabarber, Kastanien, Meerrettich, Senf und Pfeffer ab.
Generell sollten Sie nur wenig Fleisch zu sich nehmen. Das gilt auch für Geräuchertes und Gepökeltes, die Stoffe enthalten, von denen man annimmt, daß sie die Entstehung von Krebs fördern können.
Ob Sie ganz auf die unter dieser Rubrik aufgezählten Nahrungsmittel verzichten, bleibt in Ihrem Ermessen.
Achten Sie auch auf Ihren Salzkonsum. Allzuviel Salz ist ungesund. Besonders Wurst, Käse, Fertigprodukte, aber auch Brot enthalten viel Salz.

Erklärung der Farben
blau = Eiweißmahlzeiten beziehungsweise eiweißreiche Lebensmittel
rot = Kohlenhydratmahlzeiten beziehungsweise kohlenhydratreiche Lebensmittel
grau = neutrale Mahlzeiten beziehungsweise neutrale Lebensmittel
Damit Sie auf den ersten Blick erkennen, zu welcher der drei Gruppen ein Gericht im nachfolgenden Rezeptteil gehört, sind die Überschriften der Rezepte ebenfalls entsprechend farbig gedruckt.

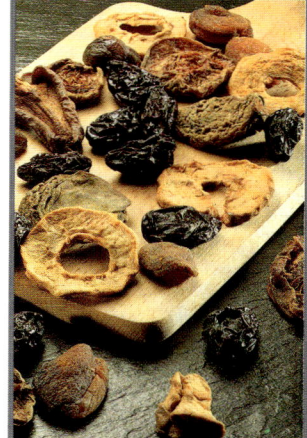

Ungeschwefeltes Trockenobst ist kohlenhydratreich

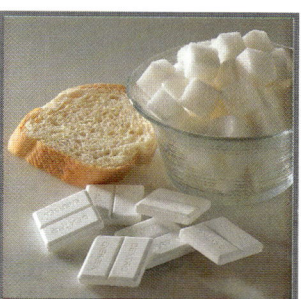

Meiden Sie raffinierte Produkte wie Zucker und Weißmehl

Mengenplan

Die Gewichtsangaben und die Uhrzeiten auf dem Mengenplan sind nur ungefähre Richtlinien und sollten von Ihnen selbst erprobt werden.

Hungern und Fasten sind oftmals sinnlos, niemand soll hungrig vom Tisch aufstehen, denn dadurch wird Naschen vorprogrammiert.

Aber immer daran denken: Zum Gesundbleiben benötigt jeder Körper ausreichend Gemüse, Salate und Obst, die man zu einem Teil als Rohkost essen sollte.

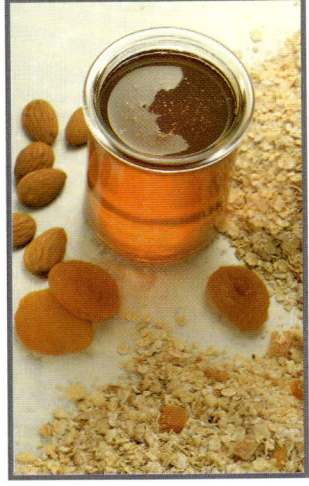

Essen Sie zur Abwechslung morgens ein Müsli

Ein Glas (etwa 200 ml) natriumarmes Mineralwasser ohne Kohlensäure

Frühstück:

Man hat die Wahl zwischen einer Kohlenhydrat-, einer Eiweiß- und einer Obstmahlzeit

Kohlenhydratmahlzeit:
    1 Scheibe Vollkornbrot (50 g)
oder 1 Vollkornbrötchen
oder 3 Scheiben Vollkornknäckebrot
    dünn mit Butter oder Margarine
    bestreichen,
dazu:
    30 g Wurst (ca. 1 Scheibe)
oder 30 g Käse (ca. 1 Scheibe)
oder 50 g Quark (ca. 2 EL)
oder 2 TL Honig
oder ein Müsli (siehe Rezept Seite 29)

Eiweißmahlzeit:
2 Eier (als Spiegeleier, Rühreier, gekocht oder im Glas)
(Mehr als 4 Eier pro Woche sind nicht empfehlenswert.)
Dazu Tomaten, Gurken, Paprika, Radieschen oder ein anderes neutrales Gemüse, aber <u>kein</u> Brot

Obstfrühstück:
Obst der Saison (außer Bananen) in beliebiger Menge

Wer auf seinen Kaffee oder schwarzen Tee nicht verzichten möchte, sollte ihn mit etwas Sahne, eventuell auch mit Honig mischen.
<u>Wichtig:</u> Jeden Bissen sorgfältig kauen und gut einspeicheln. Kaffee oder Tee ist kein Speichelersatz.

Ein großes Glas Tee oder stilles Mineralwasser

Ein großes Glas Tee oder stilles Mineralwasser

Zwischenmahlzeiten:

    200 g Obst der Saison (aber keine Banane)
oder 250 ml frische Milch oder angesäuerte Milchprodukte
oder 100 g Obst und dazu 125 ml Milch oder angesäuerte Milchprodukte

Ein großes Glas Tee oder stilles Mineralwasser

Mittagessen:

Zum Mittagessen haben Sie die Wahl zwischen einer Eiweiß- und einer Kohlenhydratmahlzeit

Eiweißmahlzeit:
    100–150 g Fleisch
oder 150–200 g Fisch
oder 2 Eier
oder 60 g Käse
oder 80 g gegarte Wurstsorten
Dazu 400 g Gemüse und Salat

Kohlenhydratmahlzeit:
        50 g Getreide
oder 50 g Naturreis (roh gewogen)
oder 50 g Vollkornnudeln (roh gewogen)
oder 200 g Kartoffeln
Dazu 400 g Gemüse und Salat
Hierzu können noch 30–50 g neutrale
Lebensmittel oder Speisen gegessen werden (siehe Trennungsplan Seite 14 oder
Rezeptteil)

Zusätzlich zu den Zutaten für die Eiweiß-
oder Kohlenhydratmahlzeit können Sie
kleine Mengen Butter, Margarine, Öl oder
Sahne verwenden. Sie sind neutral und
passen immer dazu.
Während einer Hauptmahlzeit sollte man
nichts trinken. Falls Sie nicht darauf verzichten wollen, trinken Sie die Flüssigkeit
nur schluckweise.

Ein großes Glas Tee oder stilles Mineralwasser

Ein großes Glas Tee oder stilles Mineralwasser

Ein großes Glas Tee oder stilles Mineralwasser

Zwischenmahlzeiten:

        1 Banane
oder 1 Müsliriegel ohne Zucker
oder 1 Stück Kuchen (Rezepte
        Seite 32–34)
oder 2–3 Plätzchen (Rezepte Seite 34–39)
oder 1 Scheibe Knäckebrot mit Honig
oder 2 EL Quark mit 1 TL Honig
oder 1 EL Vollkornhaferflocken und
        1 Joghurt
oder 200 g angesäuerte Milchprodukte
(Keine Frischmilch mehr, da sie nachmit-
tags schwerer verdaulich ist.)

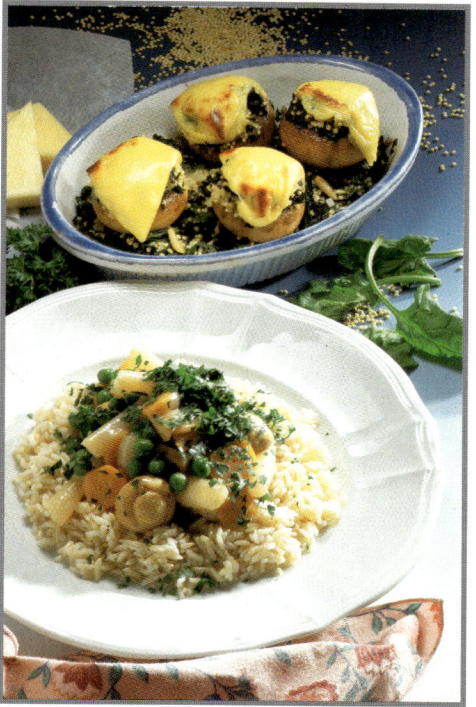

Ein großes Glas Tee oder stilles Mineralwasser

Abendessen:

Am Abend hat man die Auswahl bei den
Kohlenhydraten
        50 g Getreide
oder 100 g Vollkornbrot
oder 50 g Naturreis (roh gewogen)
oder 50 g Vollkornnudeln (roh gewogen)
oder 200 g Kartoffeln
dazu 400 g Gemüse und Salat und 30–50 g
neutrale Speisen und in kleinen Mengen
Butter, Margarine, Öl oder Sahne.

Beispiele für eine Kohlenhy-
dratmahlzeit sind gratinierte
Champignons und buntes
Gemüse auf Reis (Rezepte
S. 86)
Selbstgebackene Plätzchen
eignen sich als kleine
Zwischenmahlzeit am Nach-
mittag

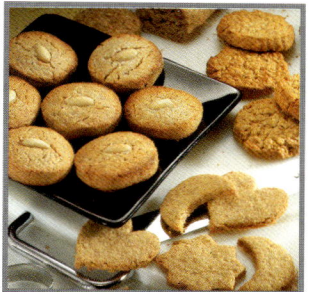

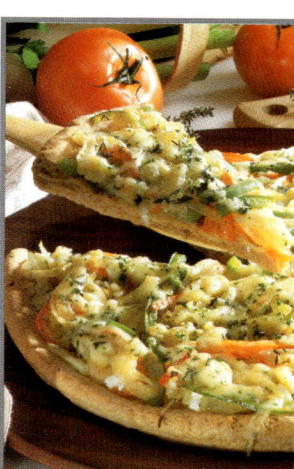

Essen Sie abends kohlen-
hydratreich zum Beispiel
eine Pizza romana
(Rezept S. 92)

Ein Tag mit der Trennkost

Vorschläge für das Frühstück

Obst der Saison (außer Bananen) in beliebiger Menge
oder
ein Knuspermüsli (siehe Seite 29)
oder
1 Scheibe Vollkornbrot, das mit Butter bestrichen und mit Käse oder Wurst (ohne Zusatz von Schweinefleisch) belegt wird. Statt dessen können Sie auch 1 gehäuften Eßlöffel Speisequark oder Honig daraufstreichen.

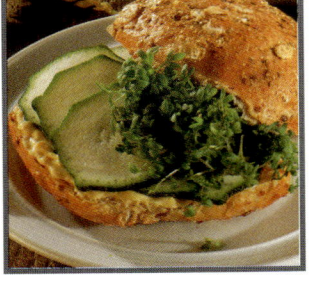

Starten Sie in den Tag mit einem guten Frühstück

Vorschläge für die 1. Zwischenmahlzeit

1 Stück Obst der Saison (außer Banane)
oder
eine neutrale Zwischenmahlzeit zum Beispiel Joghurt oder 1 Stück Gemüse (siehe Trennungsplan Seite 14 und 15)
oder
eine eiweißreiche Zwischenmahlzeit (siehe Seite 40 bis 43)

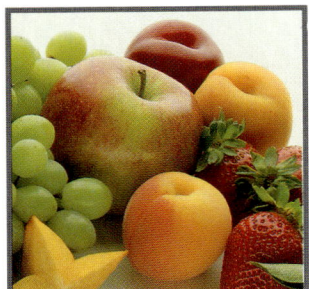

Kleine Zwischenmahlzeiten schützen vor Heißhunger

Vorschläge für das Mittagessen:

Ein eiweißreiches Gericht (siehe Kapitel „Eiweißreiche Hauptgerichte" auf den Seiten 100 bis 123), zum Beispiel:
Lachsfilet mit buntem Gemüse (Seite 121)
oder
Rührei mit Gemüsesalat (Seite 108)
oder
Salat mit Hähnchenfleisch und Linsensprossen (Seite 112)
oder
Ungarischer Paprikagulasch (Seite 118)
oder
ein kohlenhydratreiches Gericht (siehe Kapitel „Kohlenhydratreiche Hauptgerichte" Seite 64 bis 99), zum Beispiel:
Grünkernknödel mit Sauerkraut Holstener Art (Seite 95)
oder
Matjes in Sahne mit Kartoffeln (Seite 72)
oder
Gemüse-Pilz-Pfanne (Seite 84)
oder
Spaghetti auf Gemüse (Seite 81)

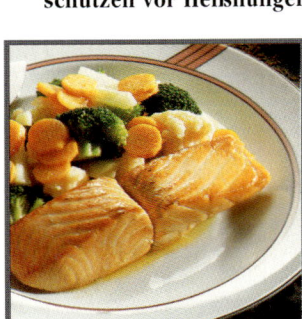

Essen Sie mittags zum Beispiel Lachsfilet mit buntem Gemüse (Rezept S. 121)

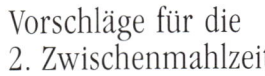

Vorschläge für die 2. Zwischenmahlzeit

1 Banane
oder
1 süßer (mürber) Apfel
oder
eine neutrale Zwischenmahlzeit zum Beispiel Quark oder Joghurt mit Heidelbeeren oder ein Stück Gemüse (siehe Trennungsplan Seite 14 und 15)
oder
eine kohlenhydratreiche Zwischenmahlzeit zum Beispiel ein Stück Kuchen oder einige Plätzchen (siehe Seite 32 bis 38)

Vorschläge für das Abendessen

Am Abend sollte man die leichter verdaulichen Kohlenhydrate bevorzugen. Essen Sie zum Beispiel:
Reissalat (Seite 89)
oder
Bunte Pizzabrote (Seite 94)
oder
Pizza Romana (Seite 92)
oder
Zwiebelkuchen (Seite 93)
oder
Pfifferlingshirsotto (Seite 84)
oder
Pellkartoffeln mit Quark (Seite 71)

Für all diejenigen, die unter Zeitmangel leiden, ist es ratsam, die Hauptzutat gleich für zwei Mahlzeiten auf einmal zuzubereiten. Zum Beispiel Blumenkohl: Gart man die doppelte Menge, so läßt sich aus einer Hälfte eine Kohlenhydratmahlzeit zubereiten, zum Beispiel „Blumenkohl mit Kräuterbutter und Kartoffeln", und am nächsten Tag aus dem Rest eine Eiweißmahlzeit, zum Beispiel „Blumenkohlsalat mit Putenschnitzel".
Im Rezeptteil finden Sie eine Reihe von Gerichten, die Sie sehr schnell zubereiten können. Zum Beispiel:
Kartoffel-Lauch-Suppe (Seite 66)
Zucchini-Kartoffel-Suppe (Seite 66)
Möhren-Kartoffel-Eintopf (Seite 68)
Bunter Gemüsesalat (Seite 76)
Bunte Pizzabrote (Seite 94)
Pellkartoffeln mit Quark (Seite 71)
Bratkartoffeln mit Rosenkohl (Seite 72)
Kartoffelbrei mit Sauerkraut und Röstzwiebeln (Seite 72)
Mandelpfannkuchen (Seite 99)

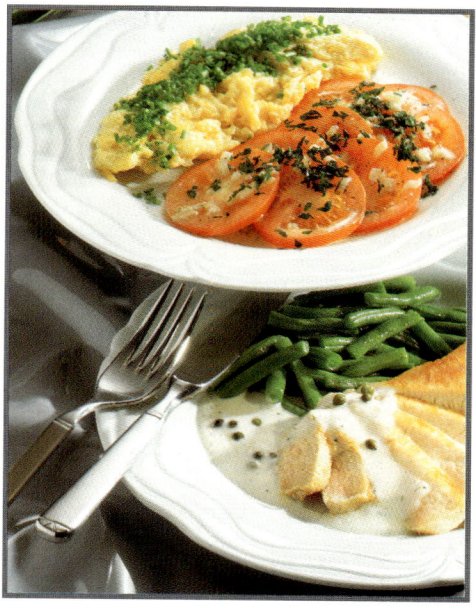

Tomatensalat mit Rühreiern
und Putenrahmschnitzel mit
Butterbohnen (Rezept S. 110)
sind schnell zubereitet

Mahlzeiten richtig zusammenstellen

Wie Dr. Howard Hay herausfand, besteht unser Körper zu 20 Prozent aus sauren und zu 80 Prozent aus basischen Elementen. Er folgerte daraus, daß es am günstigsten sei, auch die täglichen Mahlzeiten entsprechend zusammenzustellen. Sie sollten also zu 20 Prozent aus säurebildenden und zu 80 Prozent aus basenbildenden Nahrungsmitteln bestehen. Das bedeutet für die Praxis, daß eine Eiweißmahlzeit aus 1 Teil Fleisch oder Fisch oder Eiern oder Käse (zum Beispiel 1 Teil = 100 g) und aus 3 bis 4 Teilen Gemüse und Salat (entsprechend dem Beispiel 300–400 g) bestehen sollte. Das Gemüse kann gegart sein, kann aber auch als Rohkost verzehrt werden.

Entsprechend sollte eine Kohlenhydratmahlzeit aus 1 Teil Kartoffeln oder Naturreis oder einem anderen Getreide oder Vollkornnudeln (zum Beispiel 1 Teil = 100 g) und aus 3 bis 4 Teilen Gemüse und Salat (entsprechend dem Beispiel 300–400 g) bestehen. Auch hier kann man Gemüse gegart oder als Rohkost zu sich nehmen.

Säurereiches Obst, wie Beeren, Stein- und Kernobst sowie Zitrusfrüchte, sollte aus Gründen der Verträglichkeit niemals zusammen mit den zu den Kohlenhydraten zählenden Nahrungsmitteln gegessen werden (sehen Sie dazu auch den Trennungsplan Seite 14). Diese Früchte zählen zwar zu den Eiweißen, doch hat es sich bewährt, sie nur in geringen Mengen mit anderen eiweißreichen Nahrungsmitteln zu kombinieren. Sehr gut ist es, sie speziell nur zum Frühstück, als Zwischenmahlzeit oder auch an heißen Tagen als komplettes Mittagessen zu genießen.

Es empfiehlt sich, nach 15 Uhr außer Bananen, Heidelbeeren und Trockenobst keine Früchte mehr zu sich zu nehmen, da es im Darm ansonsten leicht zu Gärungsprozessen kommen kann.

Der Apfel spielt in der Trennkost eine besondere Rolle. Frisch geerntet enthält er größere Mengen an Fruchtsäuren und zählt dadurch zu den Eiweißen. Ein gelagerter, mürber, süßer Apfel darf hingegen innerhalb einer Mahlzeit auch mit Getreide, Vollkornnudeln, Naturreis oder Kartoffeln, also mit kohlenhydratreichen Lebensmitteln, gemischt werden. Mit mürben Äpfeln kann man einen Apfelkuchen backen, kann aus ihnen Apfelbrei zubereiten und ihn mit Reis oder Nudeln essen oder kann ein Müsli mit geriebenen Äpfeln anreichern.

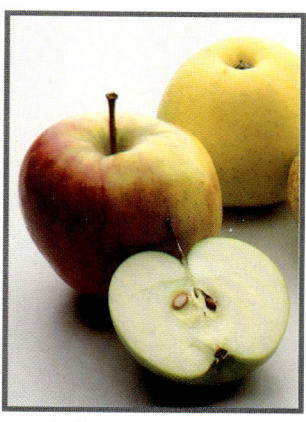

Der Apfel spielt in der Trennkost eine besondere Rolle

Trennkost im Restaurant, auf Reisen und in Kantinen

Wenn auch Sie Spaß daran gefunden haben, Ihre Mahlzeiten harmonisch zusammenzustellen, und Ihnen diese Art zu essen guttut, wird es Ihnen sicherlich leichtfallen, auch im Restaurant die Speisen nach den Prinzipien der Trennkost auszuwählen.

Eine Speisenkarte setzt sich im allgemeinen aus Fleischgerichten, Beilagen und Salaten zusammen. Ihnen ist es freigestellt, ob Sie sich für eine Eiweiß- oder für eine Kohlenhydratmahlzeit entscheiden.

Möchten Sie gerne Fleisch, Fisch oder etwas mit Eiern essen, bevorzugen Sie also eine Eiweißmahlzeit, so ist das richtige Kombinieren sehr einfach. Wählen Sie statt der üblichen Kartoffel-, Reis- oder Nudelbeilage eine doppelte Portion Salat oder Gemüse also neutrale Lebensmittel und Speisen.

Möchten Sie lieber eine Kohlenhydratmahlzeit zu sich nehmen, ist die Auswahl in leider noch vielen Restaurants nicht gerade üppig. Wählen Sie Kartoffeln, Reis, Nudeln oder Brot und essen dazu geräucherte Forelle, Räucherlachs, Schafskäse oder Heringstöpfchen, also neutrale Lebensmittel und Speisen. Essen Sie dazu stets einen großen Salat oder reichlich Gemüse.

Beim Essen im Urlaub, also in Hotels, und in Kantinen sollten Sie ebenso vorgehen.

Auch hier werden sowohl Fleischgerichte als auch Beilagen und Salate angeboten. Entscheiden Sie sich wiederum für eine Eiweiß- oder eine Kohlenhydratmahlzeit. Berufstätige, die nicht die Möglichkeit haben, in einer Kantine zu essen oder die dies nicht möchten, sollten sich Salate aus Tomaten, Gurken, Paprika, Blumenkohl, Chinakohl, Kohlrabi, Radieschen, Weiß- und Rotkraut, Sauerkraut, Fenchel und anderen Gemüsesorten mitnehmen. Kombinieren Sie dazu für eine Eiweißmahlzeit nach Belieben Roastbeef, kalten Braten, Hähnchenfleisch, Eier, Käse oder Fisch. Oder bereiten Sie eine Kräuter-Quark-Creme zu, in die Sie dann rohes Gemüse dippen.

Für eine Kohlenhydratmahlzeit eignen sich zum Beispiel Kartoffelsalat, Reissalat, Nudelsalat, Getreidebratlinge und Brot.

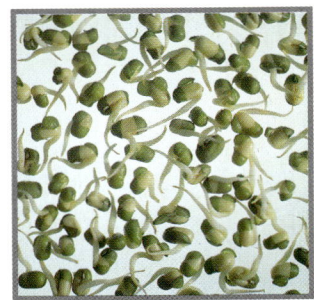

Mungobohnenkeimlinge

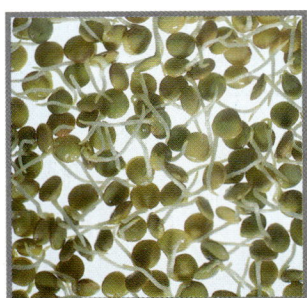

Linsenkeimlinge

Keimlinge und Sprossen selbst ziehen

Sorte	Quellzeit in Stunden	Anzahl der Spülvorgänge pro Tag	Keimzeit in Tagen	Länge des Keims	ungefährer Ertrag: Samen
Adzukibohne	12	3	4	Bohnenlänge	3 : 1
Alfalfa	8	2	7–10	max. 10 cm	5 : 1
Bockshornklee	6–8	2	2	Samenlänge	4 : 1
Buchweizen, ungeschält	–	2	2–3	0,5 cm	2,5–3 : 1
Erbse	12	2–3	3	Erbsenlänge	2 : 1
Hirse, ungeschält	8	2–3	3	0,2 cm	1,5 : 1
Kichererbse	12	3–4	3	0,5 cm	3–4 : 1
Kresse	–	1	6–8	4 cm	2 : 1
Kürbis	12	3	2–3	0,3 cm	2 : 1
Leinsamen	–	1	2–3	Samenlänge	1,5 : 1
Linse	8	2–3	3	2 cm	4–6 : 1
Mungobohne	12	2–3	3–4	2 cm	5–6 : 1
Nacktgerste	8	1–2	2–3	Kornlänge	2 : 1
Nackthafer	4	2	2–3	Kornlänge	2 : 1
Rettich	–	2–3	3–4	0,3 cm	2–3 : 1
Roggen	12	2	2–3	Kornlänge	2 : 1
Senf	–	1	2–3	bis 0,5 cm	2 : 1
Sesam	6	2	2	0,2 cm	1,5 : 1
Sojabohne, gelbe	12	3–4	3–4	Bohnenlänge	4 : 1
Sonnenblume	6	2–3	2	Kernlänge	2 : 1
Weizen	12	2	2–3	Kornlänge	2 : 1

Keimlinge und Sprossen als Vitaminspender

Keimlinge und Sprossen sind richtige kleine „Vitaminbomben". Während des Einweichens und im Laufe des Keimprozesses werden nämlich in den Samenkörnern Enzyme aktiv, die Nährstoffe in ihre Bausteine zerlegen und unter anderem auch Vitamine bilden. All dies geschieht, um den Keimling mit allem zu versorgen, was er zum Wachsen braucht, und das können auch wir uns zunutze machen. Keimlinge und Sprossen zählen zu den neutralen Lebensmitteln. Man kann sie zum Beispiel sehr gut unter Salate mischen, auf verschiedene Brotbeläge streuen oder ins Müsli mischen (zum Beispiel Weizenkeimlinge). Besonders im Winter, wenn viele Salatsorten aus dem Treibhaus stammen, sind Keimlinge ein guter Zu- oder Ersatz. Eine Vielfalt an Keimlingen und Sprossen wird inzwischen im Naturkosthandel oder in gut sortierten Gemüseläden oder -theken fertig angeboten. Es bereitet allerdings wenig Mühe, sie selbst zu ziehen. Wer kein Keimgerät besitzt (hier liegen Broschüren bei, die über die richtige Handhabung informieren), kann auch ein Einmachglas als Keimgefäß verwenden.

Und so wird's gemacht:

Der keimfähige Samen (dafür verwendbare Sorten finden Sie in der Tabelle links) wird zunächst gründlich gewaschen, und Schmutzteile sowie zerbrochene Samen werden aussortiert. Gießt man reichlich Wasser auf die Samenkörner, so schwimmen nicht mehr keimfähige oben, und man kann sie einfach abschöpfen.

Den Samen nun in ein Einmachglas geben, reichlich Wasser dazugießen und das Glas mit einem Mulltuch abdecken. Das Tuch mit einem Gummiring befestigen (siehe Foto rechts oben).

Die Samen müssen nun quellen (bei Buchweizen, Kresse, Leinsamen, Rettich und Senf ist dies nicht nötig). Wie lange, das erfahren Sie in der Tabelle links. Nach der Quellzeit gießt man das Einweichwasser weg (es eignet sich sehr gut zum Blumengießen!) und spült die Samen nochmals gründlich ab.

Sie werden anschließend aufgelockert, und man stellt das Glas schräg mit seiner Öffnung nach unten auf einen Teller, damit überschüssiges Wasser ablaufen kann.

Man läßt die Samen nun, je nach Sorte unterschiedlich lang, keimen und spült sie regelmäßig ab (siehe Tabelle links). Das ist wichtig, damit sich kein Schimmel bilden kann.

Tips

- Sprossen sollten niemals in Wasser liegen, sie dürfen nur feucht sein.
- Lassen Sie die Samen an einem 18 bis 22°C warmen hellen, aber nicht sonnenbestrahlten Ort keimen Nach wie vielen Tagen die jeweiligen Keimlinge erntereif sind, können Sie ebenfalls der Tabelle entnehmen.

Tips zu den Rezepten

- Alle Rezepte, die ich in diesem Buch für Sie zusammengestellt habe, sind leicht nachvollziehbar. Sie sollen Ihnen beispielhaft zeigen, wie man eiweißreiche Lebensmittel mit neutralen und kohlenhydratreiche mit neutralen kombinieren kann.
- Möchten Sie Rezepte variieren oder eigene zusammenstellen, ziehen Sie bitte den Trennungsplan von Seite 14 und 15 zu Rate. Damit Sie den Plan immer griffbereit haben, finden Sie ihn nochmals als Poster zum Heraustrennen am Ende dieses Buches eingeheftet.
- Die Zuordnung der Speisen gelingt Ihnen leicht, da alle Rezepttitel der kohlenhydratreichen Gerichte in Rot, die der eiweißreichen in Blau und die der neutralen in Grau gedruckt sind.
- Die Zutatenmengen beziehen sich bei Stückangaben, wie zum Beispiel „1 Möhre", auf (mittelgroße) Rohware. Bei Grammangaben, zum Beispiel „600 g Zucchini", auf gewaschene, geputzte, küchenfertige Lebensmittel.
- Die Angaben zu Kilokalorien (kcal) und Kilojoule (kJ) gelten jeweils für 1 Portion, bei Gebäck für 1 Stück
- Bei den Maßangaben TL (= Teelöffel) und EL (= Eßlöffel) gehe ich stets von gestrichenen Maßen aus, bei in Stücken angegebenem Gemüse und Obst von mittelgroßen. Ausnahmen sind jeweils genannt.
- Die in den Rezepten angegebene Zubereitungszeit faßt die Vorbereitungs- und die Garzeit zusammen. Sie kann nur ein Orientierungswert sein, da es von jedem selbst abhängt, wie rasch er arbei-

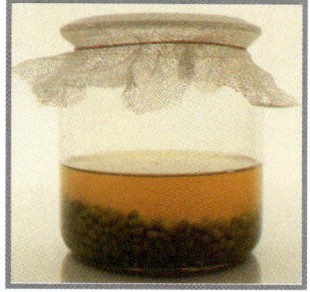

Samen, wenn nötig, quellen lassen

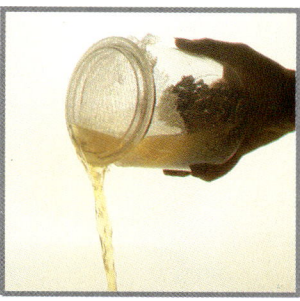

Das Einweichwasser nach dem Quellen abgießen

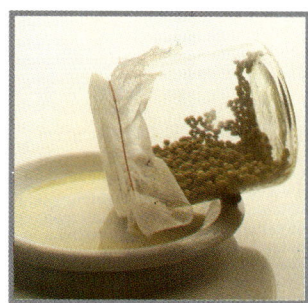

Überschüssiges Wasser gut ablaufen lassen

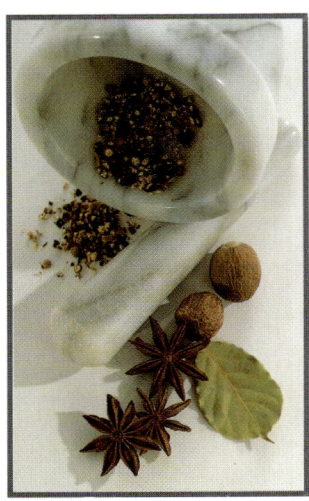

Würzen Sie so, wie es Ihnen am besten schmeckt

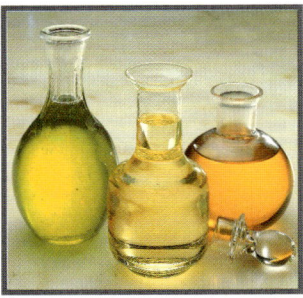

Bevorzugen Sie kaltgepreßte, naturbelassene Öle

tet. Sind längere Quell- oder Gehzeiten vonnöten, dann habe ich sie zusätzlich vermerkt.

- Einige der in meinen Rezepten verwendeten Zutaten sind fast ausschließlich im Naturkosthandel (Bioläden, Reformhäuser) erhältlich:

– **Frutilose** ist ein schonend eingedampfter Obstdicksaft. Er ist sehr mild, weil ihm Fruchtsäuren entzogen werden.

– **Essig** wird in der Trennkost nicht empfohlen. Ich verwende statt dessen vergorenes Molkekonzentrat (Molkosan), Zitronensaft und ab und zu Brottrunk, den man auch in einigen Bäckereien kaufen kann.

– **Pflanzliche Bindemittel** aus Johannisbrotkernmehl (zum Beispiel Biobin und Nestargel) werden in Pulverform angeboten. Sie sind geschmacksneutral und enthalten nur sehr wenige Kalorien. Verwenden Sie sie bitte nur in sehr geringen Mengen, da beide sehr schnell eine Bindung herbeiführen. Beachten Sie hierzu unbedingt die Hinweise der Hersteller auf den Verpackungen.

– Zum Salzen verwende ich gerne **Meersalz**. Es enthält lebensnotwendige Mineralstoffe und Spurenelemente, wie zum Beispiel Jod. Auch **Kräutersalz** ist für mich beim Abschmecken unverzichtbar geworden. Sein Kochsalzgehalt liegt bei etwa 84 Prozent.

– **Vegetarische Gemüsebrühe** als Streuwürze (Instantpulver) wird von verschiedenen Herstellern angeboten. Diese Brühen sind frei von tierischen Zutaten und damit cholesterinfrei. Sie enthalten zudem kein Gluten und sind frei von gehärteten Fetten. Ich verwende das Pulver zum Würzen von herzhaften Gerichten, Suppen, Saucen und Gemüse.

– Unter der Bezeichnung „Holstener Liesel" gibt es einen **schmalzähnlichen, aber rein pflanzlichen Brotaufstrich** mit Äpfeln und Zwiebeln. Er ist ideal dafür geeignet, Suppen oder Gemüsemahlzeiten, die ohne Fleisch zubereitet werden, ein herzhaftes, würziges Aroma zu geben.

– Neu entdeckt habe ich geräucherten **Tofu**. In kleine Würfel geschnitten und in heißem Sonnenblumenöl geröstet schmeckt er phantastisch zu Feldsalat oder Kartoffelsalat.

– Beim Backen, zum Beispiel von Rührteigen, verwende ich **Weinsteinbackpulver** zur Lockerung. Es enthält im Gegensatz zu normalem Backpulver kein Phosphat.

- In einigen meiner Rezepte finden Sie **Sahnedickmilch**. Ich habe erst jetzt erfahren, daß dieses Produkt leider nicht überall erhältlich ist. Sie können statt dessen auch mit Buttermilch verrührte saure Sahne verwenden.

- In der Trennkost spielt die Auswahl und der richtige Gebrauch von Ölen und Fetten eine bedeutende Rolle. Empfehlenswert sind naturbelassene, **kaltgepreßte, unraffinierte Öle.** Sie enthalten wertvolle mehrfach ungesättigte Fettsäuren in größeren Mengen. Olivenöl, Sonnenblumenöl, Distelöl, Weizenkeimöl, Leinsamenöl und Maiskeimöl sind in dieser Qualität erhältlich. Verwenden Sie zum Kochen möglichst nur Oliven- und Sonnenblumenöl. Beide kann man problemlos erhitzen. Alle anderen sollte man nur kalt, zum Beispiel zu Salatsaucen, verarbeiten.

Butter und ungehärtete Pflanzenfette (zum Beispiel Reformhausmargarine mit einem hohen Anteil an ungesättigten Fettsäuren) sind ebenfalls empfehlenswert, sollten aber in Maßen verwendet werden. Man darf sie nie überhitzen oder stark bräunen. Nicht empfehlenswert sind alle raffinierten Öle, wie zum Beispiel normales Salatöl, und gehärteten Fette, wie zum Beispiel normale Margarinesorten oder Plattenfette (harte, weiße Fritierfette).

Da jeder andere Geschmacksvorlieben hat, möchte ich, daß Sie meine Rezepte als Anregung verstehen. Würzen Sie so, wie es Ihnen am besten schmeckt. Probieren Sie immer mal wieder etwas Neues aus.

Für Familienmitglieder, die sich nicht der Trennkost anschließen möchten, braucht man nicht extra zu kochen. Ergänzen Sie einfach die kohlenhydratreichen Gerichte mit Fleisch oder Fisch und die eiweißreichen mit Kartoffeln, Reis oder Nudeln. Wichtig ist, daß Sie, wie bei jeder anderen Ernährungsweise auch, über den Tag verteilt 1 bis 2 Liter Flüssigkeit als Mineralwasser oder Tee zu sich nehmen. Ab und zu können Sie natürlich auch ein Glas Wein oder Bier trinken.

Bei der Trennkost kommt es nach den Mahlzeiten zu keinem „Leistungsknick". Auch nach einer reichhaltigeren Mahlzeit fühlt man sich frisch und fit. Bei einer gemischten Kost ist dies oft anders. Vielleicht kennen Sie es auch, daß man etwa 20 Minuten nach dem Essen von einer bleiernen Müdigkeit befallen wird.

MEIN SCHLUSSWORT

Ich möchte die Einleitung meines Buches damit beenden, Ihnen in wenigen Sätzen etwas von mir und meinen Erfahrungen zu erzählen. 1980 entdeckte ich die Trennkost und probierte sie aus. Schwer übergewichtig und mit verschiedenen Stoffwechselerkrankungen belastet, fand ich durch die Trennkost nach langem Suchen endlich den für mich richtigen Weg zu einem gesunden Leben. Ich war, so erscheint es mir heute, einem wunderbaren Geheimnis auf die Spur gekommen. Zehn Jahre lang vermittelte ich daraufhin Menschen im Main-Taunus-Gebiet alles, was ich über diese harmonische Ernährungsweise wußte und was mir dadurch an Gutem widerfahren war. Aus den Gesprächen mit zahlreichen Fachleuten und den Gruppenteilnehmern stammt mein reicher Erfahrungsschatz, über den ich heute verfüge, und all diesen Menschen gilt mein besonderer Dank dafür, daß ich an ihnen reifen durfte.

Bedanken möchte ich mich auch bei Herrn Dr. Ludwig Walb aus Homberg und seiner Frau Ilse, die mir durch persönliche Gespräche und ihr Erfolgsbuch über die Haysche Trennkost eine sehr große Hilfe waren. Die Haysche Trennkost hat mein Leben verändert. Nicht nur meine Eßgewohnheiten sind andere geworden, sondern auch meine Gesinnung hat sich gewandelt. Meine Gefühle und Empfindungen anderen gegenüber wurden intensiver. Ich wurde empfänglich für Schwingungen und öffnete mich gewissen Inspirationen. Meine Aufgabe als Leiterin von Gruppen Übergewichtiger sehe ich heute als beendet an, da neue Aufgaben auf mich warten. Ich stehe auf der Schwelle zu einem großen Abenteuer: Der Entdeckung der wahren Werte des Lebens.

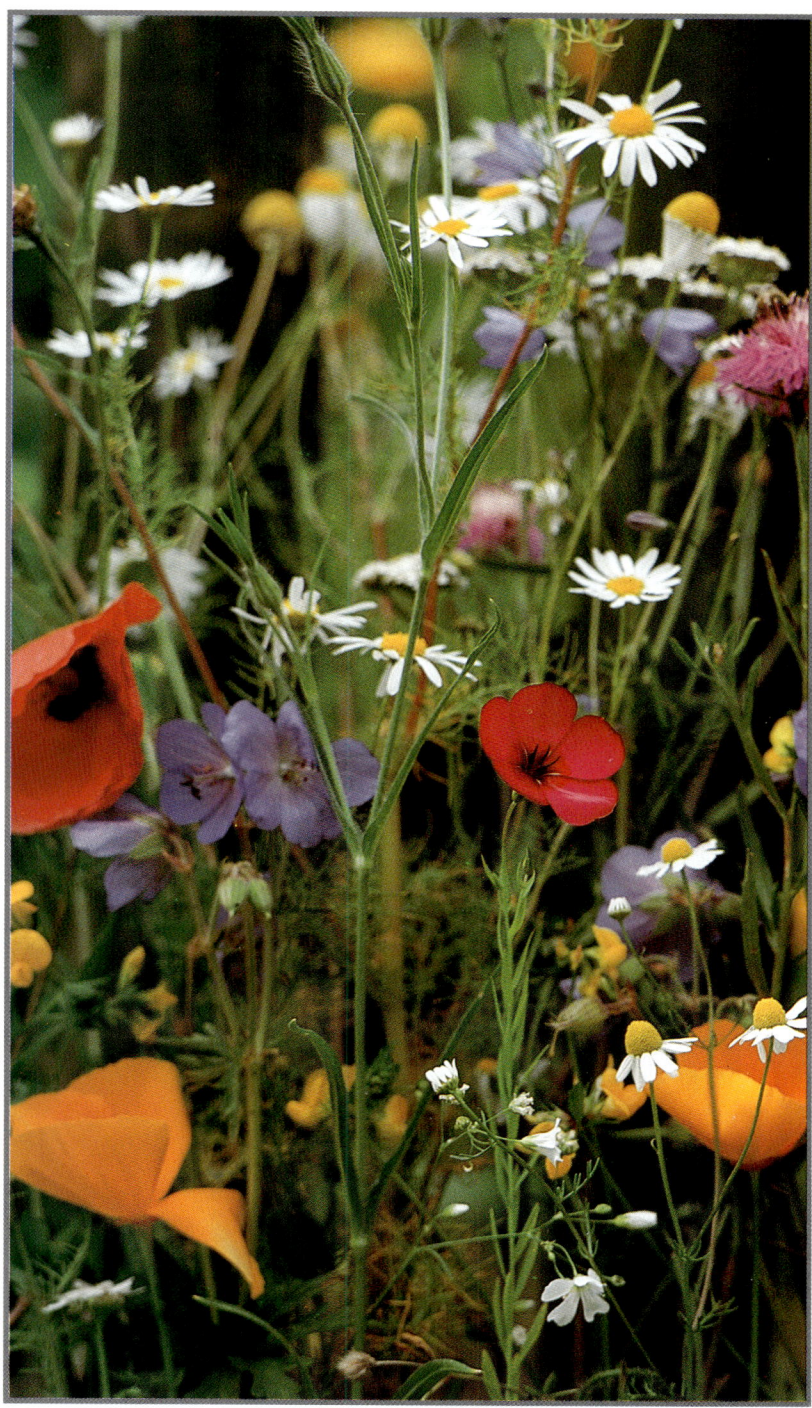

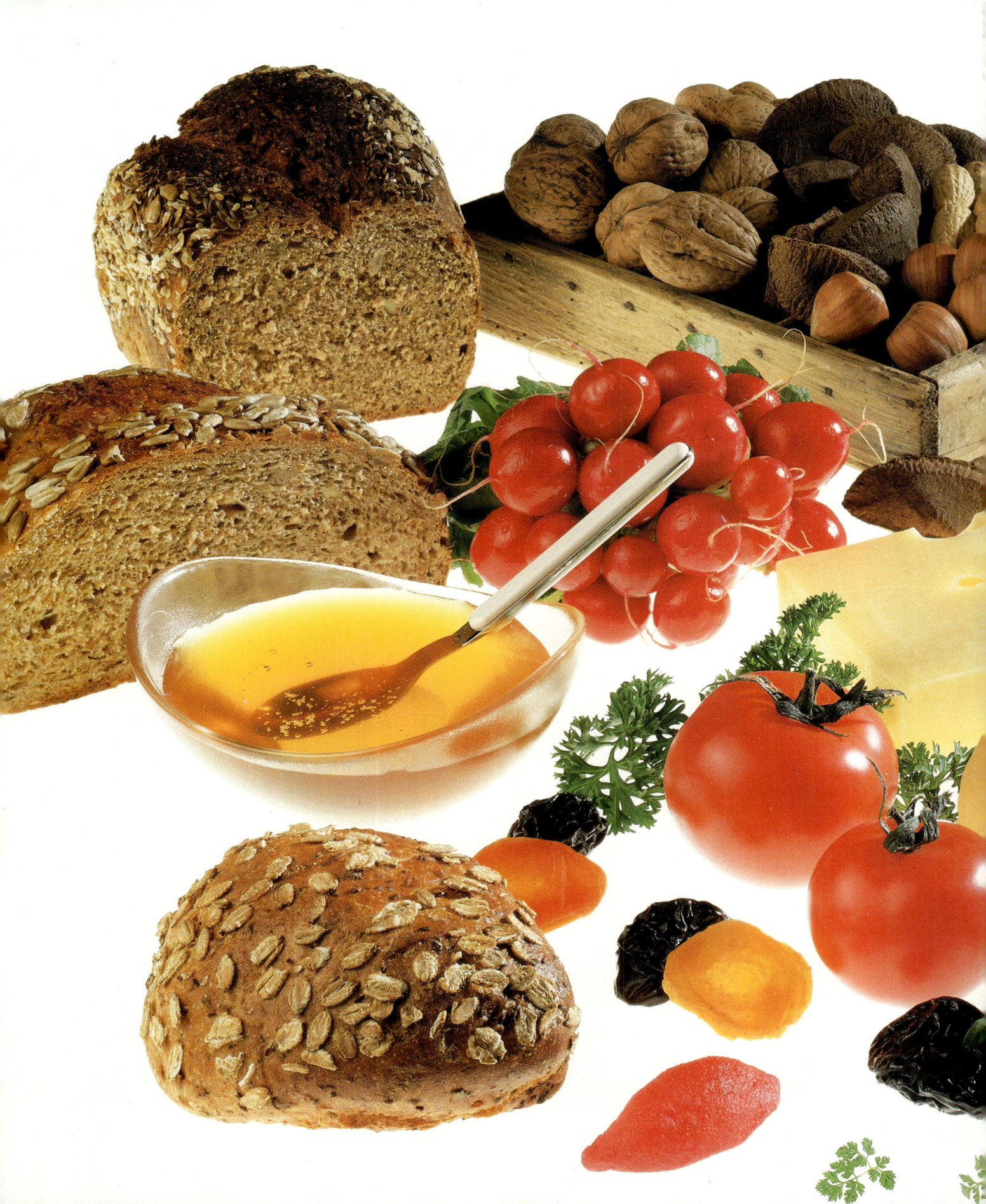

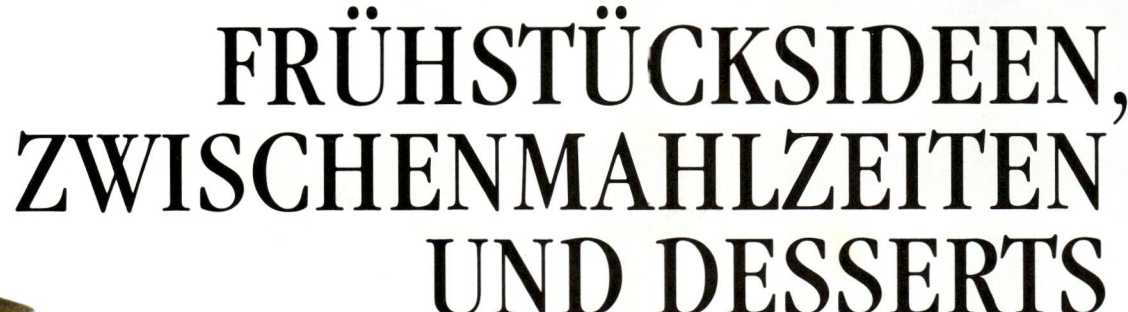

FRÜHSTÜCKSIDEEN, ZWISCHENMAHLZEITEN UND DESSERTS

In dem nun folgenden Kapitel erwarten Sie Rezepte zum Beispiel für pikante Brote und Müslis, die für Abwechslung auf dem Frühstückstisch sorgen, sowie solche für Joghurt- und Quarkspeisen, Eiscremes, Mixgetränke, Gebackenes und viele andere Kleinigkeiten, die Sie sowohl zwischendurch als auch zum Dessert genießen können. Möchten Sie weitere Vorschläge dazu, wie Sie Ihr Frühstück oder Ihre Zwischenmahlzeiten gestalten können, lesen Sie auch Seite 16 und 18 Erinnern Sie sich bitte auch an die Empfehlung Dr. Hays, nach der man säurereiches Beeren-, Stein- und Kernobst sowie Zitrusfrüchte morgens beziehungsweise bis 15 Uhr zu sich nehmen soll. Wenn Sie morgens noch kein Obst essen möchten oder es dann noch nicht gut vertragen, essen Sie es zwischendurch oder vor dem Mittagessen. Kombinieren Sie es wenn, dann nur in geringen Mengen mit eiweißreichen Lebensmitteln und niemals mit kohlenhydratreichen. (Sehen Sie dazu auch den Trennungsplan Seite 14.)

Auch bei der Trennkost gilt die alte Weisheit: Frühstücke wie ein Kaiser, iß zu Mittag wie ein König und abends wie ein Bettler.
Was man morgens und vormittags zu sich nimmt, wird vom Körper weitgehend verbraucht. Er ist in dieser Phase besonders aktiv. Alles am Abend beziehungsweise vor der Ruhepause gegessene, kann, wenn man damit Probleme hat, leicht zu unliebsamer Gewichtszunahme führen.

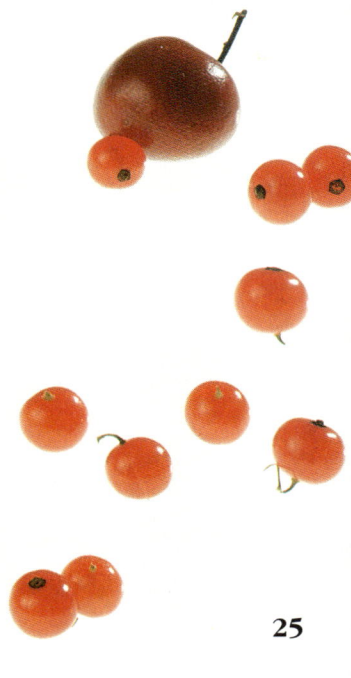

Brote
mit Obatztem

Zubereitungszeit:
ca. 10 Min.

Für 4 Personen

3 EL weiche Butter
150 g reifen Camembert
60 % Fett i.Tr.
1 Zwiebel
1 TL Kümmel
Paprikapulver edelsüß
4 Scheiben Vollkornbrot

1. Die Butter mit dem Schneebesen cremig rühren. Den Camembert mit einer Gabel gut zerdrükken und mit der Butter mischen.
2. Die Zwiebel schälen und halbieren. Die eine Hälfte in sehr feine Würfel, die andere in dünne Scheiben schneiden.
3. Die Zwiebelwürfel und den Kümmel unter die Camembertcreme mischen. Den Obatzten auf einem Teller anrichten, mit den Zwiebelscheiben dekorieren und mit Paprikapulver bestäuben. Das Vollkornbrot dazu essen.
(auf dem Foto oben)

ca. 240 kcal • 1015 kJ

Tip
Sie können mit Obatztem bestrichene Brote zusammen mit einem neutralen, frischen Salat auch als kaltes Hauptgericht servieren. Die im Rezept angegebene Menge reicht dann für zwei Portionen.

Quarkbrot mit
Möhrenscheiben

Zubereitungszeit:
ca. 10 Min.

Für 1 Person

60 g Quark 20 % Fett i.Tr.
2 EL Mineralwasser
Kräutersalz
1 Scheibe Vollkornbrot
1 TL Butter
1 Möhre
nach Belieben 1 TL
gehackte (glattblättrige)
Petersilie

1. Den Quark mit dem Mineralwasser glattrühren und mit Kräutersalz würzen. Das Brot mit der Butter bestreichen.
2. Die Möhre schälen und der Länge nach in dünne Scheiben schneiden. Das Butterbrot mit Möhrenscheiben belegen (eine für die Garnitur zurückbehalten) und den Quark darauf verteilen.
3. Die restliche Möhrenscheibe in feine Stifte schneiden und sie auf den Quark streuen. Nach Belieben die Petersilie darauf geben.
(auf dem Foto unten)

ca. 230 kcal • 955 kJ

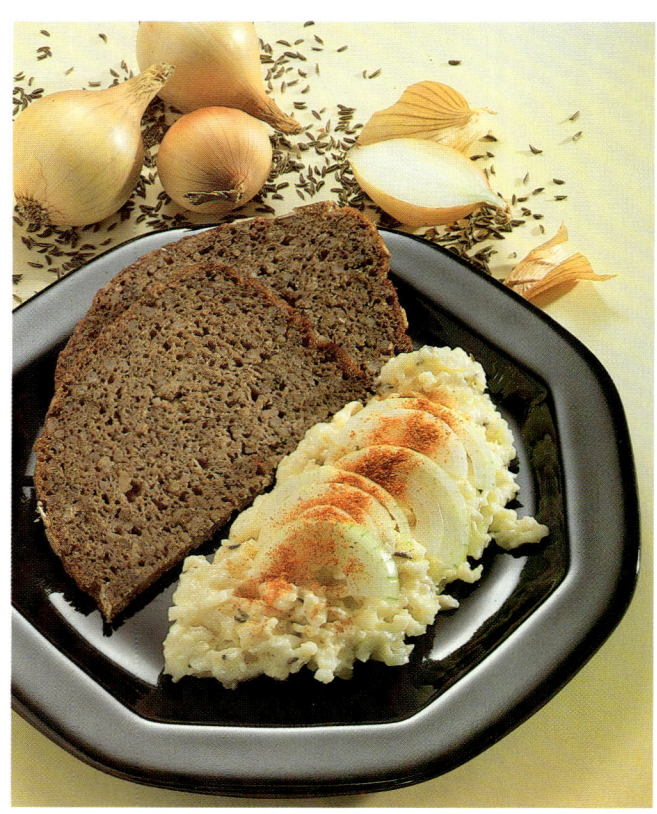

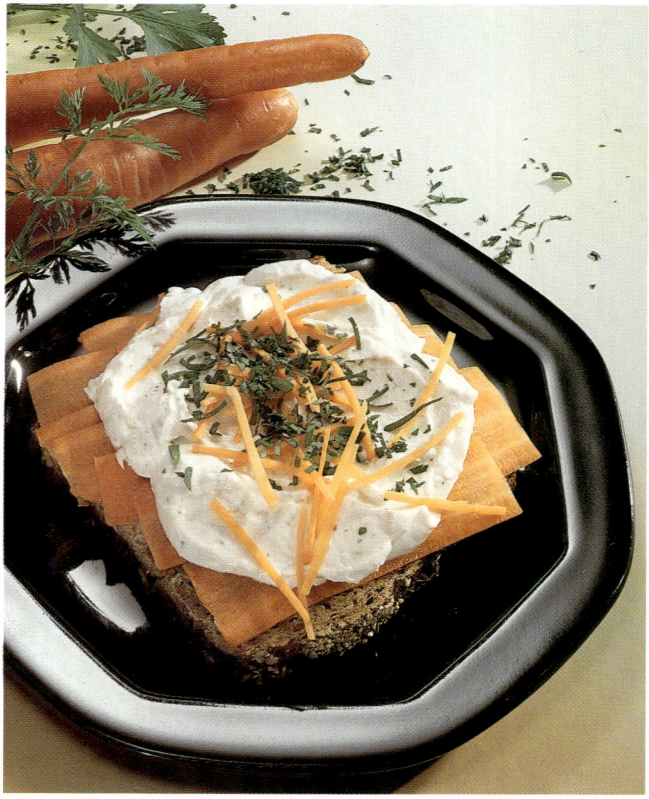

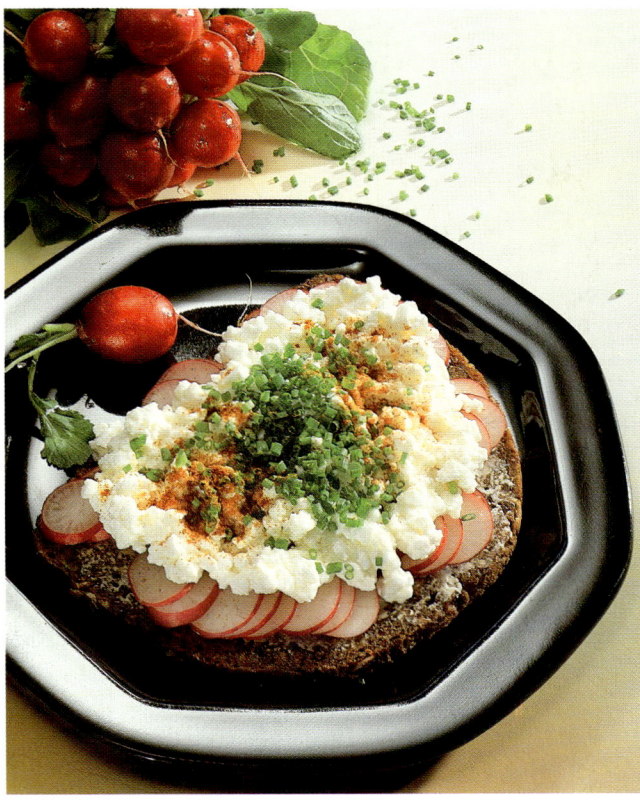

Radieschenbrot

Zubereitungszeit:
ca. 10 Min.

Für 1 Person

1 Scheibe Vollkornbrot
1 TL Butter
6 Radieschen
80 g körniger Frischkäse
1 EL Schnittlauchröllchen
Paprikapulver edelsüß

1. Das Brot mit der Butter bestreichen. Die Radieschen in dünne Scheiben schneiden und darauf verteilen.
2. Den Frischkäse auf die Radieschenscheiben geben und das Brot mit den Schnittlauchröllchen und Paprikapulver bestreuen.
(auf dem Foto oben)

ca. 150 kcal • 635 kJ

Muntermacher

Zubereitungszeit:
ca. 10 Min.

Für 1 Person

1 Vollkornbrötchen
70 g Quark 20 % Fett i. Tr.
2 EL Mineralwasser
Meersalz
1 EL Butter
8 dünne Scheiben Salatgurke
2 EL Sojabohnensprossen (selbstgezogen, siehe Seite 21, oder gekauft)
Paprikapulver rosenscharf

1. Das Brötchen halbieren und die Hälften toasten.
2. Inzwischen den Quark mit dem Mineralwasser glattrühren und mit Meersalz würzen.
3. Die Brötchenhälften mit der Butter bestreichen und mit den Gurkenscheiben belegen. Den Quark darauf geben und ihn mit den Sojabohnensprossen und Paprikapulver bestreuen.
(auf dem Foto unten)

ca. 280 kcal • 1180 kJ

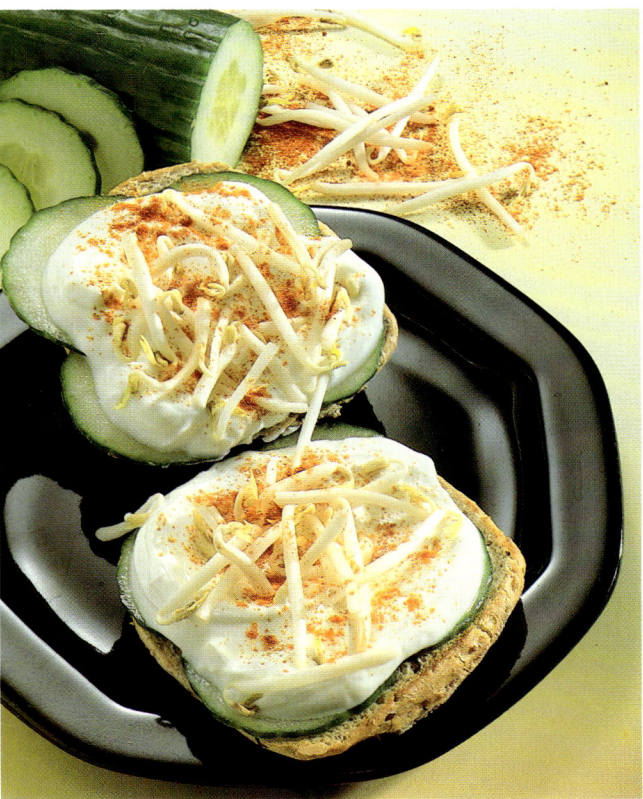

Brot mit pikantem Frischkäse

Zubereitungszeit:
ca. 10 Min.

Für 1 Person

1 Scheibe Vollkornbrot
1 TL Butter
2 Salatblätter
1 Möhre
8 Haselnüsse
50 g Doppelrahm-frischkäse

1. Das Brot mit der Butter bestreichen und mit den Salatblättern belegen.
2. Die Möhre schälen und in dünne Scheiben hobeln. Die Haselnüsse in feine Blättchen hobeln und mit den Möhren mischen.
3. Beides unter den Frischkäse rühren und ihn auf die Salatblätter geben.
(auf dem Foto: unten)

ca. 380 kcal • 1585 kJ

Haferflocken mit Heidelbeeren

Zubereitungszeit:
ca. 20 Min.

Für 1 Person

50 g Haferkörner oder kernige Haferflocken
80 g Sahnedickmilch
150 g frische oder TK-Heidelbeeren
1 EL Frutilose
Zimt

1. Die Haferkörner mit einem Flocker zu Flocken quetschen. (Wem kein Flocker zur Verfügung steht, der kann kernige Haferflocken nehmen.)
2. Die Haferflocken in eine kleine Schüssel geben und mit der Dickmilch verrühren.
3. Tiefgekühlte Heidelbeeren auftauen lassen. Die Früchte mit der Frutilose und etwas Zimt mischen und auf das Müsli geben. (auf dem Foto: Mitte links)

ca. 400 kcal • 1665 kJ

Vanille-Quark-Pudding

Zubereitungszeit:
ca. ¼ Std.

Für 4 Personen

150 g süße Sahne
1 Päckchen Vanille-puddingpulver ohne Farbstoffzusatz
1 Msp. Safran
6 EL Frutilose
1 Vanilleschote
250 g Quark 20% Fett i.Tr.

1. Die Sahne mit 350 ml Wasser verdünnen. Das Puddingpulver und den Safran in einer Tasse mischen, die Frutilose dazugeben und alles mit 10 Eßlöffeln der Sahnemischung glattrühren.
2. Das restliche Sahne-Wasser-Gemisch erhitzen. Das Vanillemark dazugeben. Das angerührte Puddingpulver mit dem Schneebesen hineinschlagen. Alles unter Rühren aufkochen lassen.
3. Dann den Quark mit dem Pudding mischen und das Gericht warm servieren.
(auf dem Foto: oben)

ca. 280 kcal • 1180 kJ

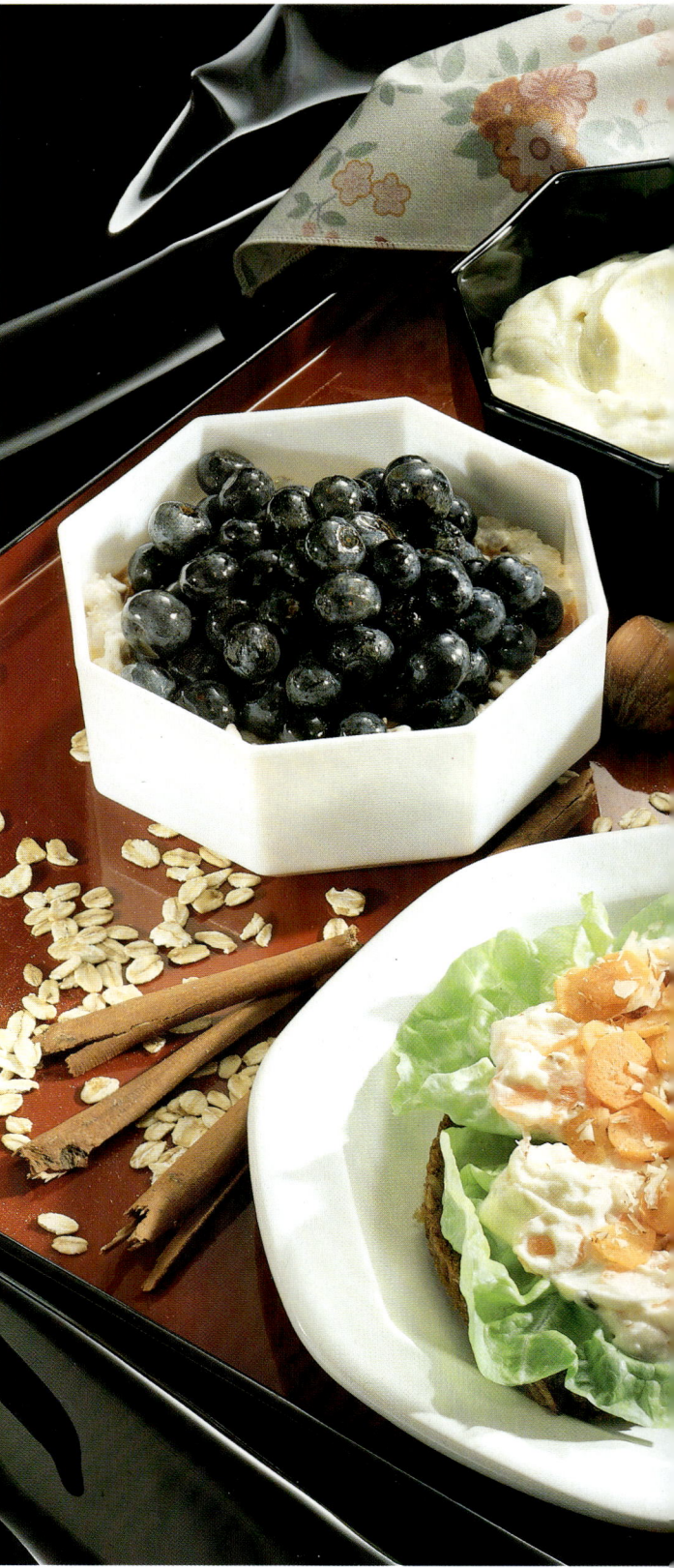

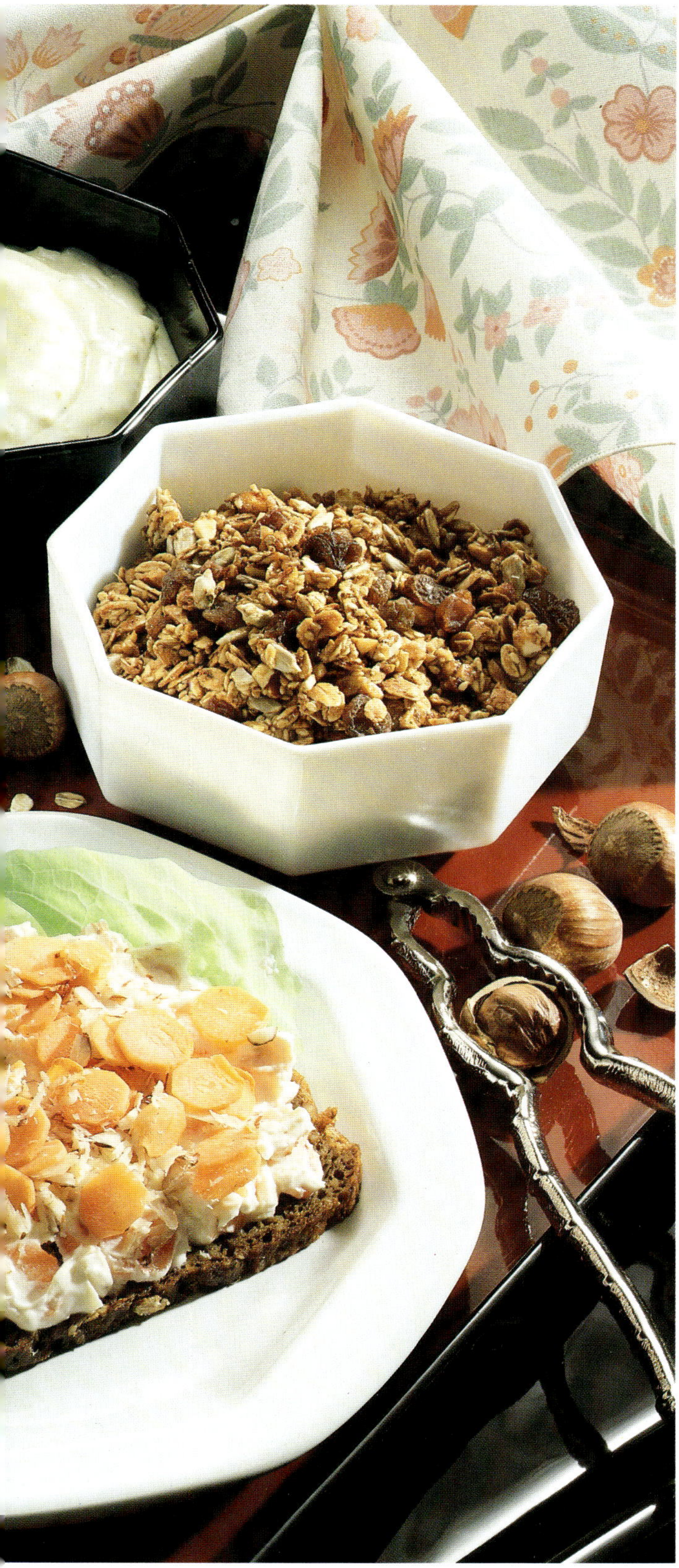

Knuspermüsli-mischung

Zubereitungszeit:
ca. ½ Std.
Backzeit: 1–1½ Std.

ca. 26 Portionen à 50 g

| 250 g Haferkörner oder kernige Haferflocken |
| 300 g Mandeln |
| 125 g ungeschälte Sesamkörner |
| 125 g Sonnenblumen-kerne |
| 250 g Honig |
| 1 EL kaltgepreßtes Sonnenblumenöl |
| 250 g ungeschwefelte Rosinen |

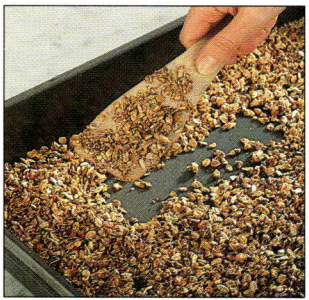

1. Die Haferkörner mit einem Flocker zu Flocken quetschen. (Wem kein Flocker zur Verfügung steht, der kann auch fertige, kernige Haferflocken verwenden.)
2. Die Mandeln grob hakken. Den Sesam in einer Pfanne ohne Fettzugabe rösten und dann abkühlen lassen.

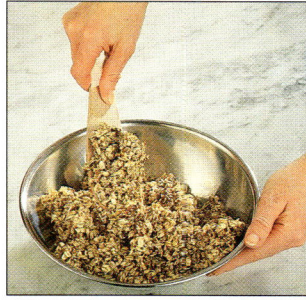

3. Alle vorbereiteten Zutaten zusammen mit den Sonnenblumenkernen und dem Honig zu einer zähen Masse verkneten.
4. Den Backofen auf 160°C vorheizen. Das Sonnenblumenöl und 100 ml Wasser unter die Masse kneten und sie dann auf der Fettpfanne des Ofens verteilen.

5. Die Müslimischung 1 bis 1½ Stunden backen und zwischendurch immer wieder umrühren. Dabei wird sie krümelig.
6. Das Müsli danach abkühlen lassen. Zuletzt die Rosinen daruntermischen und alles in eine Plätzchendose geben. Man kann das Müsli so einige Wochen lang aufbewahren.
(auf dem Foto: Mitte rechts)

1 Portion (ca. 50 g) enthält ca. 195 kcal • 815 kJ

Tip
Sie können das Knuspermüsli mit etwas Dickmilch, mildem Joghurt oder 1 Eßlöffel Sahne und 1 Eßlöffel Wasser gemischt zum Frühstück oder als Zwischenmahlzeit essen. Für ein sättigenderes Frühstück kann man eine Banane dazugeben oder einen mürben Apfel dazureiben.
Die Knusperkrümel schmecken auch trocken sehr gut und sind dann ideal, wenn man zwischendurch Lust auf etwas Süßes verspürt.
Ißt Ihre ganze Familie gern Müsli, lohnt es sich, die doppelte Menge zuzubereiten.

Buttermilchdrink

Zubereitungszeit:
ca. 10 Min.

Für 2 Personen

| 1 kleine Banane |
| 1 EL Honig |
| 300 g kalte Buttermilch |
| 2 EL gehackte Haselnüsse |
| Zimt |

1. Die Banane schälen, das Fruchtfleisch mit einer Gabel zerdrücken und mit dem Honig süßen.
2. Das Bananenmus, die Buttermilch und die Nüsse in ein hohes Gefäß geben und alles mit dem Schneidstab pürieren.
3. Den Buttermilchdrink in zwei Gläser gießen und mit etwas Zimt bestäuben.
(auf dem Foto oben)

ca. 180 kcal • 755 kJ

Sahneeis mit Heidelbeeren

Zubereitungszeit:
ca. ½ Std.
Gefrierzeit: 2–3 Std.

Für 2 Personen

| 125 g süße Sahne |
| 3 EL Akazienhonig |
| 2 Eigelb |
| 50 g ungeschwefelte Rosinen |
| 200 g frische oder TK-Heidelbeeren |

1. Die Sahne mit ⅛ l Wasser und dem Honig gut verrühren.
2. Die Eigelbe in einer Schüssel cremig rühren, die Sahnemischung dazugeben und alles kräftig verschlagen.
3. Die Schüssel in ein warmes Wasserbad hängen und die Mischung bei mäßiger Hitzezufuhr mit dem Schneebesen so lange schlagen, bis eine dickliche Masse entsteht. Dann die Rosinen hinzufügen.
4. Die Mischung abkühlen lassen oder im kalten Wasserbad so lange schlagen, bis sie kalt ist. Die Schüssel abdecken und sie für 2 bis 3 Stunden ins Gefrierfach stellen. Das Eis zwischendurch immer wieder umrühren.
5. Tiefgekühlte Heidelbeeren auftauen lassen und die Beeren zusammen mit dem Sahneeis servieren.
(auf dem Foto unten)

ca. 495 kcal • 2080 kJ

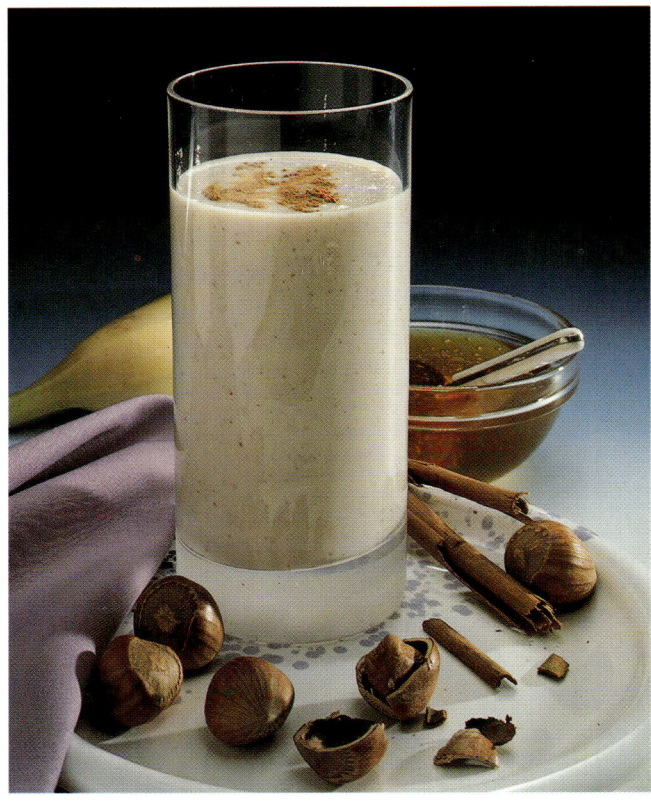

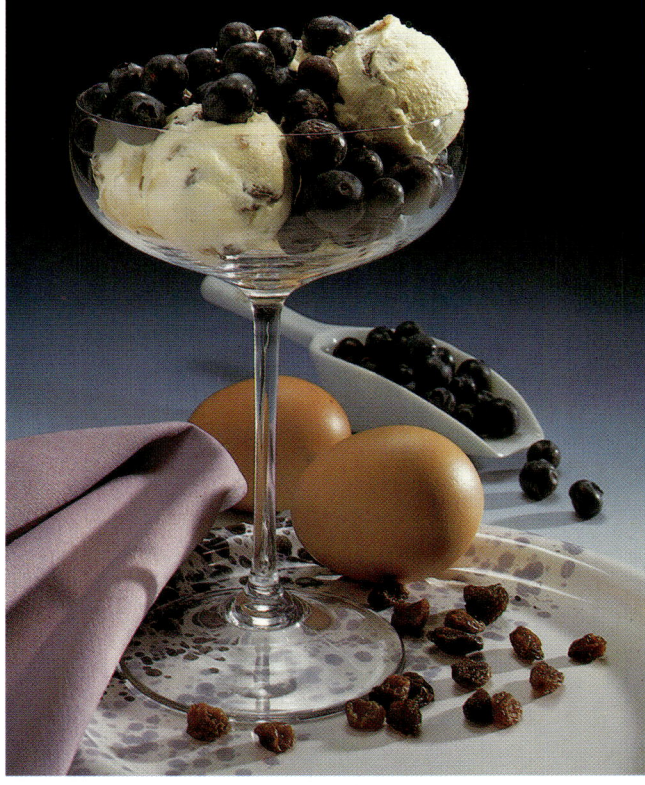

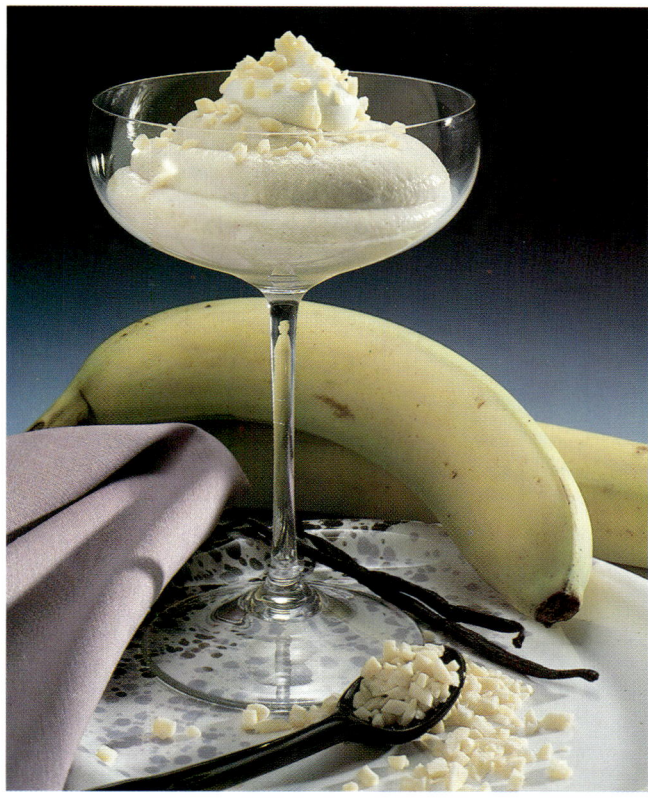

Coppa Banane

Zubereitungszeit:
ca. ¼ Std.
Gefrierzeit: 2–3 Std.

Für 2 Personen

2 reife Bananen
100 g flüssige süße Sahne
2 EL Frutilose
1 Vanilleschote
2 EL geschlagene
süße Sahne
2 TL gehackte Mandeln

1. Die Bananen schälen,
das Fruchtfleisch etwas
zerkleinern und in ein
hohes Gefäß geben.
2. Die flüssige süße
Sahne, 150 ml Wasser und
die Frutilose dazugeben.
3. Die Vanilleschote aufschlitzen, das Mark her-
auskratzen und es eben-
falls hinzufügen. Nun
alles mit dem Schneidstab
pürieren.
4. Das Bananenpüree in
eine Schüssel füllen, diese
verschließen und für 2 bis
3 Stunden ins Gefrierfach
stellen. Das Püree zwi-
schendurch immer wie-
der sorgfältig umrühren.
5. Das Eis in Dessertgläser
geben, je einen Sahnetup-
fer darauf setzen und
gehackte Mandeln dar-
überstreuen.
(auf dem Foto oben)

ca. 400 kcal • 1670 kJ

Heidelbeermix

Zubereitungszeit:
ca. 5 Min.

Für 2 Personen

2 Eiswürfel, zu
Splittern zerstoßen
300 g Buttermilch
100 g frische oder
TK-Heidelbeeren
2 EL Frutilose

1. Das zerstoßene Eis
zusammen mit der Butter-
milch und den Heidelbee-
ren in einem Mixer
mixen.
2. Den Drink mit der Frutilose süßen und in zwei
hohe Gläser gießen.
(auf dem Foto unten)

ca. 135 kcal • 565 kJ

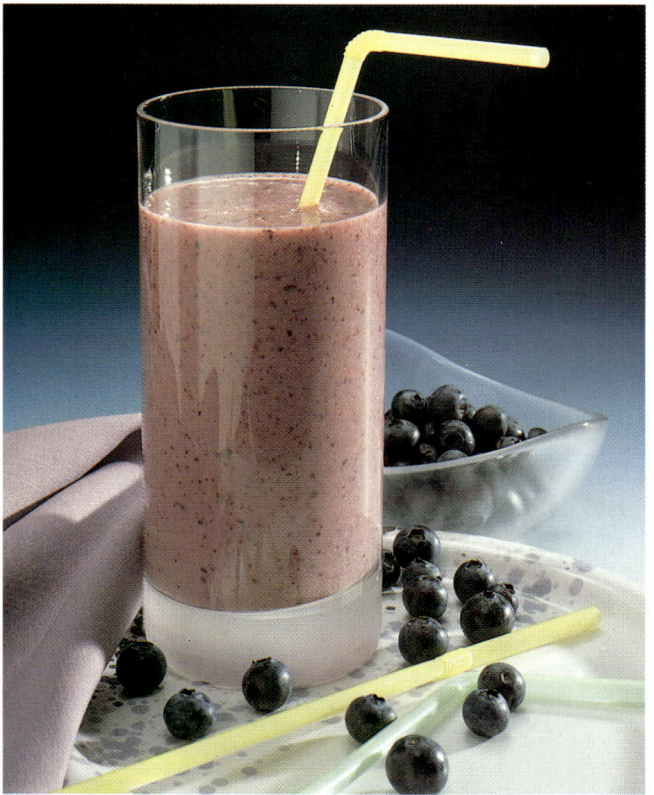

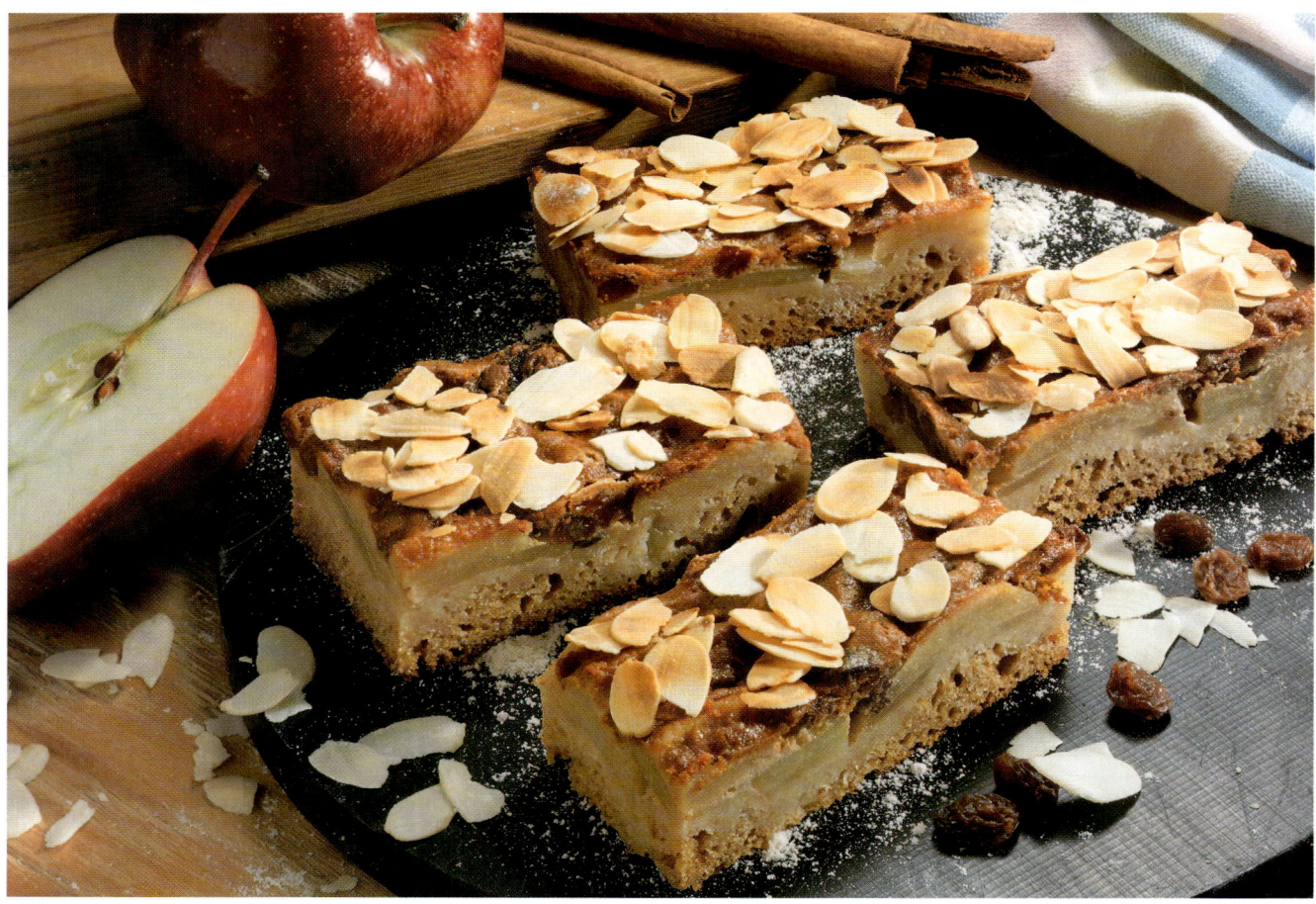

Apfelkuchen vom Blech

Zubereitungszeit:
ca. 1 Std.
Backzeit: ca. 40 Min.

Für 20 Stücke

Für den Teig:

150 g zerlassene Butter
100 g Honig
250 g Quark 20 % Fett i. Tr.
1 EL abgeriebene Schale einer unbehandelten Zitrone
1 Eigelb
Meersalz
1 Päckchen Weinstein-backpulver
350 g feines Dinkel- oder Weizenvollkornmehl
Butter für das Blech

Für den Belag:

7 mürbe Äpfel (800 g küchenfertig)
100 g ungeschwefelte Rosinen

Für den Guß:

100 g Butter
100 g Honig
1½ TL Zimt
200 g süße Sahne

Außerdem:

100 g Mandelblättchen

1. Die flüssige Butter zusammen mit dem Honig und dem Quark zu einer glatten Creme ver-rühren. Die Zitronen-schale, das Eigelb und eine kräftige Prise Meer-salz hinzufügen und alles gut mischen.

2. Das Backpulver mit dem Vollkornmehl mischen, alles nach und nach unter die Quark-masse rühren, so daß ein geschmeidiger Rührteig entsteht.
3. Den Teig auf ein gefet-tetes Backblech streichen und etwa ¼ Stunde ruhen lassen.
4. Inzwischen den Belag vorbereiten. Dafür die Äpfel schälen, die Kernge-häuse entfernen und das Fruchtfleisch in schmale Spalten schneiden.
5. Die Apfelspalten sich leicht überlappend auf dem Teig verteilen und die Rosinen darüber-streuen.
6. Den Backofen auf 160 °C vorheizen. Für den

Guß die Butter erwärmen. Den Honig, den Zimt und die Sahne hinzufügen und alles mit dem Schneebe-sen zu einer schaumigen Creme aufschlagen.
7. Den Guß über die Äpfel verteilen und die Mandel-blättchen darüberstreuen. Das Blech in den Back-ofen schieben und den Kuchen in etwa 40 Minu-ten backen.

1 Stück enthält
ca. 295 kcal • 1235 kJ

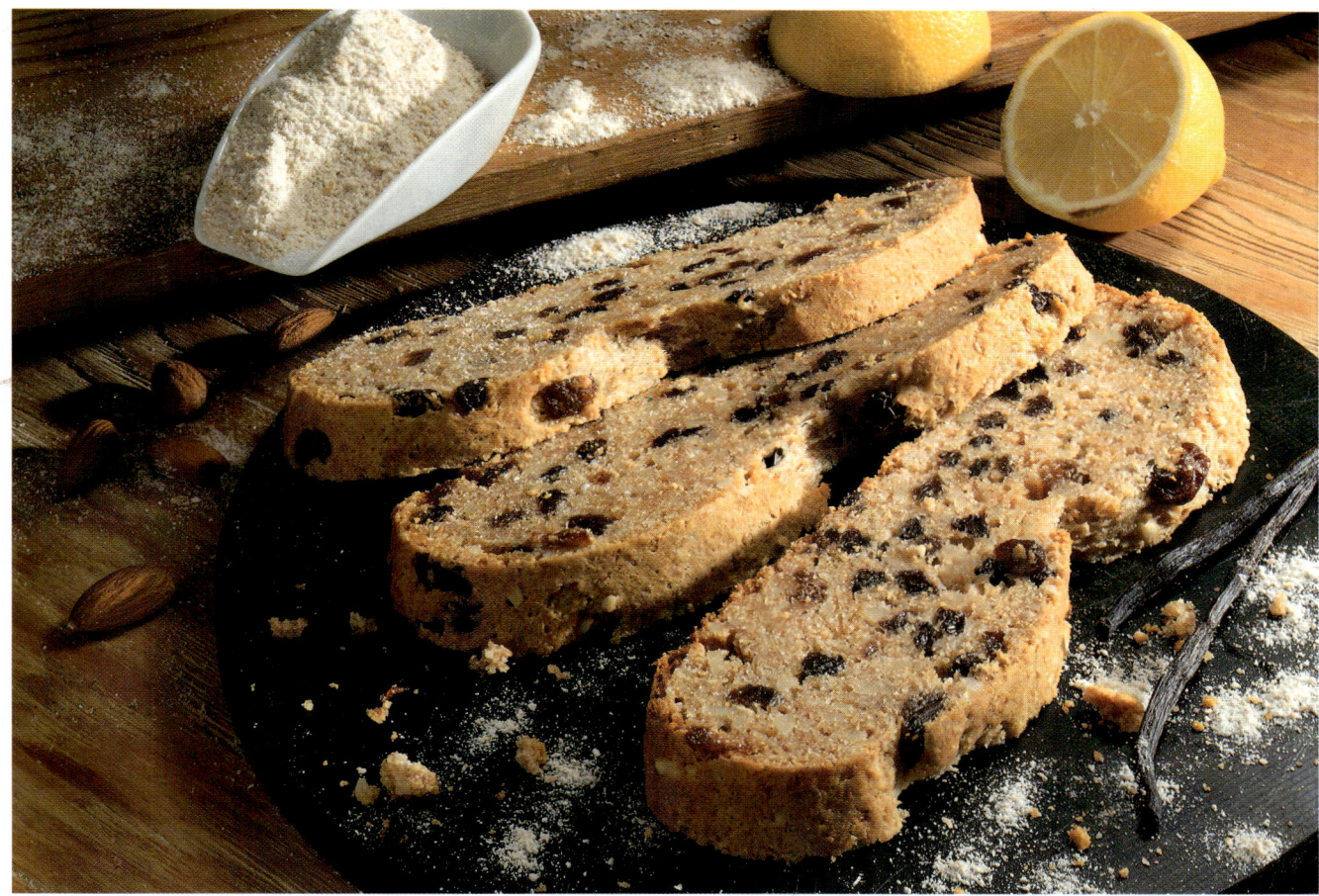

Quarkstollen

Zubereitungszeit:
ca. ½ Std.
Backzeit: 50–60 Min.

Für 15 Stücke

500 g feines Dinkel-
vollkornmehl
125 g kalte Butter
2 Päckchen Weinstein-
backpulver
1 Prise Meersalz
abgeriebene Schale von
½ unbehandelten Zitrone
1 TL gemahlener
Kardamom
½ TL gemahlene
Muskatblüte
1 Eigelb
125 g Korinthen
125 g ungeschwefelte
Rosinen
250 g Quark 20 % Fett i. Tr.
1 Vanilleschote
150 g Honig
125 g grob gehackte
Mandeln
etwas zerlassene Butter
zum Bestreichen
Butter für das Blech

1. Etwa ein Drittel des
Mehls auf eine Arbeitsfläche geben, in die Mitte
eine Vertiefung drücken
und die in Stückchen ge-
schnittene kalte Butter
hineingeben.
2. Das Backpulver, eine
Prise Meersalz, die Zitronenschale, den Karda-
mom, die Muskatblüte
und das Eigelb hinzufü-
gen und alles zu einem
geschmeidigen Teig ver-
kneten.

3. Den Backofen auf
160 °C vorheizen. Nun die
Korinthen und die Rosi-
nen waschen, trockentup-
fen und mit dem Quark
mischen.
4. Die Vanilleschote aufschlitzen, das Mark her-
auskratzen und unter den
Quark rühren. Die Quark-
mischung zusammen mit
dem Honig und den Man-
deln zum Teig geben und
alles gut miteinander verkneten. Dabei nach und
nach das restliche Mehl
dazugeben, so daß ein
fester Teig entsteht.
5. Den Teig zu einem Stollen formen, ihn auf ein
gefettetes Backblech legen
und mit etwas Butter
bestreichen. Das Blech in
den Ofen schieben und

den Stollen in 50 bis
60 Minuten backen. Ein
mit Wasser gefülltes feuer-
festes Gefäß gleich zu
Beginn der Backzeit mit
in den Ofen stellen.

1 Stück enthält
ca. 300 kcal • 1250 kJ

Quarktorte mit Streuseln

Zubereitungszeit:
ca. 1½ Std.
Backzeit: ca. ¾ Std.
(im Umluftherd nur
20–25 Min.)

Für 15 Stücke

Für den Teig:

25 g frische Hefe
250 g feines Dinkel- oder
Weizenvollkornmehl
30 g zerlassene Butter
2 EL Honig
1 Msp. Meersalz
Butter für die Form

Für die Streusel:

200 g feines Dinkel- oder
Weizenvollkornmehl
100 g kalte Butter
100 g Honig

Für die Füllung:

8 Blatt weiße Gelatine
450 g Quark 20% Fett i.Tr.
100 g Frutilose
1 TL gemahlene Vanille
1 EL abgeriebene Schale
einer unbehandelten
Zitrone
250 g süße Sahne

1. Die Hefe in 130 ml warmem Wasser auflösen und zusammen mit der Hälfte des Vollkornmehls zu einem glatten Vorteig verrühren. Ihn etwa 20 Minuten an einem warmen Ort gehen lassen.
2. Anschließend das restliche Vollkornmehl, die zerlassene, lauwarme Butter, den Honig und das Meersalz hinzufügen und alles zu einem geschmeidigen Teig verkneten.

3. Eine Springform ausfetten, den Teig gleichmäßig auf dem Boden verteilen und ihn abgedeckt nochmals so lange an einem warmen Ort gehen lassen, bis sich sein Volumen etwa verdoppelt hat.
4. Inzwischen den Backofen auf 160°C vorheizen. Für die Streusel das Vollkornmehl zusammen mit der Butter und dem Honig zu Streuseln verarbeiten. Ein Blech mit Backpapier auslegen und die Streusel darauf verteilen.
5. Das Blech in den Ofen schieben und die Streusel in etwa 20 Minuten bakken. Sie anschließend abkühlen lassen. Dann die Springform hineinstellen und den Hefeteig in etwa 25 Minuten backen. (Im Umluftherd kann man beides gleichzeitig bakken.) Den Teig ebenfalls auskühlen lassen.
6. Für die Füllung die Gelatine etwa 10 Minuten in kaltem Wasser quellen lassen.
7. Inzwischen den Quark mit einem Schneebesen glattrühren und mit der Frutilose süßen. Die Vanille und die Zitronenschale hineinrühren.
8. Nun die Gelatine in einem Topf im heißen Wasserbad auflösen. Die Sahne steifschlagen und vorsichtig unter den Quark heben. Nach und nach die flüssige Gelatine darunterrühren.
9. Nun die Sahnecreme für kurze Zeit kalt stellen und zwar so lange, bis sie gerade eben zu stocken

beginnt. Sie dann auf den ausgekühlten Hefeteigboden streichen.
10. Zum Schluß die Vollkornstreusel auf der Creme verteilen und den Kuchen für mindestens 20 Minuten kalt stellen. (auf dem Foto: oben)

---

1 Stück enthält
ca. 300 kcal • 1250 kJ

Tip
Der Kuchen schmeckt nur leicht süß. Nach Belieben kann man, wenn man ihn süßer mag, den Teigboden halbieren und dünn mit Rapshonig bestreichen.

Hofheimer Honigriegel

Zubereitungszeit:
ca. 1 Std.
Backzeit: ca. 20 Min.

Für ca. 80 Stück

250 g Butter
500 g flüssiger Honig
6 EL süße Sahne
5 EL Rum
250 g gemahlene Mandeln
2 EL abgeriebene Schale
einer unbehandelten
Zitrone
4 TL Zimt
500 g feines Dinkel-
vollkornmehl
250 g Hirsemehl
2 EL Butter für das Blech

1. Die Butter mit geringer Hitzezufuhr zerlassen und anschließend mit dem Schneebesen schaumig schlagen.
2. Nach und nach den Honig, die Sahne, den Rum, die Mandeln, die abgeriebene Zitronenschale und den Zimt hinzufügen und alles sorgfältig miteinander verrühren.
3. Das Vollkornmehl mit dem Hirsemehl mischen und zusammen mit der Buttermischung zu einem glatten, geschmeidigen Teig verkneten.
4. Den Teig etwa 10 Minuten quellen lassen. Den Backofen auf 150°C vorheizen.
5. In der Zwischenzeit ein Backblech mit der Butter ausfetten und den Teig etwa 1 cm dick darauf streichen.
6. Das Blech in den Ofen schieben und den Teig in etwa 20 Minuten backen.
7. Die Teigplatte noch heiß in Riegel (1½ cm breit und 3 bis 4 cm lang) schneiden, sie auskühlen lassen und in eine Plätzchendose legen. Erst nach 3 bis 4 Tagen entfalten die Honigriegel ihr volles Aroma.
(auf dem Foto: unten)

---

1 Riegel enthält
ca. 95 kcal • 395 kJ

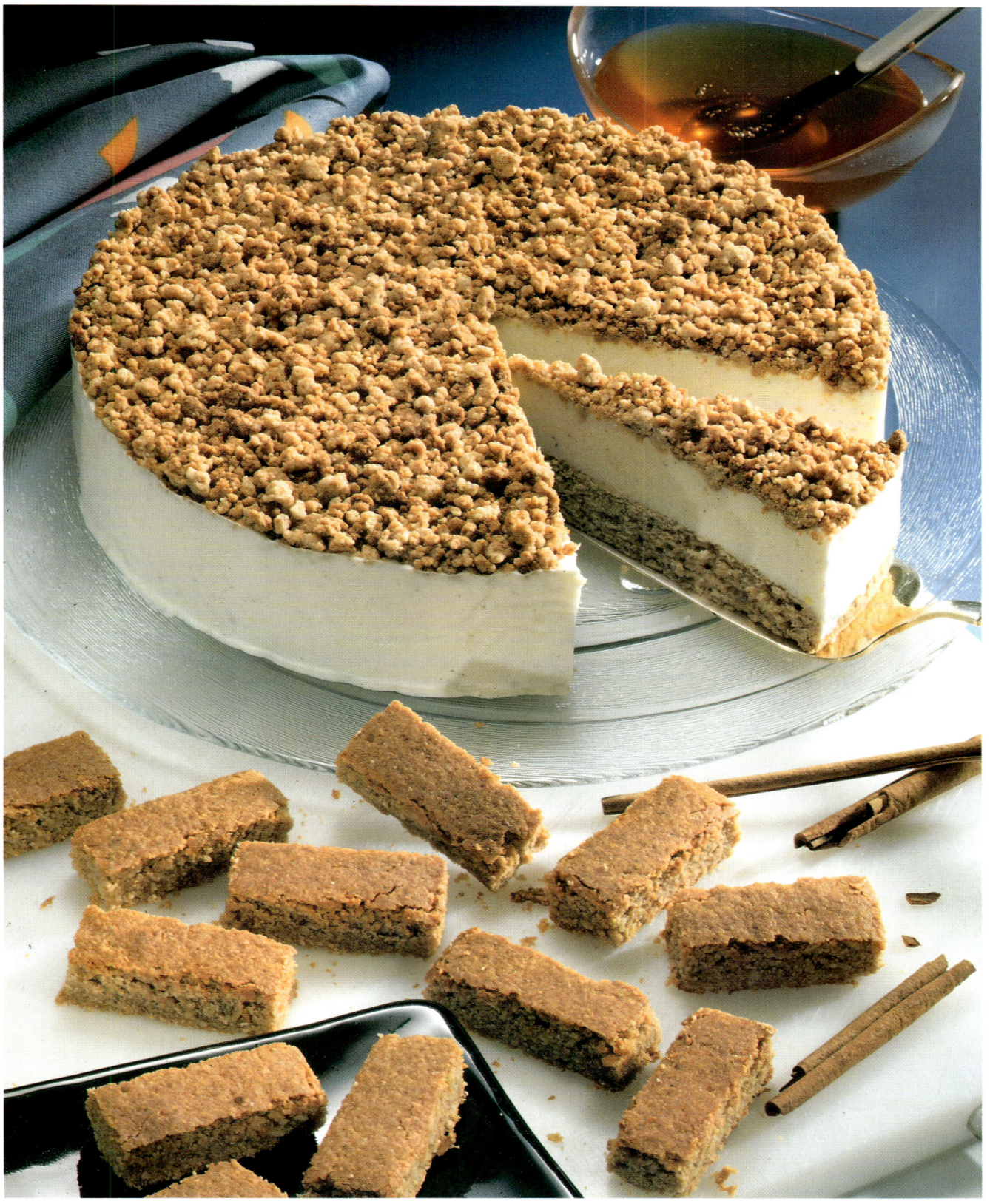

Vollkorn-spekulatius

Zubereitungszeit:
ca. ¾ Std.
Backzeit: ca. 10 Min.

Für ca. 30 Stück

200 g feines Dinkelvoll-kornmehl, möglichst frisch hergestellt
1 Msp. Meersalz
1 TL Kardamom
1 TL Zimt
1 TL Nelkenpulver
1 Eigelb
125 g kalte Butter
100 g gemahlene Mandeln
75 g Honig
1 EL Butter für das Blech

1. Das Dinkelmehl mit dem Meersalz und den Gewürzen mischen und auf eine Arbeitsfläche geben.
2. In die Mitte eine Vertiefung drücken und das Eigelb, die in Stückchen geschnittene Butter, die Mandeln und den Honig hineingeben. Alles rasch zu einem geschmeidigen Teig verkneten.
3. Den Teig auf einer bemehlten Fläche etwa ½ cm dick ausrollen und daraus mit Ausstechförmchen Plätzchen ausstechen. Den Backofen auf 175°C vorheizen.
4. Die Plätzchen auf ein gefettetes Backblech legen und im Ofen in etwa 10 Minuten backen.
(auf dem Foto: unten)

1 Plätzchen enthält
ca. 85 kcal • 355 kJ

Tip
Der Teig läßt sich besser ausrollen, wenn man zwischen den Teig und das Nudelholz Klarsichtfolie legt.

Haferflockentaler

Zubereitungszeit:
ca. 35 Min.
Backzeit: ca. 10 Min.

Für ca. 30 Stück

150 g Haferkörner oder kernige Haferflocken
100 g feines Dinkel-vollkornmehl
1 TL Weinsteinbackpulver
125 g kalte Butter
125 g Honig
1 EL abgeriebene Schale einer unbehandelten Zitrone
50 g gemahlene Mandeln
50 g Sesamkörner
1 EL Butter für das Blech

1. Die Haferkörner mit einem Flocker zu Flocken quetschen. (Wem kein Flocker zur Verfügung steht, der kann kernige Haferflocken nehmen.)
2. Die Haferflocken, das Dinkelmehl und das Backpulver mischen und auf eine Arbeitsfläche geben.
3. In die Mitte eine Vertiefung drücken und die in Stücke geschnittene Butter, den Honig, die Zitronenschale, die Mandeln und den Sesam hineingeben. Alles rasch zu einem geschmeidigen Teig verkneten.
4. Den Backofen auf 160°C vorheizen. Den Teig zu einer Rolle (ca. 4 cm ⌀) formen und sie in etwa 1 cm dicke Scheiben schneiden.
5. Die Haferflockentaler mit gutem Abstand auf ein gefettetes Backblech legen, da sie beim Backen etwas auseinanderlaufen. Die Taler in etwa 10 Minuten backen.
(auf dem Foto: oben)

1 Taler enthält
ca. 95 kcal • 400 kJ

Mandelgebäck

Zubereitungszeit:
ca. ¾ Std.
Kühlzeit: ca. 1 Std.
Backzeit: ca. 10 Min.

Für ca. 30 Stück

200 g feines Dinkel-vollkornmehl
1 TL Weinsteinbackpulver
1 Vanilleschote
1 EL süße Sahne
80 g Butter
100 g gemahlene Mandeln
75 g Honig
1 EL Butter für das Blech
3 EL süße Sahne zum Bestreichen
ca. 30 Mandelhälften

1. Das Dinkelmehl mit dem Backpulver mischen und auf eine Arbeitsfläche geben. In die Mitte eine Vertiefung drücken.
2. Die Vanilleschote aufschlitzen und das Mark herauskratzen. Es zusammen mit 3 Eßlöffeln Wasser, der Sahne, der Butter, den gemahlenen Mandeln und dem Honig in die Mehlmulde geben und alles zu einem geschmeidigen Teig verkneten.
3. Den Teig zu einer Rolle formen (ca. 4 cm ⌀), sie in Folie wickeln und für etwa 1 Stunde kalt stellen.
4. Den Backofen auf 175°C vorheizen. Die Rolle anschließend in etwa 1 cm dicke Scheiben schneiden und sie auf ein gefettetes Backblech legen.
5. Die Plätzchen mit etwas süßer Sahne bestreichen und auf jedes eine halbe Mandel legen. Das Gebäck in 10 bis 12 Minuten backen.
(auf dem Foto: Mitte)

1 Plätzchen enthält
ca. 79 kcal • 330 kJ

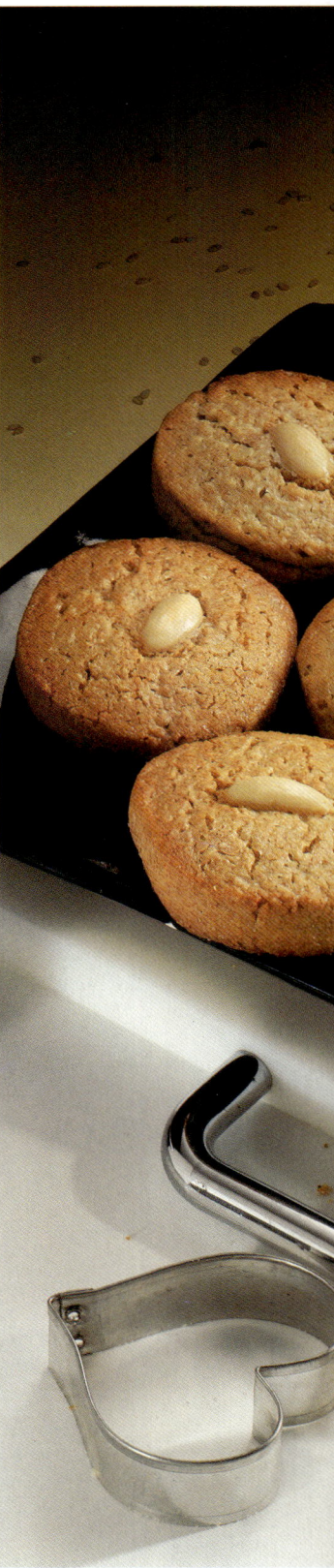

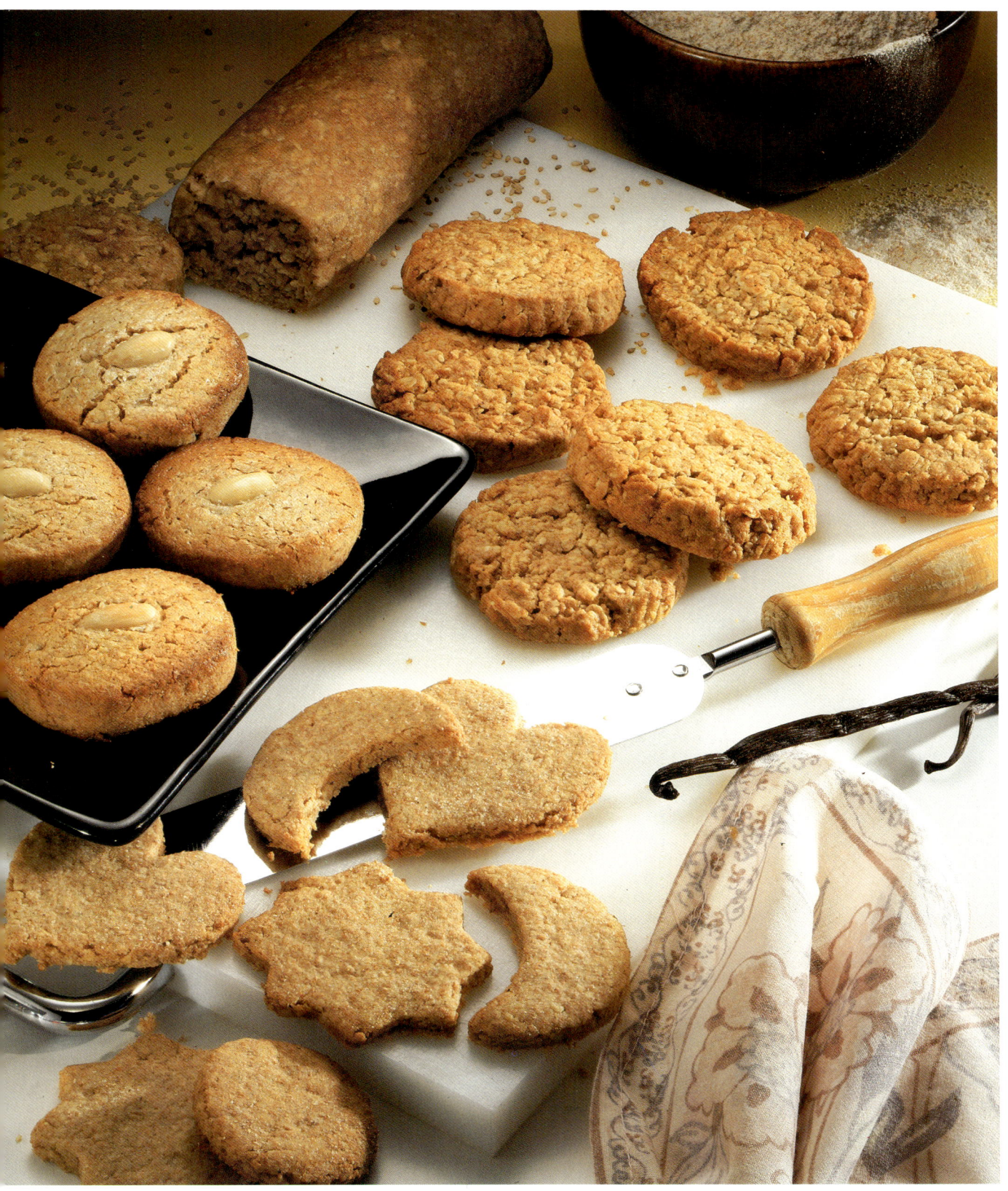

Vierkornkekse

Zubereitungszeit:
ca. ¾ Std.
Backzeit: 8–10 Min.

Für ca. 40 Stück

Für den Teig:
je 100 g feines Dinkel-,
Weizen- und Hafer-
vollkornmehl
75 g feines Hirsemehl
200 g kalte Butter
1 Prise Meersalz
abgeriebene Schale von
½ unbehandelten Zitrone
1 Eigelb
150 g Honig

Außerdem:
Fett für das Blech
ca. 20 Mandeln

1. Die Mehlsorten
mischen und auf eine
Arbeitsfläche geben. In
die Mitte des Mehls eine
Vertiefung drücken und
die in Stücke geschnit-
tene, kalte Butter hineingeben.
2. Das Salz, die Zitronenschale, das Eigelb und den
Honig hinzufügen und
alles zu einem weichen,
geschmeidigen Mürbeteig
verkneten.
3. Den Backofen auf
160 °C vorheizen. Die
Mandeln halbieren. Den
Teig zwischen zwei Lagen
Klarsichtfolie etwa ½ cm
dick ausrollen und die
Teigplatte anschließend
mit einem scharfen Mes-
ser in etwa 40 kleine Qua-
trate schneiden.
4. Die Kekse auf ein gefettetes Blech legen und
jeden mit einer halben
Mandel belegen. Die
Kekse in 8 bis 10 Minuten
backen.
(auf dem Foto: unten)

1 Keks enthält
ca. 84 kcal • 350 kJ

Sesamstangen

Zubereitungszeit:
ca. ¾ Std.
Kühlzeit: ca. 1 Std.
Backzeit: ca. 18 Min.

Für ca. 30 Stück

Für den Teig:
240 g feines Dinkel-
vollkornmehl
1 Päckchen Weinstein-
backpulver
1 TL Kräutersalz
3 EL kaltgepreßtes
Sonnenblumenöl
200 g Buttermilch

Außerdem:
4 EL Sesamsamen
Fett für das Blech

1. Das Dinkelmehl mit
dem Backpulver und dem
Kräutersalz in einer Schüssel mischen.
2. Das Sonnenblumenöl
und die Buttermilch hin-
zufügen und alles zu
einem glatten, geschmei-
digen Teig verkneten.
3. Den Teig in 30 gleich
große Stücke teilen und
sie auf einer bemehlten
Arbeitsfläche nacheinan-
der zu etwa 10 cm langen
Stangen rollen. Diese in
Sesam wenden und die
Körner leicht andrücken.
4. Die Stangen abgedeckt
im Kühlschrank etwa
1 Stunde ruhen lassen.
Den Backofen auf 180 °C
vorheizen. Die Stangen
auf ein gefettetes Back-
blech legen und in etwa
18 Minuten backen.
(auf dem Foto: Mitte)

1 Stange enthält
ca. 45 kcal • 190 kJ

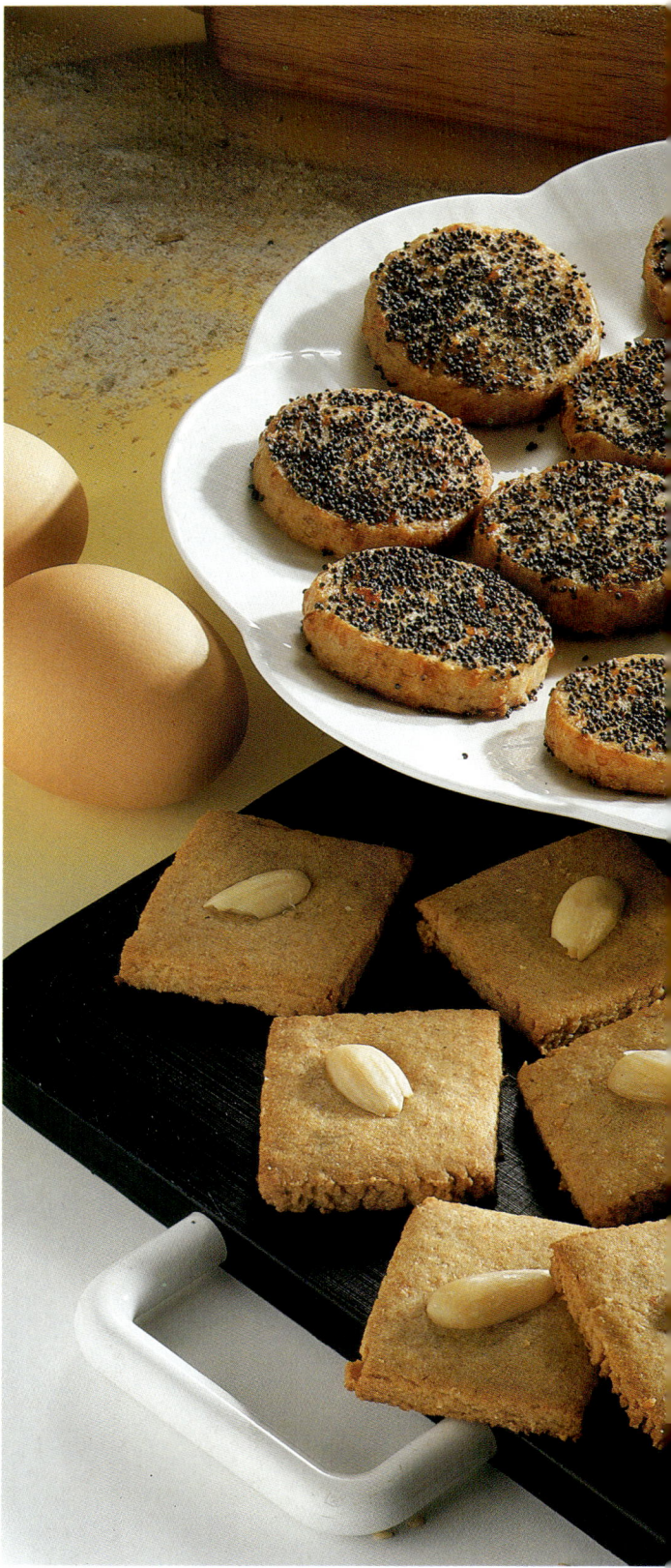

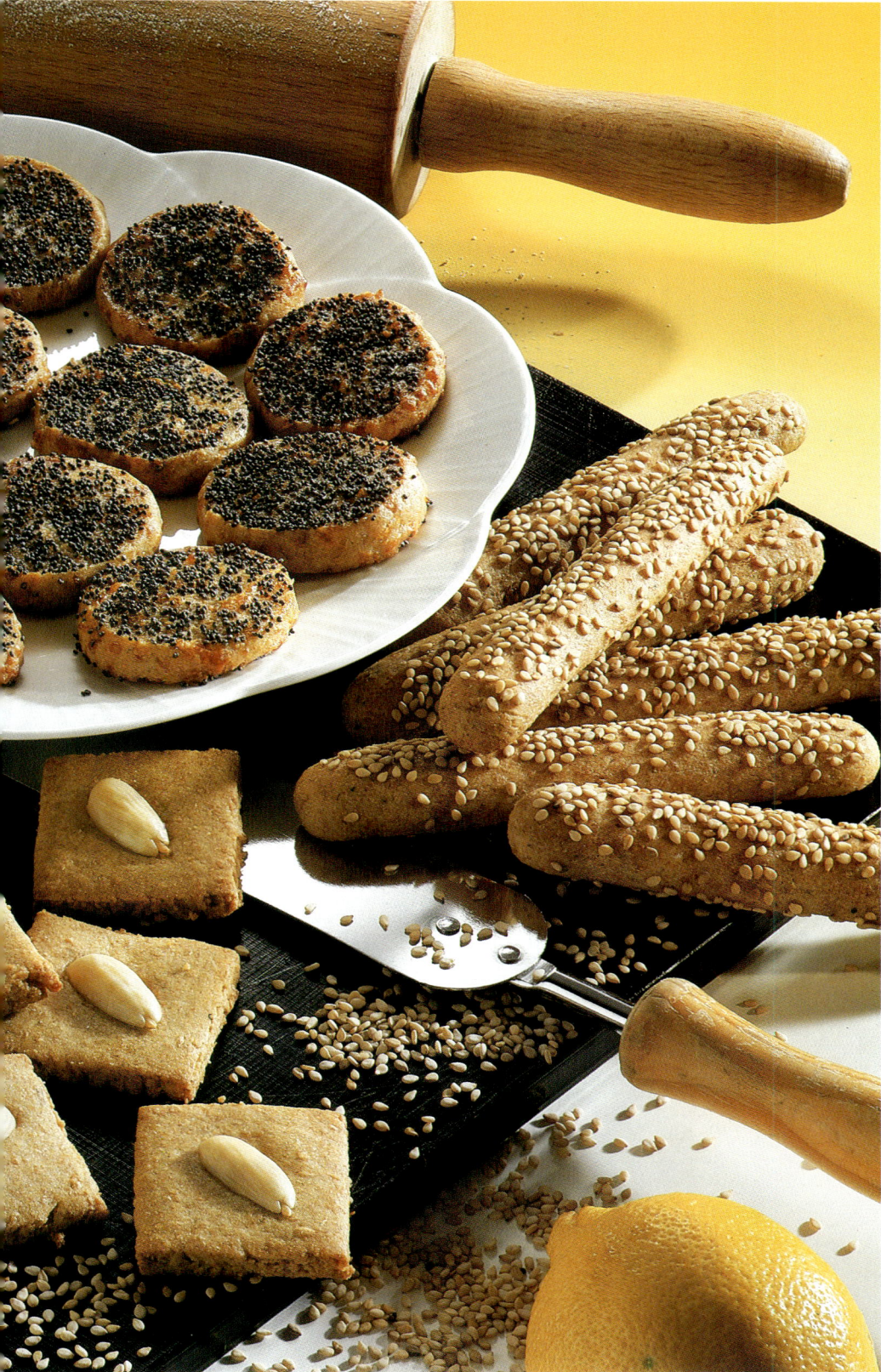

Pikantes Käsegebäck

Zubereitungszeit:
ca. ¾ Std.
Kühlzeit: ca. 1 Std.
Backzeit: ca. 18 Min.

Für ca. 35 Stück

Für den Teig:
120 g feines Dinkel-
vollkornmehl
70 g geriebener Käse
mit mindestens 60 % Fett
i.Tr. (Butterkäse oder
Rahmgouda)
50 g Butter
50 g süße Sahne

Außerdem:
1 Eigelb
Kümmel, Sesam oder
Mohn

1. Das Dinkelmehl zusammen mit dem Käse, der
Butter und der Sahne zu
einem geschmeidigen Teig
verkneten.
2. Den Teig auf einer bemehlten Arbeitsfläche zu
einer Rolle (ca. 3 cm ⌀)
formen und sie gut abge-
deckt im Kühlschrank
etwa 1 Stunde lang ruhen
lassen.
3. Die Rolle danach in
etwa 35 gleich dicke
Scheiben schneiden und
diese auf ein gefettetes
Backblech legen. Den
Backofen auf 180 °C vor-
heizen.
4. Das Eigelb mit 1 Eßlöffel Wasser verquirlen und
die Taler damit bestrei-
chen. Sie nach Belieben
mit Kümmel, Sesam oder
Mohn bestreuen und in
etwa 18 Minuten backen.
(auf dem Foto: oben)

1 Plätzchen enthält
ca. 40 kcal • 165 kJ

Ananasjoghurt

Zubereitungszeit:
ca. 20 Min.

Für 1 Person

¼ frische Ananas
150 g Joghurt 3,5 % Fett
1 EL Frutilose
3 Blättchen Zitronen-
melisse

1. Die Ananas schälen,
mit einem spitzen Messer
braune Schalenteile ent-
fernen und das Frucht-
fleisch in kleine Stücke
schneiden. Den Saft dabei
auffangen.
2. Den Joghurt mit einem
Schneebesen cremig rüh-
ren, mit der Frutilose
süßen und die Ananas-
stückchen und den Saft
hinzufügen. Die Joghurt-
creme mit den Melisse-
blättchen garnieren und
sofort essen.
(auf dem Foto: Mitte links)

ca. 205 kcal • 860 kJ

Erdbeerquark

Zubereitungszeit:
ca. ¼ Std.

Für 2 Personen

250 g geputzte Erdbeeren
3 EL Frutilose
250 g Quark 20 % Fett i.Tr.
2 TL Sesamsamen

1. Einige schöne Erdbeeren für die Garnitur bei-
seite legen. Die restlichen
Erdbeeren mit einer
Gabel zu feinem Mus zer-
drücken.
2. Das Fruchtmus mit der
Frutilose süßen und mit
dem Quark mischen.

3. Den Erdbeerquark in
zwei Dessertschälchen
füllen, mit dem Sesam
bestreuen und mit den
zurückbehaltenen Erdbee-
ren garnieren.
(auf dem Foto: Mitte rechts)

ca. 250 kcal • 1045 kJ

Grapefruit
mit Frischkäse

Zubereitungszeit:
ca. 10 Min.

Für 2 Personen

1 rosa Grapefruit
1 EL Frutilose
150 g körniger Frischkäse
4 Minzeblättchen

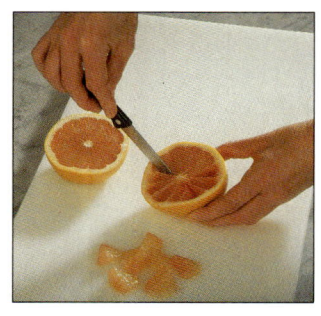

1. Die Grapefruit halbieren. Mit einem scharfen
Messer an den Zwischen-
häuten einschneiden und
das Fruchtfleisch heraus-
lösen. Größere Stücke
kleinschneiden.

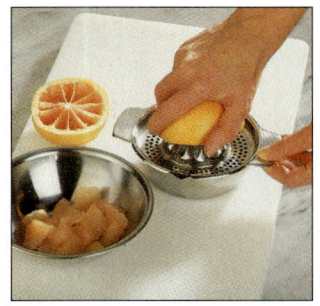

2. Den Saft auffangen, in
der Schale verbliebenes
Fruchtfleisch auspressen
und den Saft mit der Frutilose mischen.
3. Den Frischkäse mit
dem gesüßten Saft verrüh-
ren und die Grapefruit-
stücke darunterziehen.

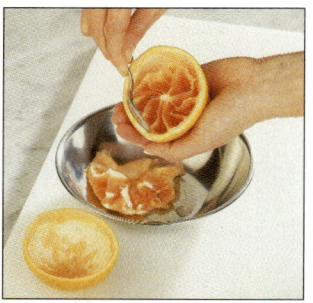

4. Fruchtreste aus den
Grapefruithälften entfer-
nen, sie mit der Frisch-
käsemischung füllen und
mit den Minzeblättchen
dekorieren.
(auf dem Foto: unten)

ca. 150 kcal • 640 kJ

Gefüllte Grapefruit

Zubereitungszeit:
ca. 10 Min.

Für 2 Personen

1 rosa Grapefruit
150 g körniger Frischkäse
40 g roher Rinder-
schinken
2 kleine Dillzweige

1. Die Grapefruit halbieren. Mit einem scharfen
Messer an den Zwischen-
häuten einschneiden und
das Fruchtfleisch heraus-
lösen. Größere Stücke
kleinschneiden. Frucht-
reste aus den Grapefruit-
hälften entfernen.

2. Die Grapefruitstück-
chen mit dem Frischkäse
mischen und die Grape-
fruithälften damit füllen.
3. Den Schinken in
schmale Streifen schnei-
den, auf die Grapefruit-
hälften legen und sie mit
Dill garnieren.
(auf dem Foto: oben
rechts)

ca. 160 kcal • 680 kJ

Erdbeerkefir

Zubereitungszeit:
ca. 10 Min.

Für 1 Person

100 g geputzte Erdbeeren
1 EL Frutilose
250 g kalter Kefir

1. Die Erdbeeren mit dem
Schneidstab pürieren und
das Püree mit der Fruti-
lose süßen.
2. Den Kefir nach und
nach hinzufügen und dar-
untermixen.
(auf dem Foto: oben links)

ca. 225 kcal • 940 kJ

Variationen
Dieser fruchtige Kefir
kann je nach Jahreszeit
mit anderen Früchten,
zum Beispiel mit Oran-
gen, Heidelbeeren, Mango,
Johannisbeeren, Brom-
beeren, zubereitet werden.

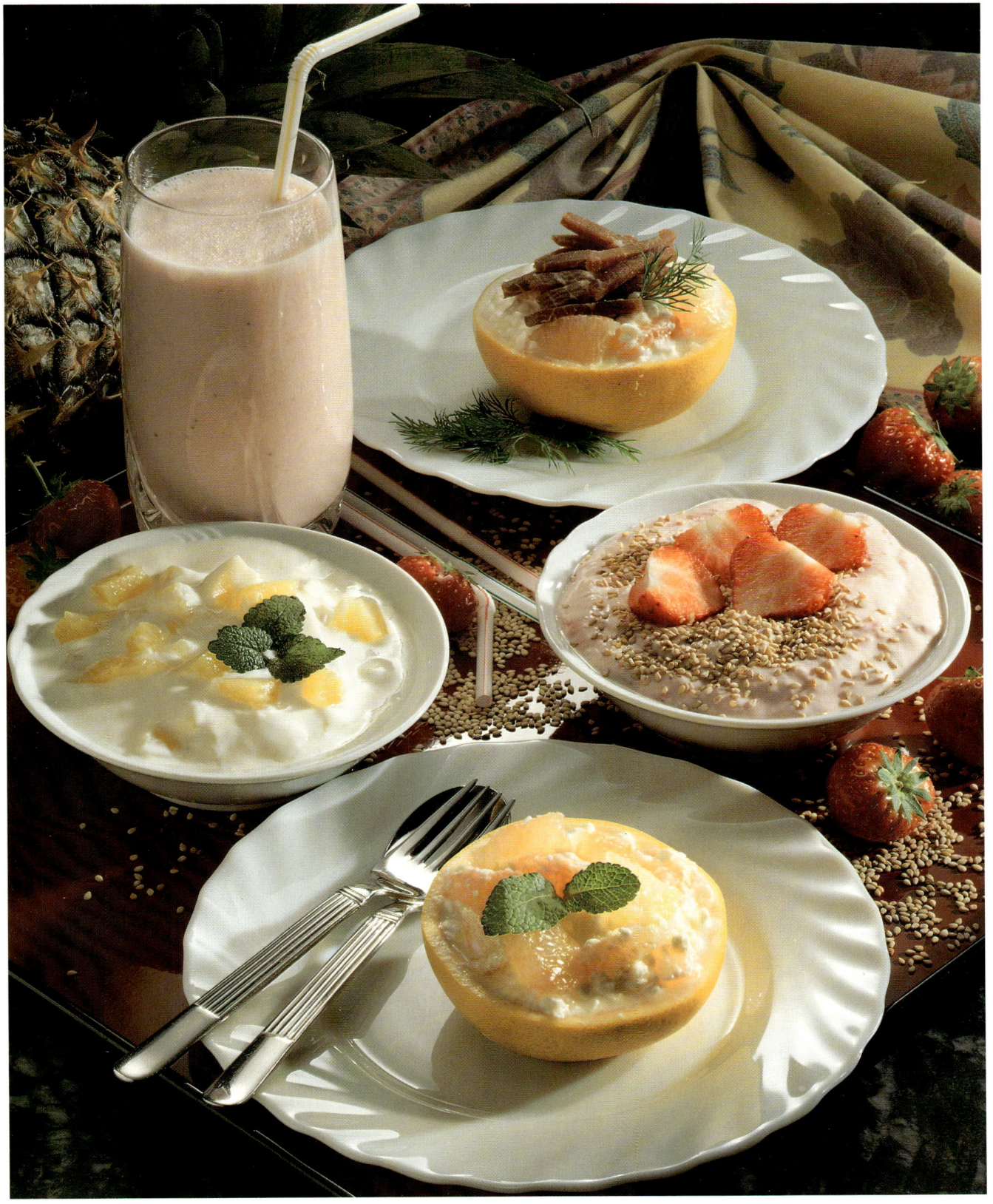

Vitamin-C-Bombe

Zubereitungszeit:
ca. 20 Min.

Für 2 Personen

2 Blutorangen
2 Kiwis
125 g Quark 20 % Fett i.Tr.
2 EL Frutilose
2 EL gehackte Mandeln

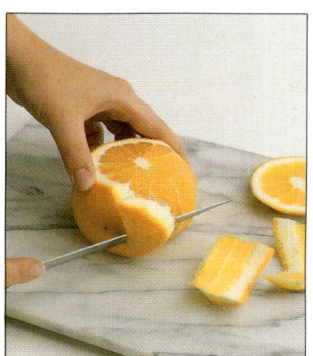

1. Die Schale der Orangen
abschneiden und auch die
weißen Häute entfernen.

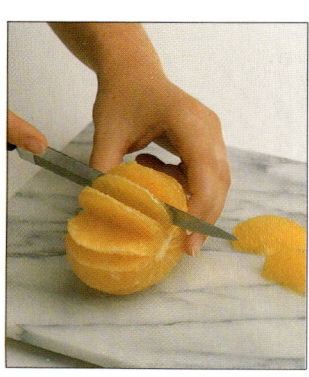

2. Nun an den Zwischenhäuten einschneiden, die
Filets herauslösen und
kleinschneiden.
3. Die verbleibenden
Fruchtreste mit der Hand
auspressen und den Saft
auffangen.
4. Die Kiwis schälen, in
Scheiben schneiden und
mit den Orangenfilets
mischen.

5. Den aufgefangenen
Orangensaft mit dem
Quark verrühren und die
Creme mit Frutilose
süßen.
6. Die Quarkcreme als
dicken Klecks auf das
Obst geben und mit den
Mandeln bestreuen.
(auf dem Foto: Mitte)

ca. 250 kcal • 1050 kJ

Tip
Geben Sie die Quark-
creme erst kurz vor dem
Servieren auf die Früchte,
denn der Quark wird
schnell bitter, wenn er mit
frischen Kiwis gemischt
wird.

Ananasdessert

Zubereitungszeit:
ca. 10 Min.

Für 1 Person

2 EL Kokosraspel
2 Scheiben frische
Ananas, ohne Schale
2 EL geschlagene süße
Sahne

1. Die Kokosraspel in
einer beschichteten
Pfanne ohne Fettzugabe
leicht rösten.
2. Die Ananasscheiben in
den Kokosraspeln wen-
den und auf einen Teller
legen. Die Schlagsahne
dazugeben.
(auf dem Foto: unten)

ca. 215 kcal • 910 kJ

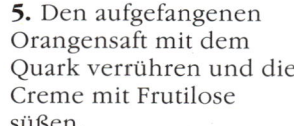

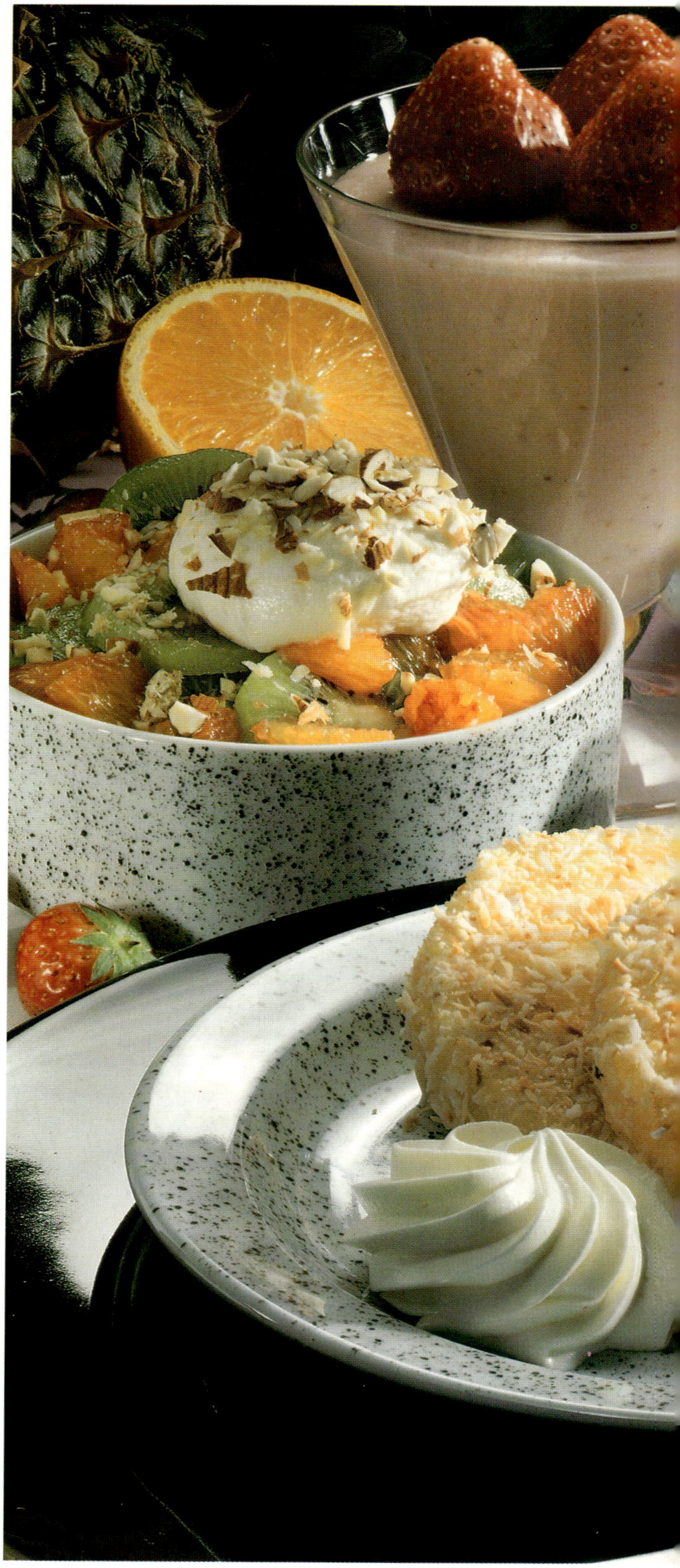

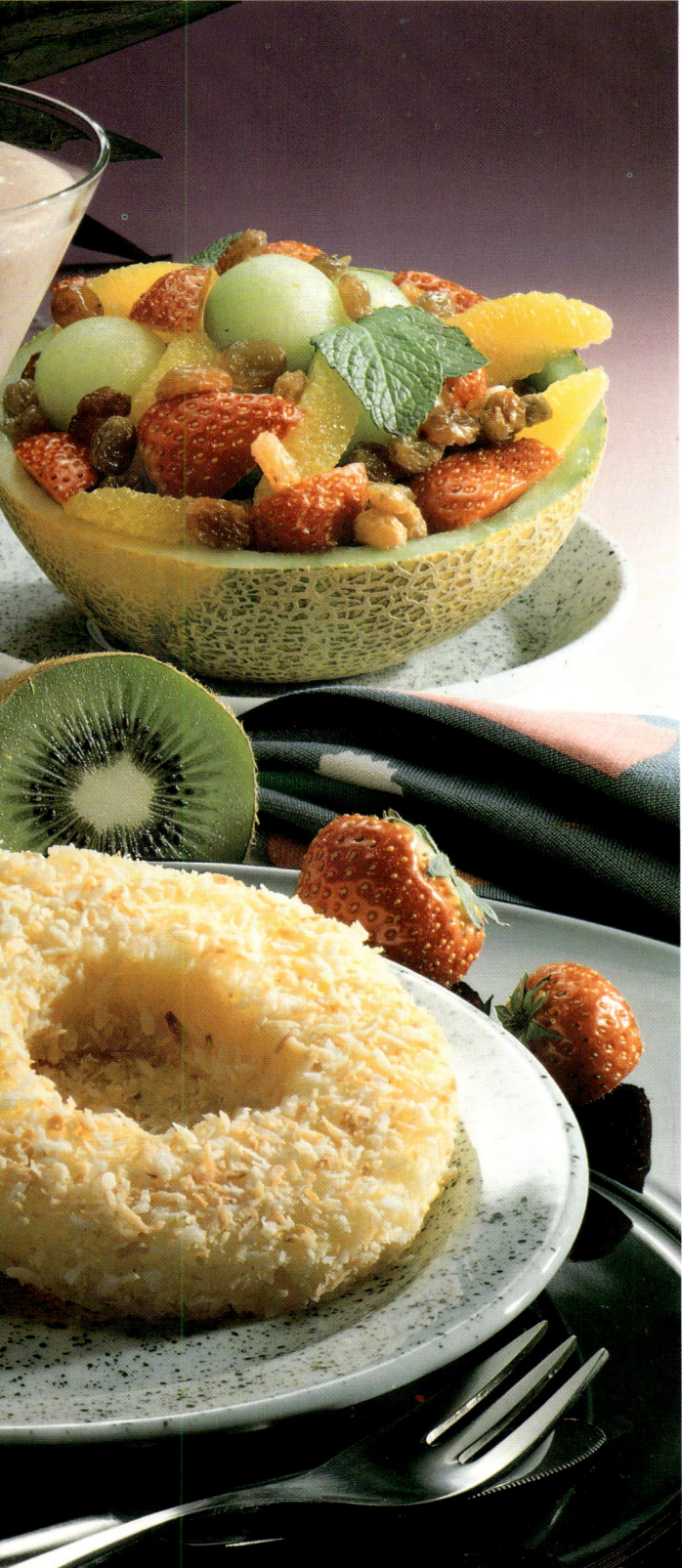

Melonencocktail

Marinierzeit: ca. 2 Std.
Zubereitungszeit (ohne
Kühlzeit): ca. 25 Min.

Für 4 Personen

2 EL ungeschwefelte Rosinen
1 Schuß Doppelkorn
1 reife Netzmelone
1 große Orange
250 g geputzte Früchte der Saison (Erdbeeren, Himbeeren, Nektarinen)
Saft von ½ Zitrone
1 EL Frutilose
1 Zweig Minze

1. Die Rosinen mit Doppelkorn beträufeln und etwa 2 Stunden durchziehen lassen.
2. Die Melone halbieren und die Kerne entfernen. Mit einem Kugelausstecher aus dem Fruchtfleisch kleine Kugeln herauslösen.
3. Die Orange filetieren (siehe Beschreibung ganz links). Die verbleibenden Fruchtreste mit der Hand auspressen und den Saft auffangen.
4. Die Orangenfilets mit den Melonenkugeln mischen. Die Früchte der Saison nach Bedarf zerkleinern und dazugeben.
5. Den Zitronensaft mit dem aufgefangenen Orangensaft mischen und mit der Frutilose süßen. Die eingelegten Rosinen hinzufügen und den Obstsaft mit den vorbereiteten Früchten mischen.
6. Den Cocktail in die Melonenhälften füllen, mit den Minzeblättchen dekorieren und vor dem Servieren einige Zeit kalt stellen.
(auf dem Foto: oben rechts)

ca. 105 kcal • 435 kJ

Fruchtige Buttermilchspeise

Zubereitungszeit:
ca. 25 Min.

Für 2 Personen

8 Blatt weiße Gelatine
300 g geputzte Erdbeeren
300 g Buttermilch
5 EL Frutilose
6 Erdbeeren zum Garnieren

1. Die Gelatine für etwa 10 Minuten in kaltem Wasser quellen lassen.
2. Inzwischen die Erdbeeren mit dem Schneidstab pürieren. Das Erdbeerpüree dann mit der Buttermilch und der Frutilose verrühren.
3. Nun die Gelatine ausdrücken und in einem Topf bei geringer Hitzezufuhr auflösen. Sie dann in einem dünnen Strahl in die Buttermilchmischung gießen und gut darunterrühren. Das Dessert in Gläser füllen und im Kühlschrank erstarren lassen. Es dann mit den frischen Erdbeeren garnieren.
(auf dem Foto: oben links)

ca. 235 kcal • 985 kJ

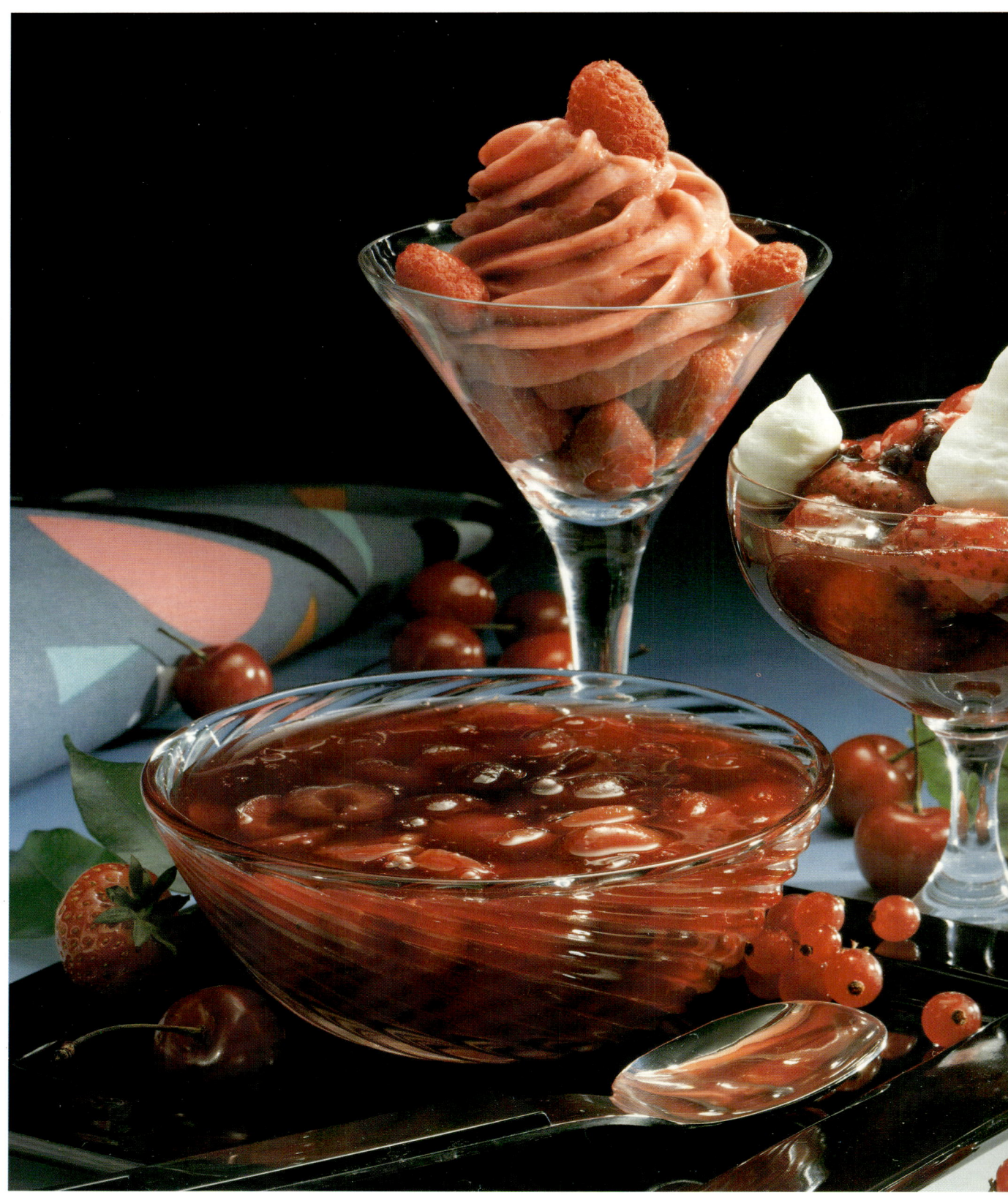

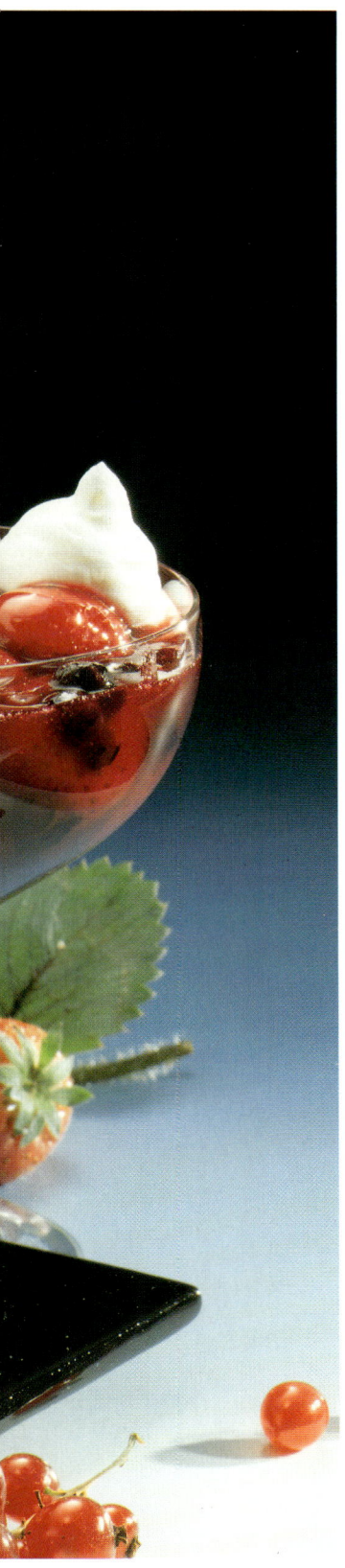

Danziger Kirschsuppe

Zubereitungszeit (ohne Kühlzeit): ca. 25 Min.

Für 2 Personen

500 g frische Sauer-kirschen
1 Stange Zimt
3 Gewürznelken
nach Belieben
3–4 Meßlöffel pflanz-liches Bindemittel (aus dem Reformhaus)
4 EL Frutilose

1. Die Sauerkirschen ent-steinen und in einen Topf geben. ¼ l Wasser, die Zimtstange und die Nel-ken hinzufügen.
2. Alles aufkochen und im offenen Topf 3 bis 4 Minuten kochen lassen. Die Suppe nach Belieben binden. Dafür den Topf vom Herd nehmen, das Bindemittel in die Suppe rühren und alles noch-mals aufkochen lassen.
3. Die Kirschsuppe mit der Frutilose süßen. Sie dann abkühlen lassen und kalt stellen.
(auf dem Foto: links)

ca. 205 kcal • 860 kJ

Himbeersorbet

Zubereitungszeit: ca. 20 Min.
Gefrierzeit: 2–3 Std.

Für 2 Personen

200 g frische oder TK-Himbeeren
175 g Sahnedickmilch
3 EL Frutilose
1 EL Zitronensaft
einige Himbeeren zum Garnieren

1. Die Himbeeren mit dem Schneidstab pürieren (gefrorene vorher antauen lassen) Das Püree nach Belieben durch ein Sieb streichen und so die Kernchen ent-fernen.
2. Die Sahnedickmilch mit der Frutilose und dem Zitronensaft verrühren und alles mit dem Him-beerpüree mischen.
3. Die Masse in eine gut verschließbare Schüssel füllen und sie für 2 bis 3 Stunden ins Gefrierfach stellen. Das Sorbet zwi-schendurch immer wie-der umrühren. Es dann in Dessertgläser geben und mit Himbeeren garnieren.
(auf dem Foto: Mitte)

ca. 150 kcal • 620 kJ

Beerengrütze

Zubereitungszeit (ohne Kühlzeit): ca. 20 Min.

Für 1 Person

200 g frische, geputzte Beeren der Saison oder Tiefkühlware
2 EL Frutilose
1 EL Zitronensaft
5–6 Meßlöffel pflanz-liches Bindemittel (aus dem Reformhaus)
2 EL geschlagene süße Sahne

1. Tiefgekühlte Beeren auftauen lassen. Die Früchte mit 150 ml Wasser mischen, dann alles in ein Sieb geben und das gefärbte Wasser auffan-gen. Das Wasser mit der Frutilose süßen und den Zitronensaft dazugeben. Alles aufkochen lassen.
2. Die Früchte hinzufü-gen, das Bindemittel hin-einrühren und alles kurz aufwallen lassen, so daß es bindet. Die Grütze abkühlen lassen und mit Sahnetupfen garnieren.
(auf dem Foto: rechts)

ca. 225 kcal • 935 kJ

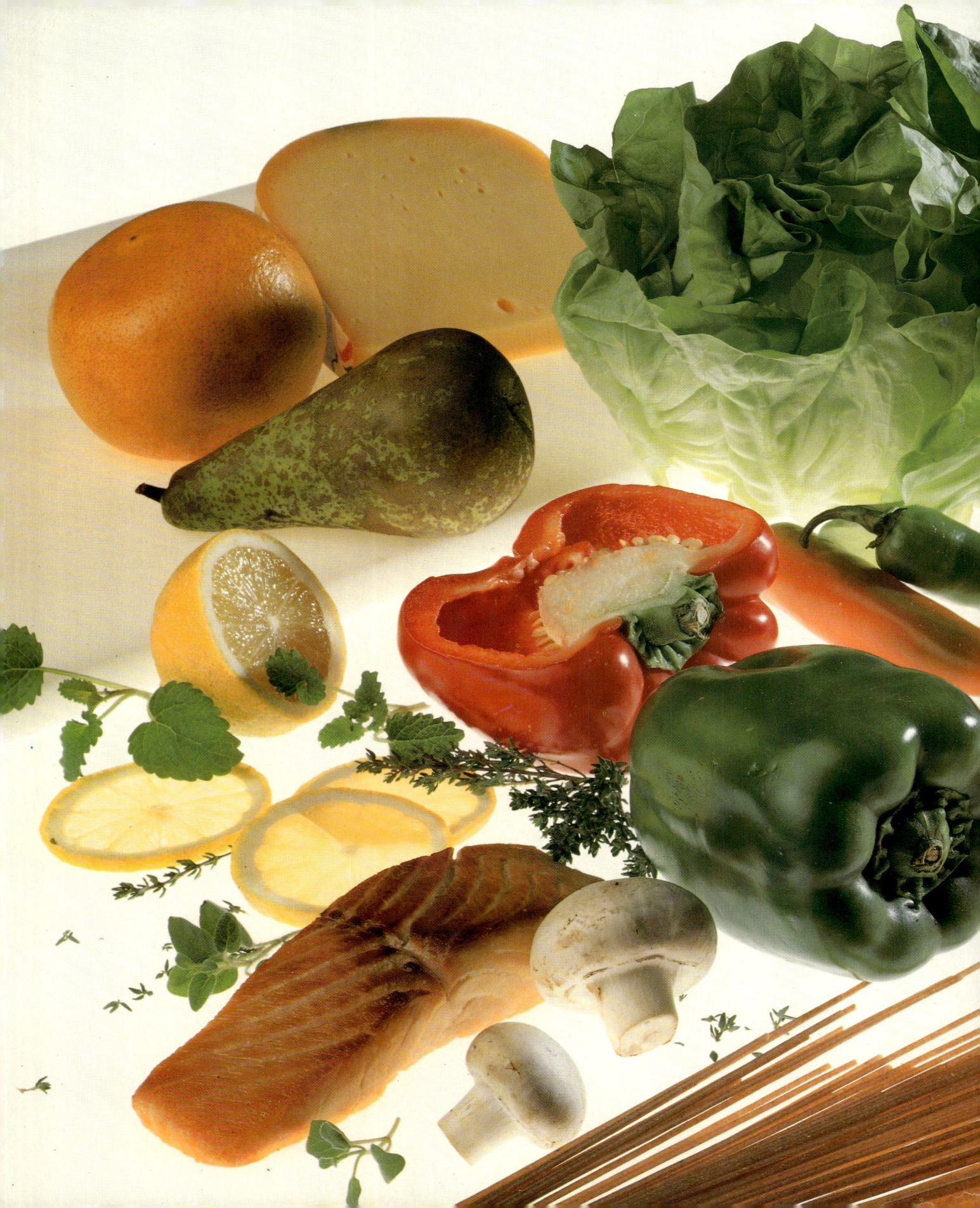

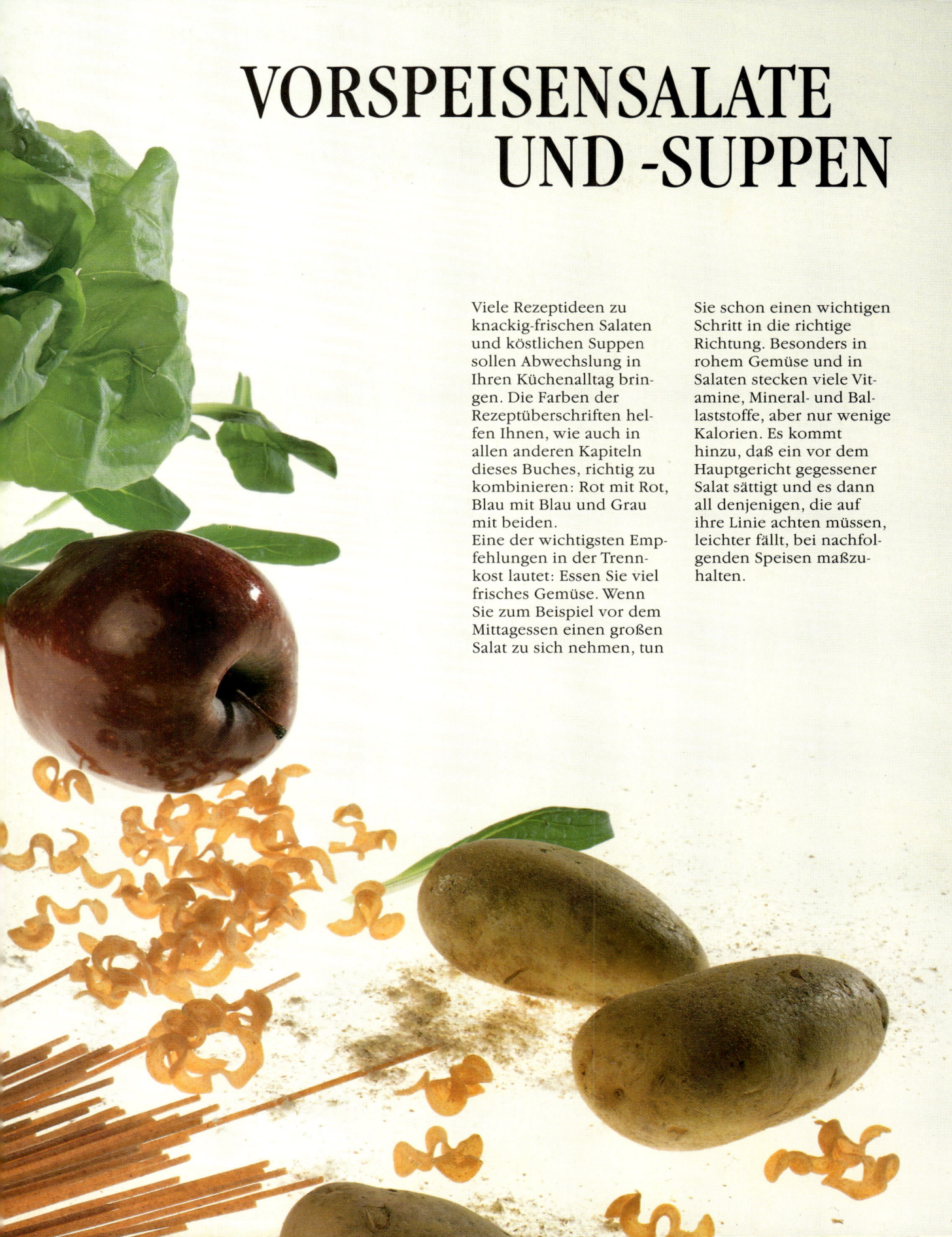

VORSPEISENSALATE UND -SUPPEN

Viele Rezeptideen zu knackig-frischen Salaten und köstlichen Suppen sollen Abwechslung in Ihren Küchenalltag bringen. Die Farben der Rezeptüberschriften helfen Ihnen, wie auch in allen anderen Kapiteln dieses Buches, richtig zu kombinieren: Rot mit Rot, Blau mit Blau und Grau mit beiden.

Eine der wichtigsten Empfehlungen in der Trennkost lautet: Essen Sie viel frisches Gemüse. Wenn Sie zum Beispiel vor dem Mittagessen einen großen Salat zu sich nehmen, tun Sie schon einen wichtigen Schritt in die richtige Richtung. Besonders in rohem Gemüse und in Salaten stecken viele Vitamine, Mineral- und Ballaststoffe, aber nur wenige Kalorien. Es kommt hinzu, daß ein vor dem Hauptgericht gegessener Salat sättigt und es dann all denjenigen, die auf ihre Linie achten müssen, leichter fällt, bei nachfolgenden Speisen maßzuhalten.

Bunter Sprossensalat

Zubereitungszeit:
ca. 25 Min.

Für 2 Personen

1 Chinakohl
(250 g küchenfertig)
150 g frische
Champignons
150 g Sojabohnen-
sprossen (selbstgezogen,
siehe Seite 21, oder
gekauft)
3 Tomaten

Für die Sauce:
2 TL vergorenes Molke-
konzentrat (Molkosan)
6 EL saure Sahne
1 TL Kräutersalz
3 EL gemischte, gehackte
Kräuter (Basilikum, Petersilie, Sauerampfer)
1 EL kaltgepreßtes
Sonnenblumenöl

Außerdem:
5 Walnußkerne

1. Den Chinakohl in Streifen und die Champignons
in Scheiben schneiden.
2. Die Sojabohnensprossen sorgfältig waschen
und abtropfen lassen.
3. Die Stielansätze der
Tomaten entfernen und
sie achteln. Das vorbereitete Gemüse mischen.
4. Nun das Molkekonzentrat mit der sauren Sahne,
5 Eßlöffeln Wasser und
dem Kräutersalz verrüh-
ren. Die Kräuter und das
Öl daruntermischen und
die Sauce über den Salat
gießen. Die Walnüsse ge-
hackt oder im Ganzen
darüberstreuen.
(auf dem Foto: oben
rechts)

ca. 215 kcal • 900 kJ

Sommersalat mit Sprossen

Zubereitungszeit:
ca. 25 Min.

Für 2 Personen

½ Salatgurke
1 kleine Zwiebel
3 Tomaten
150 g Mungo- oder Soja-
bohnensprossen (selbst-
gezogen, siehe Seite 21,
oder gekauft)
6 EL TK-Maiskörner

Für die Sauce:
150 g Sahnedickmilch
2 TL vergorenes Molke-
konzentrat (Molkosan)
1 TL Currypulver
1 TL Kräutersalz

Außerdem:
3 kleine Dillzweige

1. Die Gurke schälen,
längs vierteln und in
Stücke schneiden.
2. Die Zwiebel schälen
und in Ringe schneiden.
3. Die Stielansätze der
Tomaten entfernen und
das Fruchtfleisch würfeln.
4. Die Mungo- oder Sojabohnensprossen gut
waschen, abtropfen lassen
und zusammen mit den
aufgetauten Maiskörnern
zu der Gurke geben.
5. Die Zwiebelringe und
die Tomatenstückchen
daruntermischen.
6. Nun die Sahnedick-
milch glattrühren und mit
3 Eßlöffeln Wasser ver-
dünnen.
7. Das Molkekonzentrat,
den Curry und das Kräu-
tersalz hineinrühren, die
Sauce über die Salatzuta-
ten gießen und alles mit
Dill garnieren.
(auf dem Foto: oben
links)

ca. 210 kcal • 865 kJ

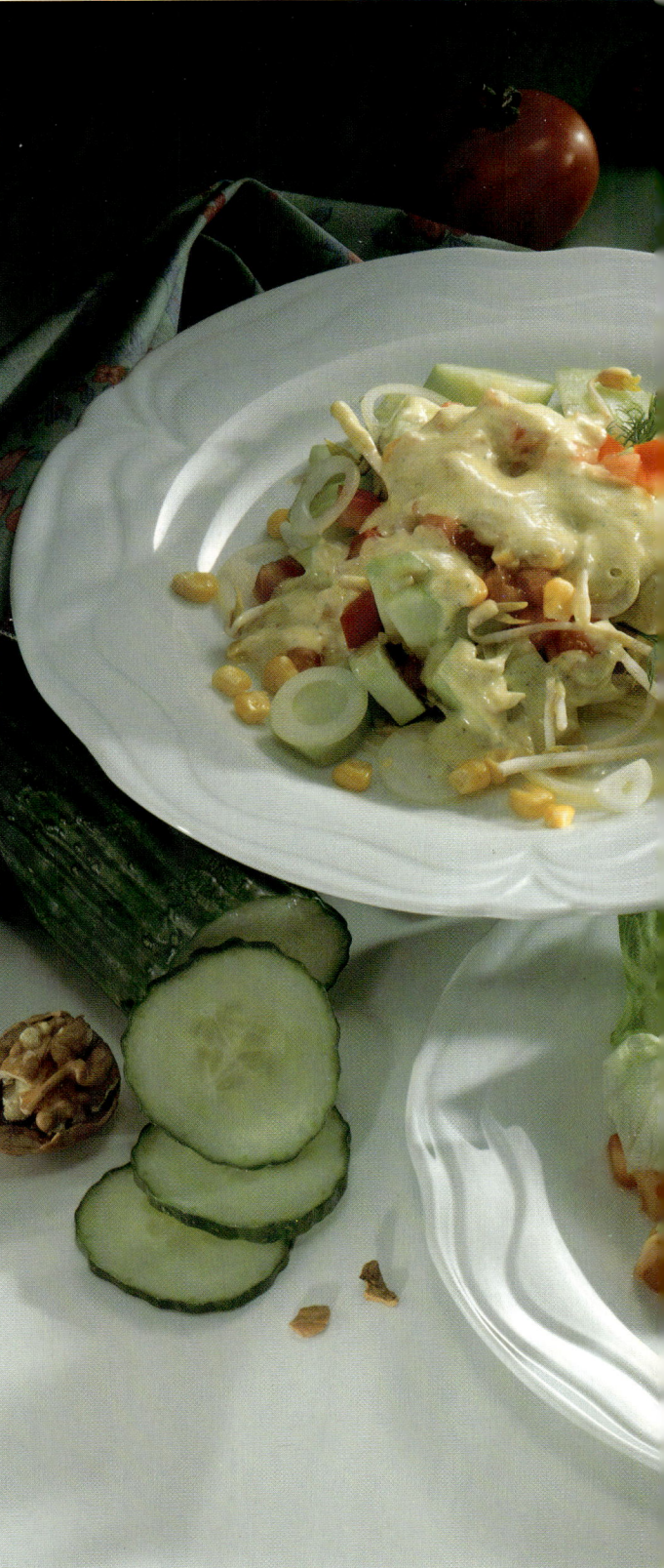

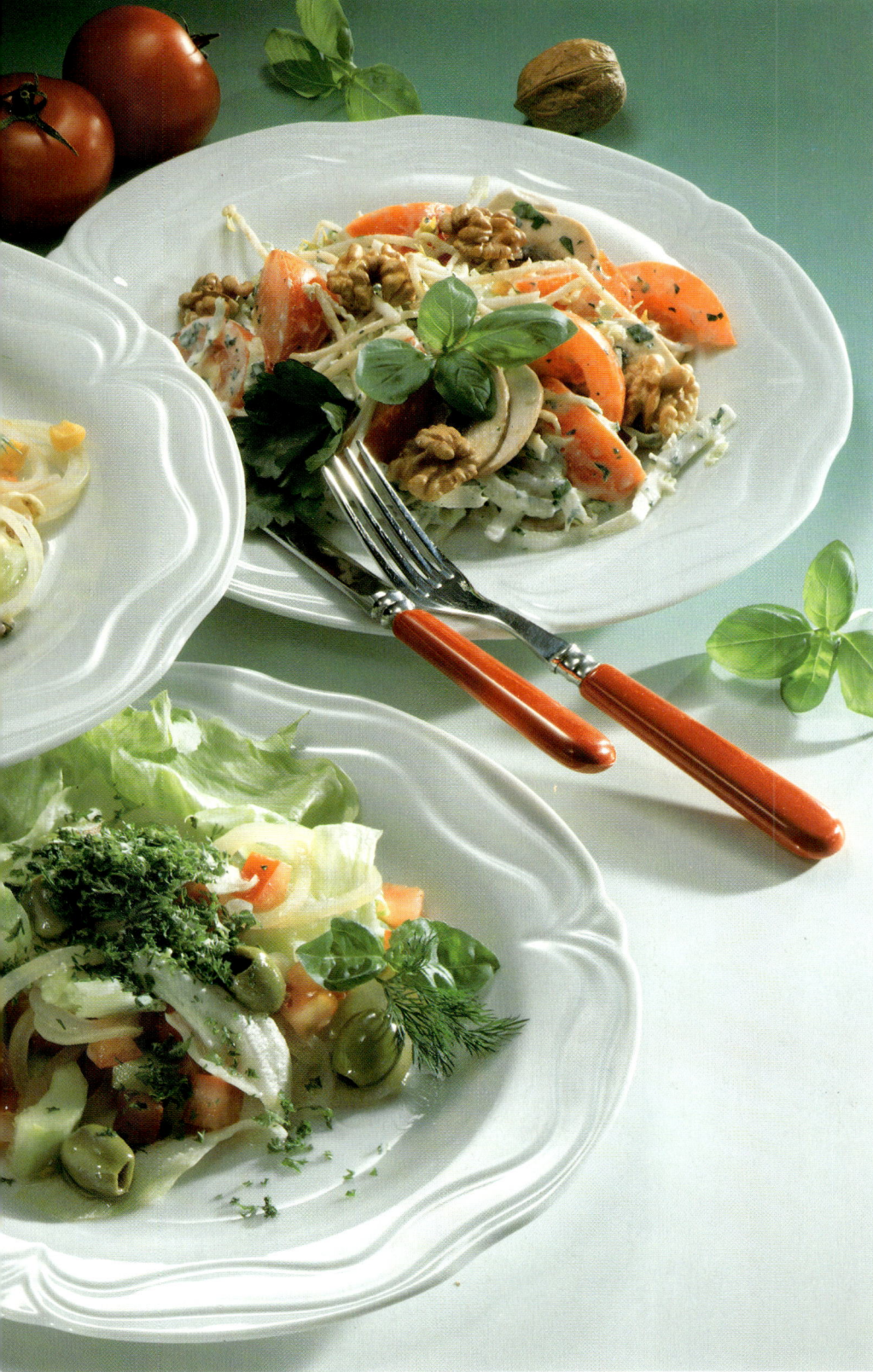

Italienischer Salat

Zubereitungszeit:
ca. ½ Std.

Für 2 Personen

1 kleiner Eisbergsalat
3 Tomaten
1 Zwiebel
1 Salatgurke

Für die Sauce:

1½ EL vergorenes Molke-
konzentrat (Molkosan)
1 EL kaltgepreßtes
Olivenöl
1½ TL Kräutersalz
10 in Öl mit Knoblauch
eingelegte Oliven

Außerdem:

4 EL gehackte Kräuter
(Dill, Basilikum, Peter-
silie)

1. Den Eisbergsalat putzen und die Blätter in
Stücke zupfen.
2. Die Stielansätze der
Tomaten entfernen und
das Fruchtfleisch in kleine
Würfel schneiden.
3. Die Zwiebel schälen,
in dünne Ringe schnei-
den und diese kurz mit
kochendem Wasser über-
brühen.
4. Die Gurke schälen,
längs vierteln, entkernen
und in etwa 1 cm dicke
Stücke schneiden. Alle
vorbereiteten Zutaten
mischen.
5. Für die Sauce das Molkekonzentrat mit 200 ml
Wasser verdünnen. Dann
zuerst das Kräutersalz und
anschließend das Oliven-
öl hineinrühren.
6. Die Oliven zu den
Salatzutaten geben, die
Sauce darunterheben und
den Salat mit den Kräu-
tern bestreuen.
(auf dem Foto: unten)

ca. 145 kcal • 615 kJ

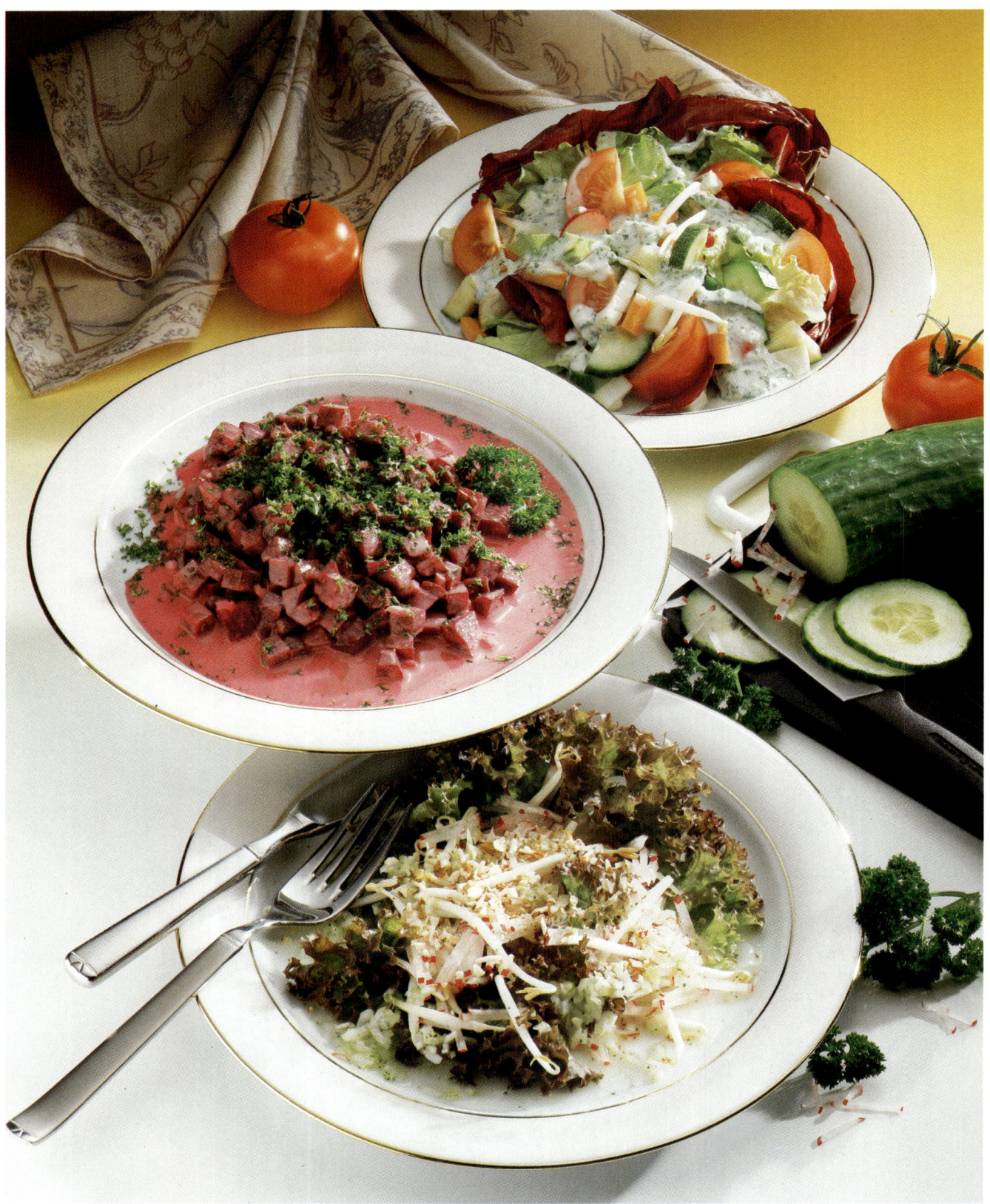

Salat Waldecker Art

Zubereitungszeit:
ca. 40 Min.

Für 4 Personen

800 g gemischtes,
geputztes Gemüse,
bestehend aus 16 Gemüse-
sorten: Karotten, Gurke,
Tomaten, Champignons,
Blumenkohl, Radieschen,
Paprika, Fenchel, Zwiebel,
Eisbergsalat, Radicchio,
Zucchini, Sojabohnen-
sprossen, Weißkohl, Kohl-
rabi und Rettich

Für die Sauce:
175 g Sahnedickmilch
1½ EL vergorenes Molke-
konzentrat (Molkosan)
2 TL Kräutersalz
1 EL Frutilose
1 EL kaltgepreßtes
Sonnenblumenöl
nach Belieben
1 Knoblauchzehe
3 EL gehackte Kräuter
(Basilikum, Petersilie)

1. Das Gemüse fein zerkleinern und in einer
Schüssel mischen.
2. Die Sahnedickmilch
mit dem Molkekonzen-
trat, dem Kräutersalz und
der Frutilose gut verrüh-
ren. Die Sauce mit etwa
100 ml Wasser verdünnen
und das Öl darunterschla-
gen. Nach Belieben die
Knoblauchzehe durch
eine Presse dazudrücken.
3. Die Kräuter zur Sauce
geben und alles mit den
Salatzutaten mischen.
(auf dem Foto: oben)

ca. 105 kcal • 440 kJ

Rote-Bete-Salat

Zubereitungszeit:
ca. ¾ Std.

Für 2 Personen

2 rote Beten
(600 g küchenfertig)

Für die Sauce:
1 EL vergorenes Molke-
konzentrat (Molkosan)
3 EL saure Sahne
1 TL Kräutersalz
1 TL Kümmel
1 EL kaltgepreßtes
Sonnenblumenöl
1 kleine Zwiebel

Außerdem:
2 El gehackte Petersilie

1. Die Blattansätze der
roten Beten abschneiden
und die ganzen Knollen
in wenig Wasser in 20 bis
25 Minuten garen (große
Knollen benötigen bis zu
¾ Stunden).
2. Die roten Beten etwas
abkühlen lassen und dann
die Haut abziehen. Die
Knollen in kleine Würfel
schneiden.
3. Für die Sauce das Molkekonzentrat mit 6 Eßlöf-
feln Wasser und der sau-
ren Sahne gut verquirlen.
Das Kräutersalz und den
Kümmel in die Sauce rüh-
ren und das Öl darunter-
schlagen.
4. Die Zwiebel schälen,
sehr fein würfeln und zu
der Sauce geben. Die
Rote-Bete-Würfel mit der
Sauce mischen und die
Petersilie darüberstreuen.
(auf dem Foto: Mitte)

ca. 210 kcal • 885 kJ

Rohkost mit Nüssen

Zubereitungszeit:
ca. 25 Min.

Für 1–2 Personen

1 Bund Radieschen
1 kleiner Kopf Lollo rosso
125 g Sojabohnen-
sprossen (selbstgezogen,
siehe Seite 21, oder
gekauft)

Für die Sauce:
1 kleine Zwiebel
2 TL vergorenes Molke-
konzentrat (Molkosan)
1 TL Kräutersalz
1 EL kaltgepreßtes
Sonnenblumenöl

Außerdem:
2 EL gehackte Mandeln

1. Die Radieschen putzen
und in sehr feine Stifte
schneiden.
2. Den Lollo rosso putzen
und die Blätter in mund-
gerechte Stücke zupfen.
3. Die Sojabohnensprossen waschen, verlesen
und gut abtropfen lassen.
Alle vorbereiteten Zutaten
mischen.
4. Nun die Zwiebel schälen und sehr fein würfeln.
5. Das Molkekonzentrat
mit etwa 100 ml Wasser
mischen und mit dem
Kräutersalz würzen. Das
Öl darunterschlagen, die
Zwiebelwürfel hinzufügen
und die Sauce über die
Salatzutaten gießen. Den
Salat mit den Mandeln
bestreuen.
(auf dem Foto: unten)

ca. 75 kcal • 325 kJ

Mexikanischer Bohnensalat

Zubereitungszeit:
ca. ¾ Std.
Zeit zum Durchziehen:
ca. ½ Std.

Für 2 Personen

350 g geputzte grüne
Bohnen, Meersalz
1 Zweig Bohnenkraut
3 Tomaten
100 g Champignons
2 kleine Schalotten
100 g TK-Maiskörner

Für die Sauce:
2 TL vergorenes Molke-
konzentrat (Molkosan)
1 EL kaltgepreßtes
Sonnenblumenöl
50 g süße Sahne
Kräutersalz
3 EL Schnittlauchröllchen

1. Die Bohnen in etwa
4 cm lange Stücke schnei-
den. Diese in leicht gesalzenem Wasser zusammen
mit dem Bohnenkraut in
etwa 18 Minuten garen.
2. Inzwischen die Stielansätze der Tomaten ent-
fernen. Das Fruchtfleisch
in Stücke schneiden.
3. Die Champignons mit
einem feuchten Tuch
abreiben und in dünne
Scheiben schneiden. Nun
die Schalotten schälen
und fein würfeln.
4. Alle Saucenzutaten mit
100 ml Wasser miteinan-
der verrühren.
5. Nun die Bohnen abgießen und abtropfen lassen.
Alle vorbereiteten Zuta-
ten, auch den Mais, vor-
sichtig mischen und die
Salatsauce darunterziehen.
Den Salat etwa
½ Stunde lang durchzie-
hen lassen.
(auf dem Foto: oben)

ca. 270 kcal • 1130 kJ

Bayrisches Kümmelkraut

Zubereitungszeit:
ca. 20 Min.
Zeit zum Durchziehen:
ca. 1 Std.

Für 2 Personen

1 kleiner Weißkohl
(ca. 400 g)
1 TL Meersalz
1 Zwiebel
1 EL kaltgepreßtes
Sonnenblumenöl
1 TL Paprikapulver
rosenscharf
1 EL vergorenes Molke-
konzentrat (Molkosan)
1 TL gehackte Kümmel-
körner

1. Vom Kohl die harten
Außenblätter entfernen,
den Kopf halbieren und
den Strunk keilförmig
herausschneiden.
2. Den Kohl mit einem
langen scharfen Messer
oder mit einem Hobel in
feine Streifen schneiden.
Das Salz hinzufügen, das
Kraut mit den Fingern
sorgfältig kneten oder mit
einem Stampfer bear-
beiten.
3. Die Zwiebel fein würfeln und zusammen mit
dem Öl und dem Paprika-
pulver unter das Kraut
mischen.
4. ⅛ l Wasser mit dem
Molkekonzentrat und
dem Kümmel aufkochen
lassen und noch heiß
über den Salat gießen. Ihn
für etwa 1 Stunde durch-
ziehen lassen.
(auf dem Foto: Mitte)

ca. 215 kcal • 900 kJ

Blumenkohl-rohkost

Zubereitungszeit:
ca. 20 Min.

Für 2 Personen

400 g geputzter
Blumenkohl
2 grüne Paprikaschoten
4 feste Tomaten
1 Zwiebel

Für die Sauce:
2 TL vergorenes Molke-
konzentrat (Molkosan)
1 EL kaltgepreßtes
Sonnenblumenöl
1 EL Frutilose
3 EL Sahnedickmilch
1 Knoblauchzehe
1 TL Paprikapulver
edelsüß
Kräutersalz
2 EL Schnittlauchröllchen

1. Den Blumenkohl auf
einem Gemüsehobel grob
raspeln. Die Kerngehäuse
der Paprikaschoten sowie
die Stielansätze der Tomaten entfernen und alles in
feine Streifen schneiden.
2. Die Zwiebel fein würfeln und mit dem vorbe-
reiteten Gemüse mischen.
3. Das Molkekonzentrat
mit dem Öl, der Frutilose
und der Sahnedickmilch
verrühren. Die Knob-
lauchzehe durch eine
Presse dazudrücken und
die Salatsauce mit Paprikapulver und Salz gut
abschmecken.
4. Die Sauce unter das
Gemüse ziehen und die
Rohkost mit etwas Papri-
kapulver und den Schnitt-
lauchröllchen bestreuen.
(auf dem Foto: unten)

ca. 215 kcal • 885 kJ

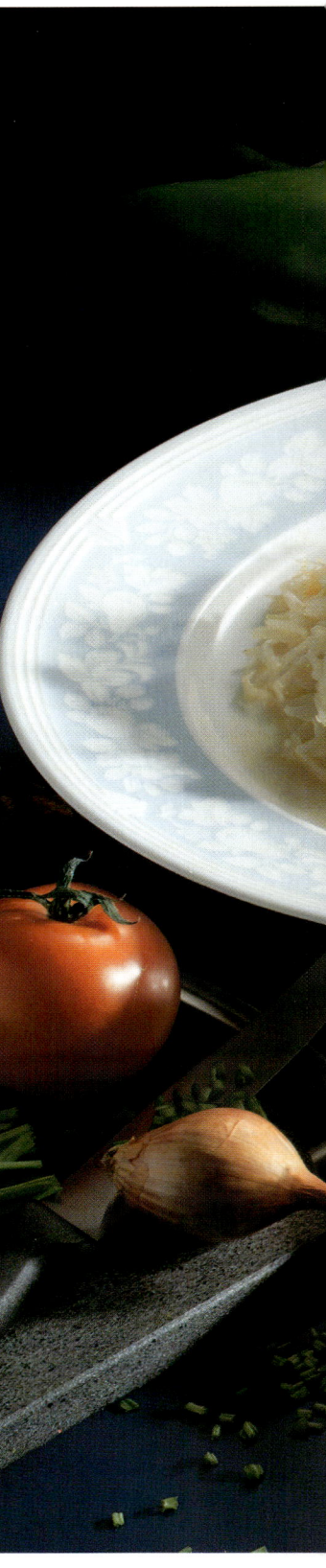

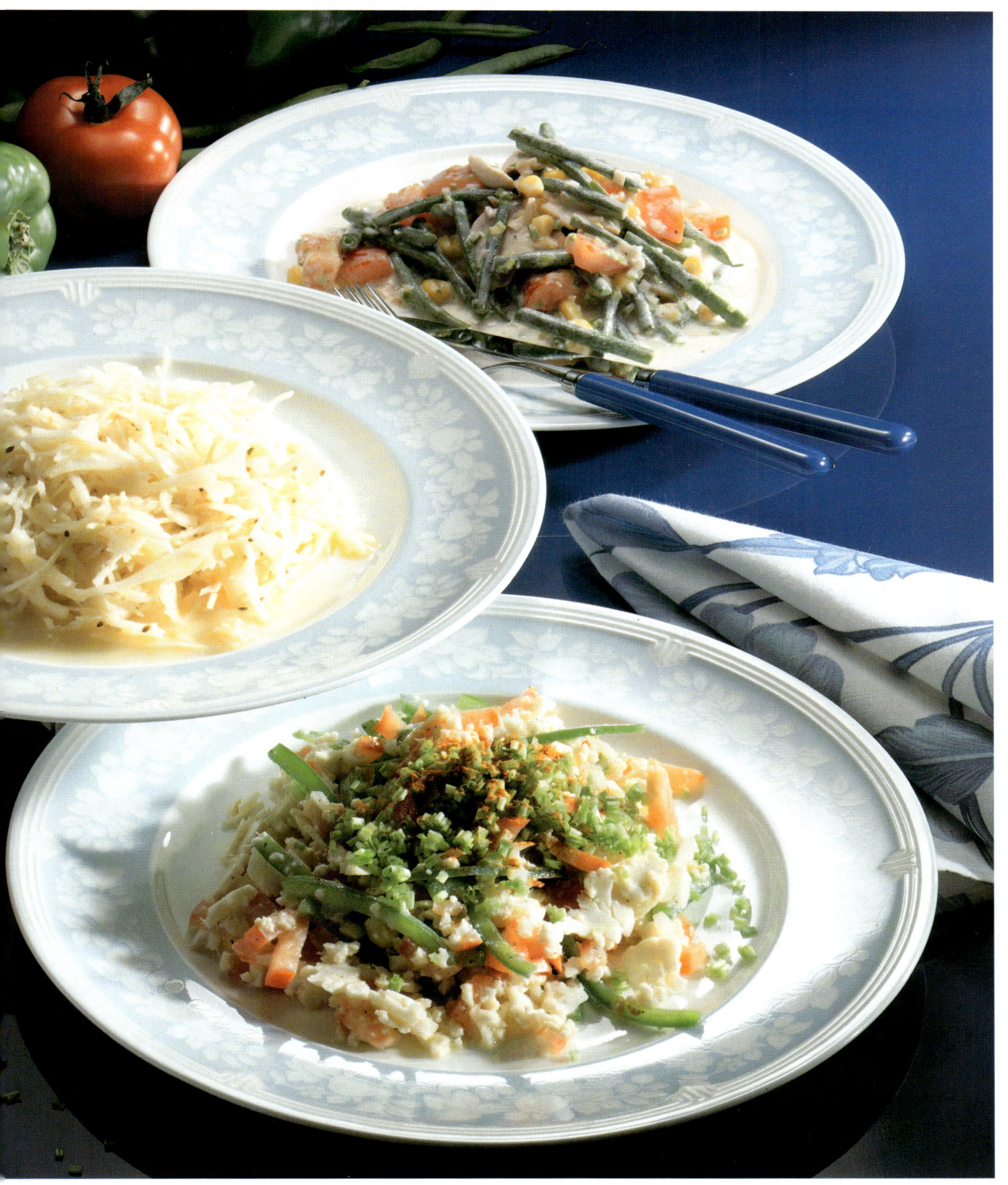

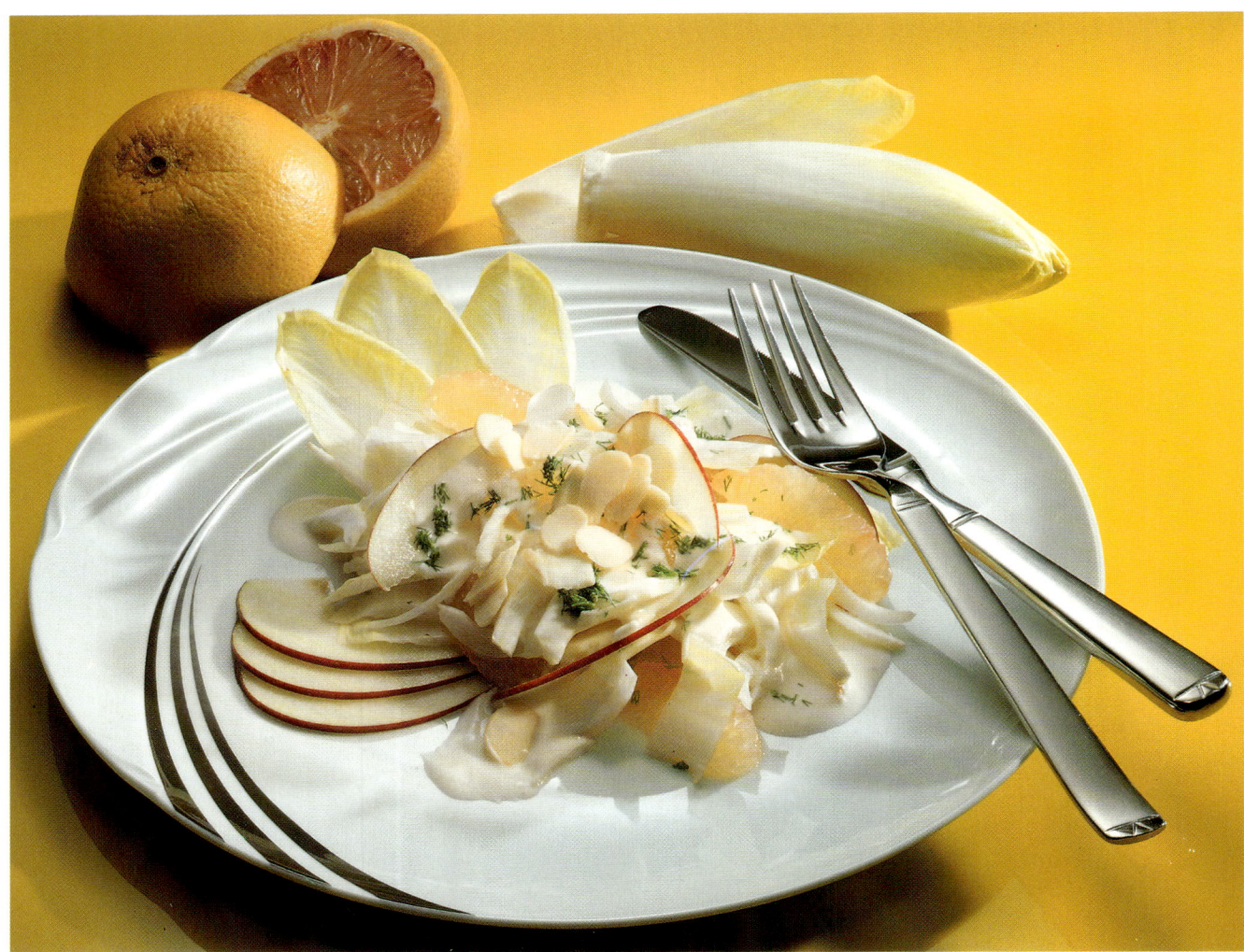

Fenchelsalat mit Früchten

Zubereitungszeit:
ca. 25 Min.

Für 2 Personen

2 Fenchelknollen
2 Stauden Chicorée
1 großer saurer Apfel
1 EL Zitronensaft
1 rosa Grapefruit

Für die Sauce:
1 Grapefruit
100 g süße Sahne
1 EL Frutilose
1 Msp. Cayennepfeffer
1 TL Meersalz

Außerdem:
1 EL Mandelblättchen

1. Den Fenchel putzen, das Fenchelgrün abschneiden und den Fenchel längs in dünne Streifen schneiden. Das Fenchelgrün sehr fein hacken und beiseite stellen.
2. Den Chicorée der Länge nach halbieren und die bitteren Strünke herausschneiden. Den Chicorée in etwa 1 cm breite Streifen schneiden und mit den Fenchelstreifen mischen.
3. Den Apfel halbieren, das Kerngehäuse entfernen und den Apfel in dünne Spalten schneiden. Sie mit dem Zitronensaft beträufeln.
4. Die Schale der rosa Grapefruit abschneiden und auch die weiße Haut entfernen. Nun jeweils an den Zwischenhäuten einschneiden und die Filets herauslösen. Die Fruchtreste auspressen und den Saft auffangen (siehe auch Seite 40).
5. Nun für die Sauce die zweite Grapefruit auspressen, den Saft mit dem der rosa Grapefruit mischen und die Sahne darunterrühren.
6. Die Sauce mit der Frutilose süßen und mit Cayennepfeffer und Meersalz abschmecken. Die Sauce mit den vorbereiteten Zutaten mischen und das Fenchelgrün sowie die Mandelblättchen darüberstreuen.

ca. 440 kcal • 1855 kJ

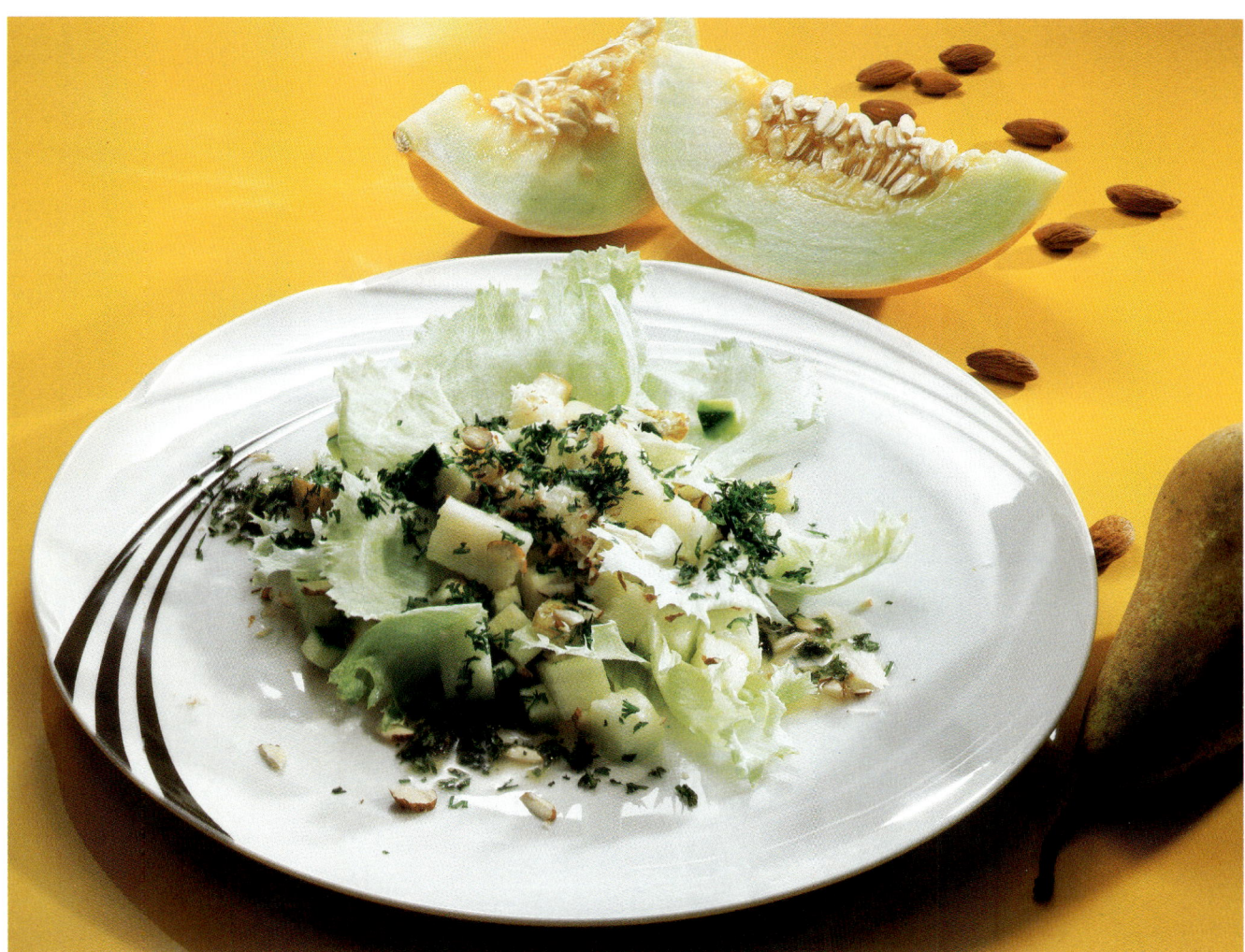

Fruchtiger Rohkostteller

Zubereitungszeit:
ca. 20 Min.

Für 2 Personen

1 reife Birne
½ Honigmelone
1 kleiner Zucchino
½ Kopf Eisbergsalat
10 Mandeln

Für die Sauce:
1 EL Zitronensaft
½ TL Meersalz
1 TL Frutilose
1 EL kaltgepreßtes
Sonnenblumenöl

Außerdem:
2 EL feingehackter Dill

1. Die Birne vierteln und das Kerngehäuse entfernen. Das Fruchtfleisch in kleine Stücke schneiden.
2. Die Melone entkernen und in Spalten schneiden. Dann das Fruchtfleisch von der Schale abschneiden und würfeln.
3. Den Stielansatz des Zucchinos entfernen und das Fruchtfleisch fein würfeln.
4. Den Eisbergsalat putzen und die Blätter in mundgerechte Stückchen zupfen.
5. Die Mandeln grob hacken. Alle vorbereiteten Zutaten mischen.
6. Den Zitronensaft mit 5 Eßlöffeln Wasser, dem Meersalz und der Frutilose verrühren und das Öl darunterschlagen. Die Sauce unter die Rohkost heben und den Dill darüberstreuen.

ca. 310 kcal • 1310 kJ

Fenchel-Sellerie-Frischkost

Zubereitungszeit:
ca. ¾ Std.
Zeit zum Durchziehen:
ca. ½ Std.

Für 2 Personen

1 Fenchelknolle
½ Knolle Sellerie
2 säuerliche Äpfel
1 EL Zitronensaft
1 Orange

Für die Sauce:

1 Orange
1 Msp. Cayennepfeffer
1 EL Frutilose
1 TL Kräutersalz
3 EL saure Sahne
2 EL ungeschwefelte Rosinen
1 EL gehackte Mandeln

1. Die Fenchelknolle halbieren, den Strunk herausschneiden und den Fenchel in feine Streifen schneiden.
2. Die halbe Sellerieknolle schälen und auf einer Rohkostreibe fein raspeln.
3. Nun die Äpfel vierteln, die Kerngehäuse entfernen und die Früchte in dünne Spalten schneiden. Alle vorbereiteten Zutaten mischen und mit dem Zitronensaft beträufeln, damit sie nicht braun werden.
4. Die Schale der Orange abschneiden und auch die weiße Haut entfernen. An den Zwischenhäuten einschneiden und die Filets herauslösen (siehe auch Seite 42). Die Filets zu den Salatzutaten geben.
5. Für die Salatsauce die zweite Orange auspressen und den Saft mit dem Cayennepfeffer, der Frutilose, dem Kräutersalz und der sauren Sahne gut verrühren.

6. Die Sauce über den Salat gießen, ihn mit den Rosinen und den Mandeln bestreuen und dann etwa ½ Stunde lang durchziehen lassen.
(auf dem Foto: unten)

ca. 275 kcal • 1145 kJ

Möhren-Birnen-Frischkost

Zubereitungszeit:
ca. 20 Min.

Für 1 Person

2 Möhren
1 Birne
1 EL Zitronensaft

Für die Sauce:

75 g Joghurt 3,5 % Fett
2 EL süße Sahne
1 EL Frutilose

Außerdem:

1 EL grob gehackte Mandeln

1. Die Möhren schälen und in sehr feine Stifte schneiden.
2. Die Birne halbieren, das Kerngehäuse entfernen und das Fruchtfleisch in kleine Würfel schneiden. Sie mit den Möhrenstiften mischen und alles mit dem Zitronensaft beträufeln.
3. Den Joghurt mit der Sahne und der Frutilose verrühren und unter die Rohkost mischen. Sie mit den gehackten Nüssen bestreuen.
(auf dem Foto: Mitte links)

ca. 315 kcal • 1320 kJ

Allgäuer Gemüse-Käse-Salat

Zubereitungszeit:
ca. 25 Min.

Für 1 Person

1 rote Paprikaschote
1 Zwiebel
7 schwarze Oliven
2 Tomaten
50 g Allgäuer Emmentaler

Für die Sauce:

2 TL vergorenes Molkekonzentrat (Molkosan)
2 EL süße Sahne
1 TL Kräutersalz
1 TL Frutilose
1 EL kaltgepreßtes Olivenöl

Außerdem:

2 EL Schnittlauchröllchen

1. Das Kerngehäuse der Paprikaschote entfernen und die Schote in feine Streifen schneiden. Die Zwiebel schälen und in dünne Ringe schneiden. Beides nach Belieben kurz blanchieren und kalt abschrecken.
2. Die Oliven entsteinen. Die Stielansätze der Tomaten entfernen und sie fein würfeln.
3. Den Käse in Streifen schneiden und dann alle vorbereiteten Zutaten mischen.
4. Das Molkekonzentrat mit 100 ml Wasser und der Sahne gut verrühren. Die Sauce mit dem Kräutersalz würzen und mit der Frutilose leicht süßen und zuletzt das Öl darunterschlagen.
5. Die Sauce über den Salat gießen und ihn mit den Schnittlauchröllchen bestreuen.
(auf dem Foto: Mitte rechts)

ca. 445 kcal • 1865 kJ

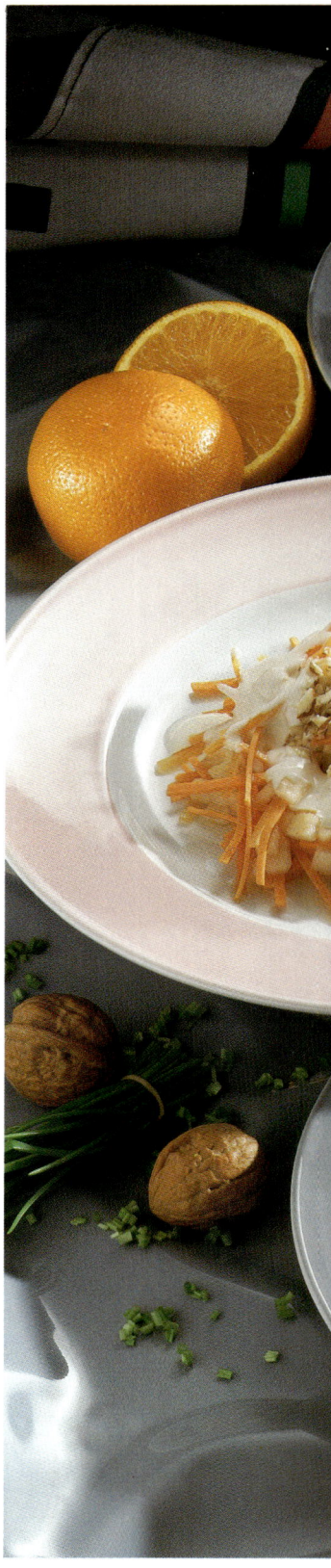

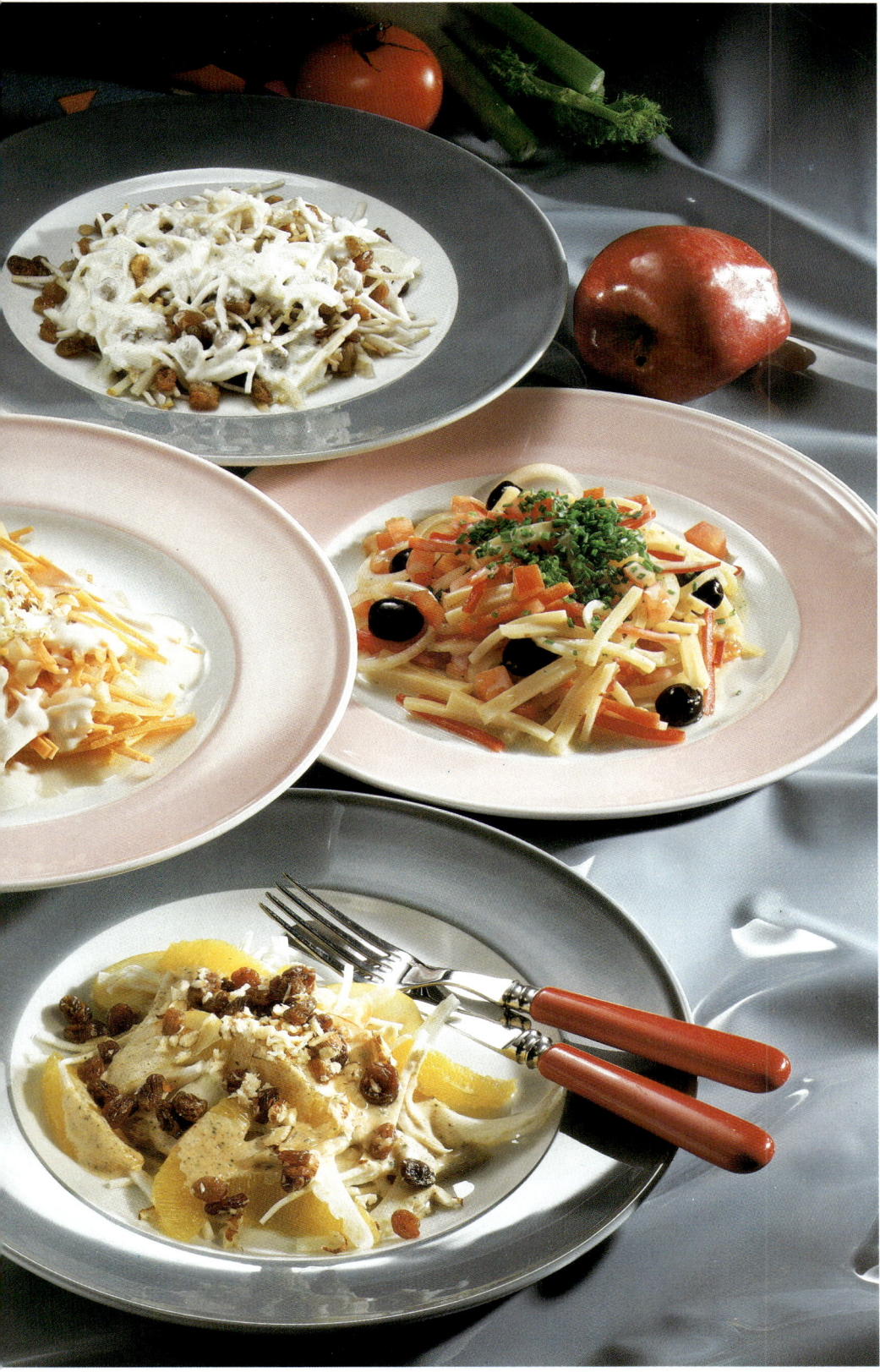

Feine Sellerie-frischkost

Zubereitungszeit:
ca. 25 Min.

Für 2 Personen

½ Knolle Sellerie
2 große säuerliche Äpfel
1 EL Zitronensaft
6 Walnußkerne
70 g ungeschwefelte
Rosinen
175 g Sahnedickmilch
1 TL Kräutersalz

1. Die halbe Sellerie-knolle schälen, in feine Stifte schneiden oder ras-peln.
2. Die Äpfel vierteln, die Kerngehäuse entfernen und das Fruchtfleisch grob raspeln. Den Sellerie und die Äpfel mischen und alles mit dem Zitro-nensaft beträufeln.
3. Die Walnüsse grob hak-ken und zusammen mit den Rosinen zu der Selle-rie-Apfel-Mischung geben.
4. Zuletzt die Sahnedick-milch darunterziehen, alles mit dem Kräutersalz würzen und gut mischen. (auf dem Foto: oben)

ca. 295 kcal • 1230 kJ

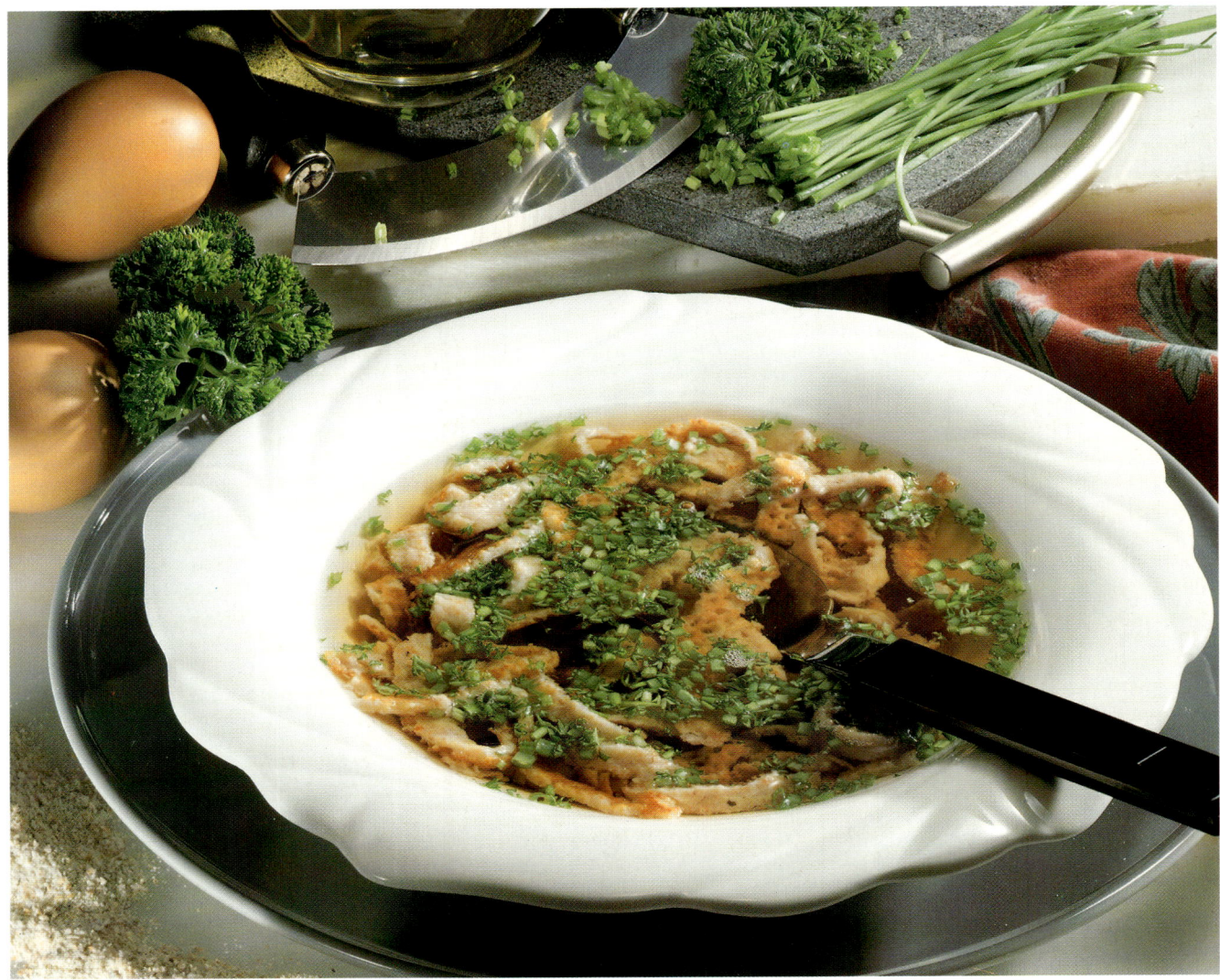

Flädlesuppe

Zubereitungszeit:
ca. ¼ Std.

Für 2 Personen

Für die Flädle:

40 g süße Sahne

1 Eigelb

½ TL Meersalz

1 Msp. geriebene
Muskatnuß

50 g feines Weizen- oder
Dinkelvollkornmehl

2 EL kaltgepreßtes
Sonnenblumenöl

Für die Suppe:

1 l vegetarische Gemüse-
brühe (aus Instantpulver
zubereitet)

Außerdem:

1 EL Schnittlauch-
röllchen

1 EL feingehackte
Petersilie

1 TL frischer gehackter
oder getrockneter
Liebstöckel

1. Die Sahne zusammen
mit 130 ml Wasser und
dem Eigelb in eine Schüs-
sel geben und alles mit
einem Schneebesen ver-
quirlen. Das Meersalz
und die Muskatnuß dazu-
geben.

2. Das Vollkornmehl nach
und nach hinzufügen und
alles zu einem glatten Teig
verrühren.

3. 1 Eßlöffel Öl in einer
beschichteten Pfanne
nicht zu stark erhitzen,
die Hälfte des Teiges hineingeben, gleichmäßig

verteilen und zu einem
dünnen Pfannkuchen bak-
ken. Mit der zweiten Teig-
hälfte ebenso verfahren.

4. Die Pfannkuchen
abkühlen lassen und in
dünne Streifen (Flädle)
schneiden.

5. Die Gemüsebrühe
erhitzen, mit Meersalz
abschmecken und die
Flädle hineingeben. Die
Kräuter zuletzt in die
Suppe streuen.

ca. 315 kcal • 1325 kJ

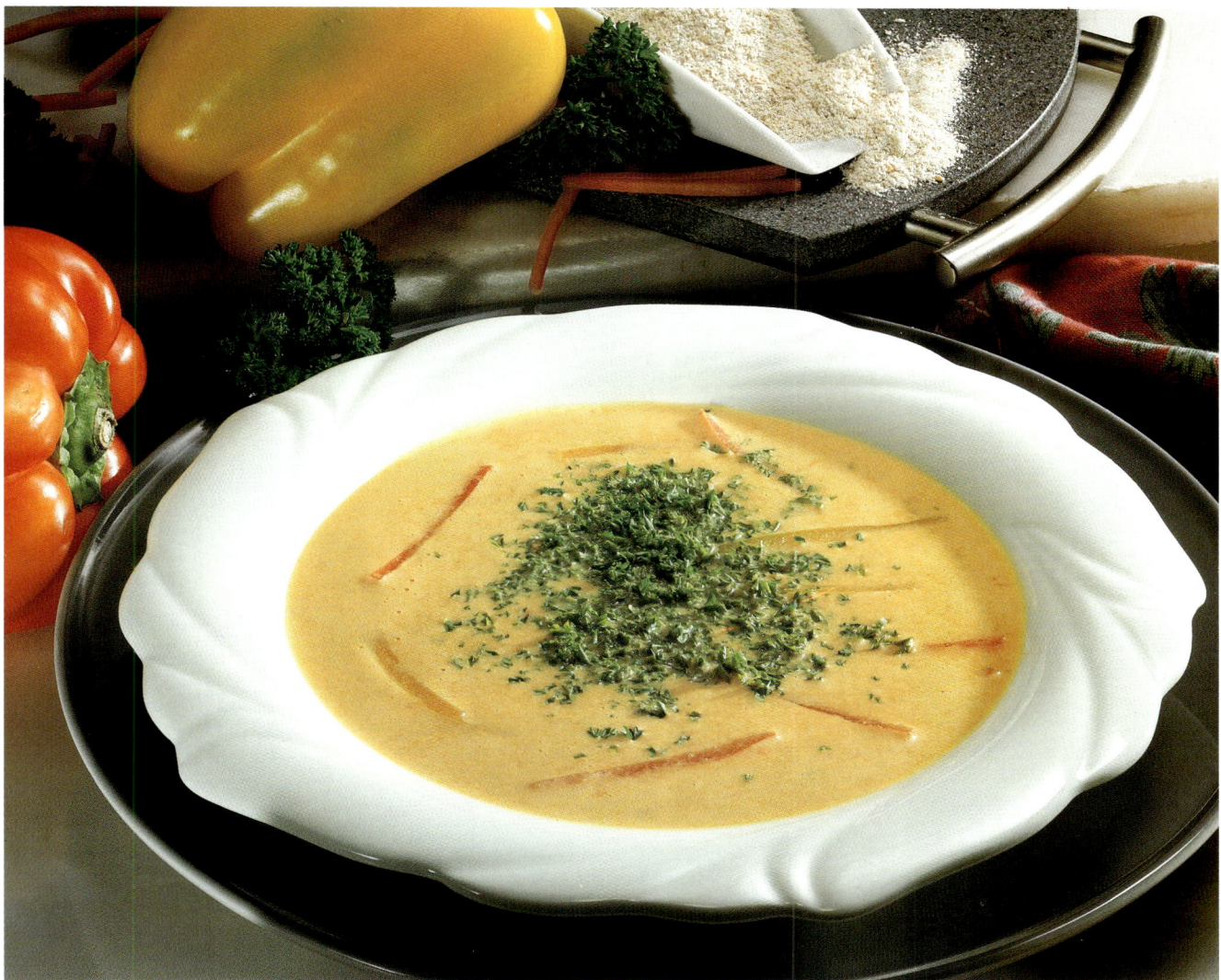

Paprikarahmsuppe

Zubereitungszeit:
ca. 35 Min.

Für 2 Personen

1 Zwiebel
1 rote Paprikaschote
1 gelbe Paprikaschote
1 EL Butter
1 EL feines Dinkel-vollkornmehl
⅜ l vegetarische Gemüse-brühe (aus Instantpulver zubereitet)
4 EL süße Sahne
1 EL gehackte Petersilie

1. Die Zwiebel schälen und fein würfeln.
2. Die Kerngehäuse der Paprikaschoten entfernen und das Fruchtfleisch in Streifen schneiden. Einige Paprikastreifen für die Garnitur beiseite legen.
3. Die übrigen Paprika-streifen zusammen mit den Zwiebelwürfeln etwa 5 Minuten in der Butter andünsten.
4. Dann das Vollkornmehl darüberstäuben, leicht anschwitzen und die Ge-müsebrühe unter Rühren dazugießen.

5. Das Ganze dann etwa 10 Minuten köcheln lassen. Die Suppe nach Belieben mit einem Schneidstab pürieren. Sie zuletzt mit der Sahne ver-feinern.
6. Die zurückbehaltenen Paprikastreifen hinzufü-gen, kurz mit erwärmen und die Petersilie über die Suppe streuen.

ca. 150 kcal • 620 kJ

Dinkelschrotsuppe

Zubereitungszeit:
ca. 35 Min.

Für 2 Personen

1 kleine Zwiebel
1 TL Butter
1 Möhre
1 Stück Knollensellerie
1 kleine Stange Lauch
50 g feines Dinkelschrot
1 EL vegetarische Gemüsebrühe (Instantpulver)
2 EL süße Sahne
2 EL gehackte Petersilie

1. Die Zwiebel schälen, in feine Würfel schneiden und in der Butter glasig dünsten.
2. Die Möhre und den Sellerie schälen, den Lauch putzen und alles zerkleinern. Das Gemüse zu den Zwiebeln geben und das Dinkelschrot unter Rühren hinzufügen.
3. Nun ½ l Wasser dazugießen und das Ganze mit der Instantbrühe abschmecken. Die Suppe im geschlossenen Topf etwa 20 Minuten köcheln lassen.
4. Die Suppe dann mit der Sahne verfeinern und mit der Petersilie bestreuen.
(auf dem Foto: oben)

ca. 335 kcal • 1420 kJ

Tip
Die oben angegebene Menge ergibt für eine Person ein vollständiges Hauptgericht.

Hirsesuppe

Zubereitungszeit:
ca. 40 Min.

Für 2 Personen

40 g Hirse
400 ml vegetarische Gemüsebrühe (aus Instantpulver zubereitet)
1 kleine Stange Lauch
½ TL geriebene Muskatnuß
3 EL süße Sahne
2–3 EL Schnittlauchröllchen

1. Die Hirse mit heißem Wasser waschen, anschließend in einen Kochtopf geben und die Gemüsebrühe dazugießen. Alles etwa ¼ Stunde bei nur geringer Hitzezufuhr köcheln lassen.
2. In der Zwischenzeit den Lauch putzen und in Ringe schneiden. Den Lauch zur Hirse geben und alles zugedeckt in weiteren 10 Minuten garen.
3. Die Suppe nach Belieben mit dem Schneidstab pürieren. Sie mit Muskatnuß würzen und mit der Sahne verfeinern. Zuletzt den Schnittlauch darüberstreuen.
(auf dem Foto: Mitte)

ca. 180 kcal • 755 kJ

Tip
Die im Rezept angegebene Menge ergibt für eine Person ein Hauptgericht.

Spargelcremesuppe

Zubereitungszeit:
ca. 40 Min.

Für 2 Personen

1 EL vegetarische Gemüsebrühe (Instantpulver)
½ TL Frutilose
400 g Spargel (300 g küchenfertig)
1 EL Butter
2 EL feines Weizenvollkornmehl
2 EL süße Sahne
1 EL gehackte Petersilie

1. 400 ml Wasser zusammen mit der Instantbrühe und der Frutilose zum Kochen bringen.
2. Inzwischen den Spargel schälen, eventuell holzige Enden abschneiden und die Stangen in etwa 4 cm lange Stücke schneiden.
3. Den Spargel in die Kochflüssigkeit geben und in etwa 20 Minuten bei geringer Hitzezufuhr garen. Die Spargelstücke dann herausnehmen.
4. Die Butter in einem Topf zerlassen, das Mehl hineinrühren und die Spargelbrühe unter Rühren nach und nach dazugießen.
5. Die Suppe aufkochen und binden lassen, die Spargelstücke und die Sahne hineingeben und die Petersilie darüberstreuen.
(auf dem Foto: unten)

ca. 130 kcal • 540 kJ

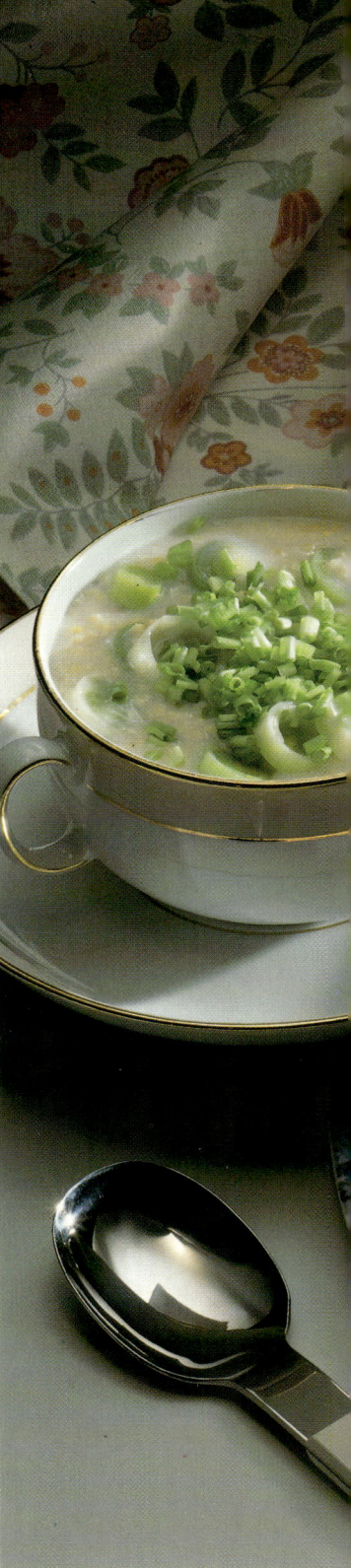

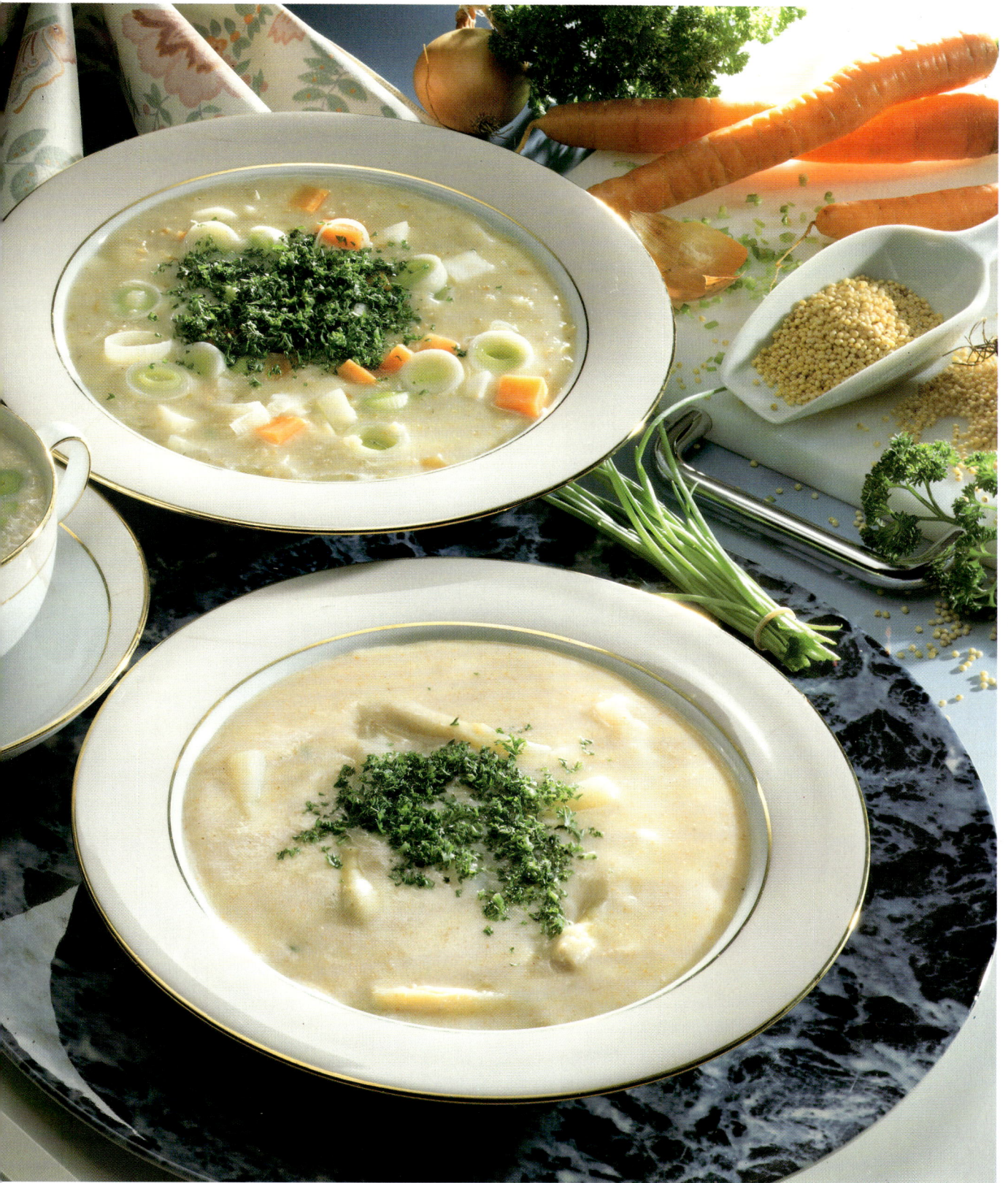

Sellerierahmsuppe

Zubereitungszeit:
ca. 25 Min.

Für 2 Personen

1 kleine Knolle Sellerie
(250 g küchenfertig)
½ l vegetarische
Gemüsebrühe (aus
Instantpulver zubereitet)
4 EL süße Sahne
2 EL gehackte Petersilie

1. Die Sellerieknolle schälen und würfeln. Zartes
Selleriegrün für die Garnitur beiseite legen.
2. Die Selleriewürfel in
etwa 10 Minuten in der
Gemüsebrühe im ge-
schlossenen Topf garen.
3. Das Ganze anschließend mit dem Schneid-
stab pürieren und mit der
Sahne verfeinern. Die
Petersilie über die Suppe
streuen und sie mit dem
Selleriegrün garnieren.
(auf dem Foto: Mitte)

ca. 210 kcal • 895 kJ

Tip
Die im Rezept angege-
bene Menge ergibt für
eine Person ein Hauptge-
richt.

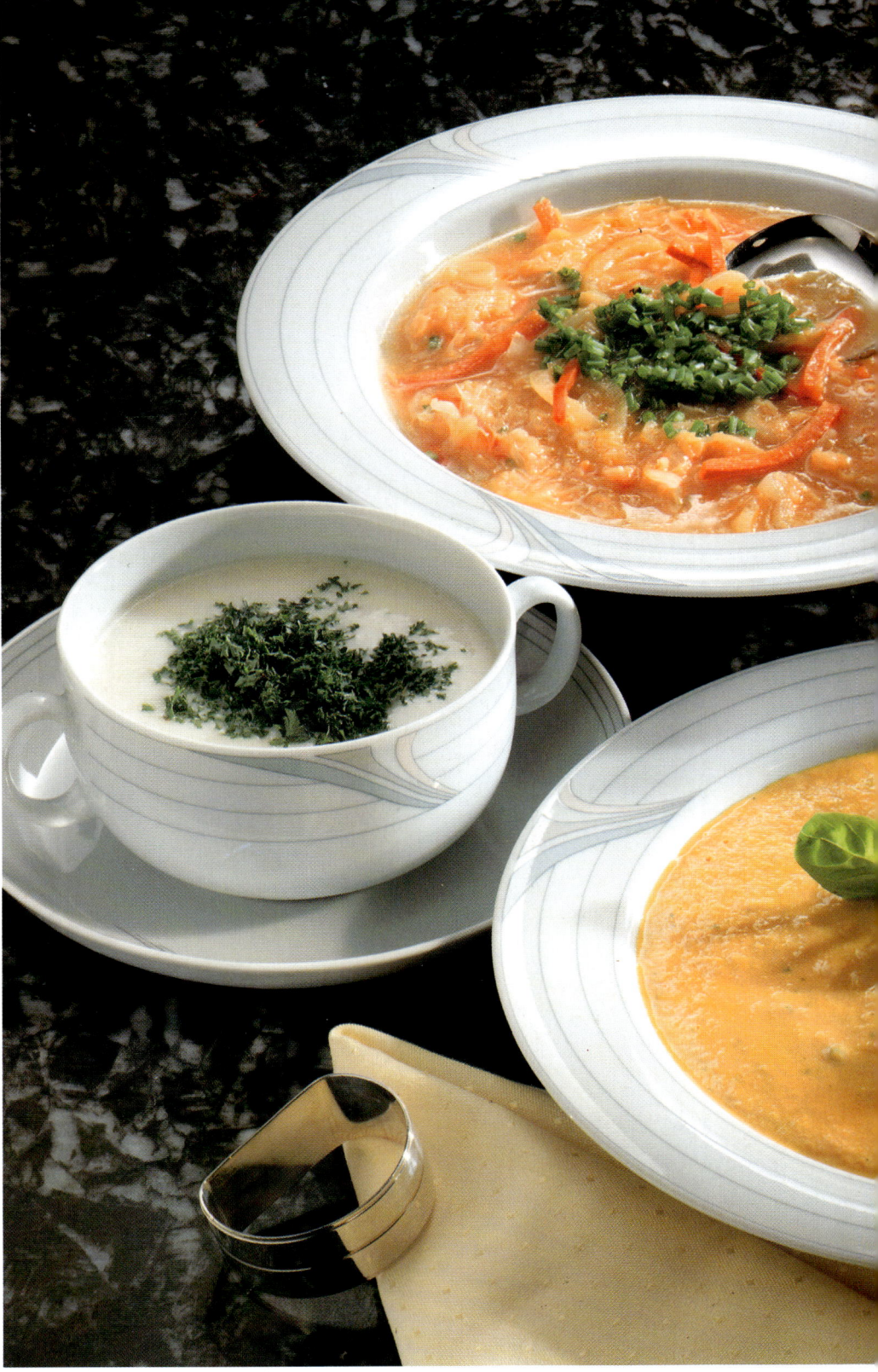

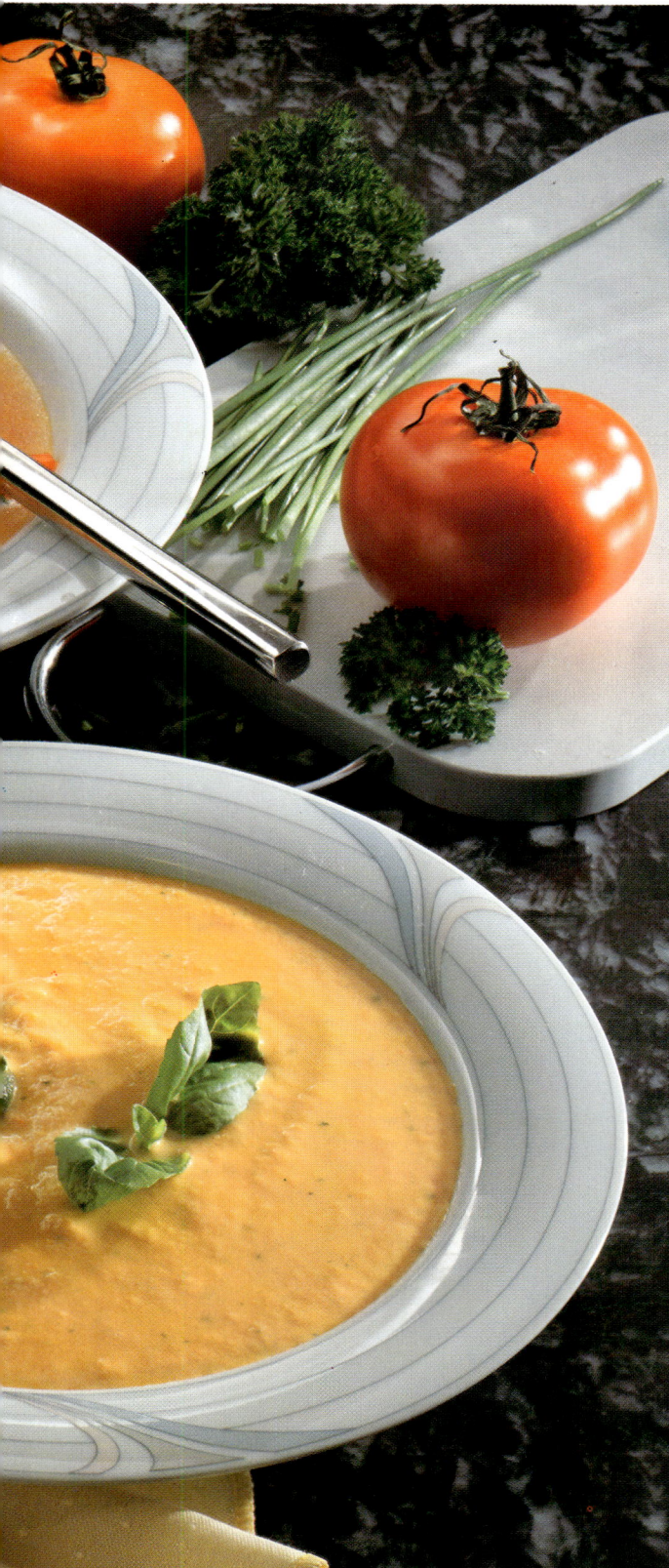

Paprika-Kraut-Suppe

Zubereitungszeit:
ca. 40 Min.

Für 2 Personen

1 rote Paprikaschote
1 Zwiebel
1 EL kaltgepreßtes Sonnenblumenöl
5 Tomaten
2 TL vegetarische Gemüsebrühe (Instantpulver)
1 TL Paprikapulver rosenscharf
100 g Sauerkraut
2 EL süße Sahne
2 EL gehackte Petersilie oder Schnittlauchröllchen

1. Das Kerngehäuse der Paprikaschote entfernen und das Fruchtfleisch in feine Streifen schneiden.
2. Die Zwiebel schälen und in Ringe schneiden. Die Paprikastreifen und die Zwiebelringe in dem Sonnenblumenöl etwa 5 Minuten andünsten.
3. In der Zwischenzeit die Tomaten vierteln und die Stielansätze entfernen. Das Fruchtfleisch mit dem Schneidstab pürieren und das Püree nach Belieben durch ein Sieb streichen.
4. Das Tomatenmus mit der Instantbrühe und dem Paprikapulver abschmekken und es unter das Gemüse rühren.
5. Das Sauerkraut kleinschneiden und zur Suppe geben. Alles zugedeckt bei geringer Hitzezufuhr etwa 10 Minuten köcheln lassen. Eventuell etwas Wasser hinzufügen.
6. Die Suppe mit der Sahne verfeinern und mit Petersilie oder Schnittlauchröllchen bestreuen.
(auf dem Foto: oben)

ca. 240 kcal • 1005 kJ

Ländliche Tomatensuppe

Zubereitungszeit:
ca. ¾ Std.

Für 2 Personen

1 Stück Knollensellerie
1 große Möhre
1 kleine Zwiebel
1 EL kaltgepreßtes Olivenöl
6 reife Tomaten
2 TL vegetarische Gemüsebrühe (Instantpulver)
1 TL Pizzagewürz
1 Msp. Cayennepfeffer
3 EL süße Sahne
1 Zweig Basilikum

1. Den Sellerie, die Möhre und die Zwiebel schälen und in kleine Würfel schneiden. Das Olivenöl in einem Topf nicht zu stark erhitzen und die Gemüsewürfel darin andünsten.
2. Die Stielansätze der Tomaten entfernen und die Früchte mit dem Schneidstab pürieren. Das Püree nach Belieben durch ein Sieb streichen.
3. Das Tomatenmus zu den Gemüsewürfeln geben und dann alles bei geringer Hitzezufuhr etwa 12 Minuten köcheln lassen. Eventuell etwas Wasser hinzufügen.
4. Die Suppe anschließend mit dem Schneidstab pürieren. Sie mit der Instantbrühe, dem Pizzagewürz und dem Cayennepfeffer kräftig würzen, mit der Sahne verfeinern und mit Basilikumblättchen garnieren.
(auf dem Foto: unten)

ca. 165 kcal • 695 kJ

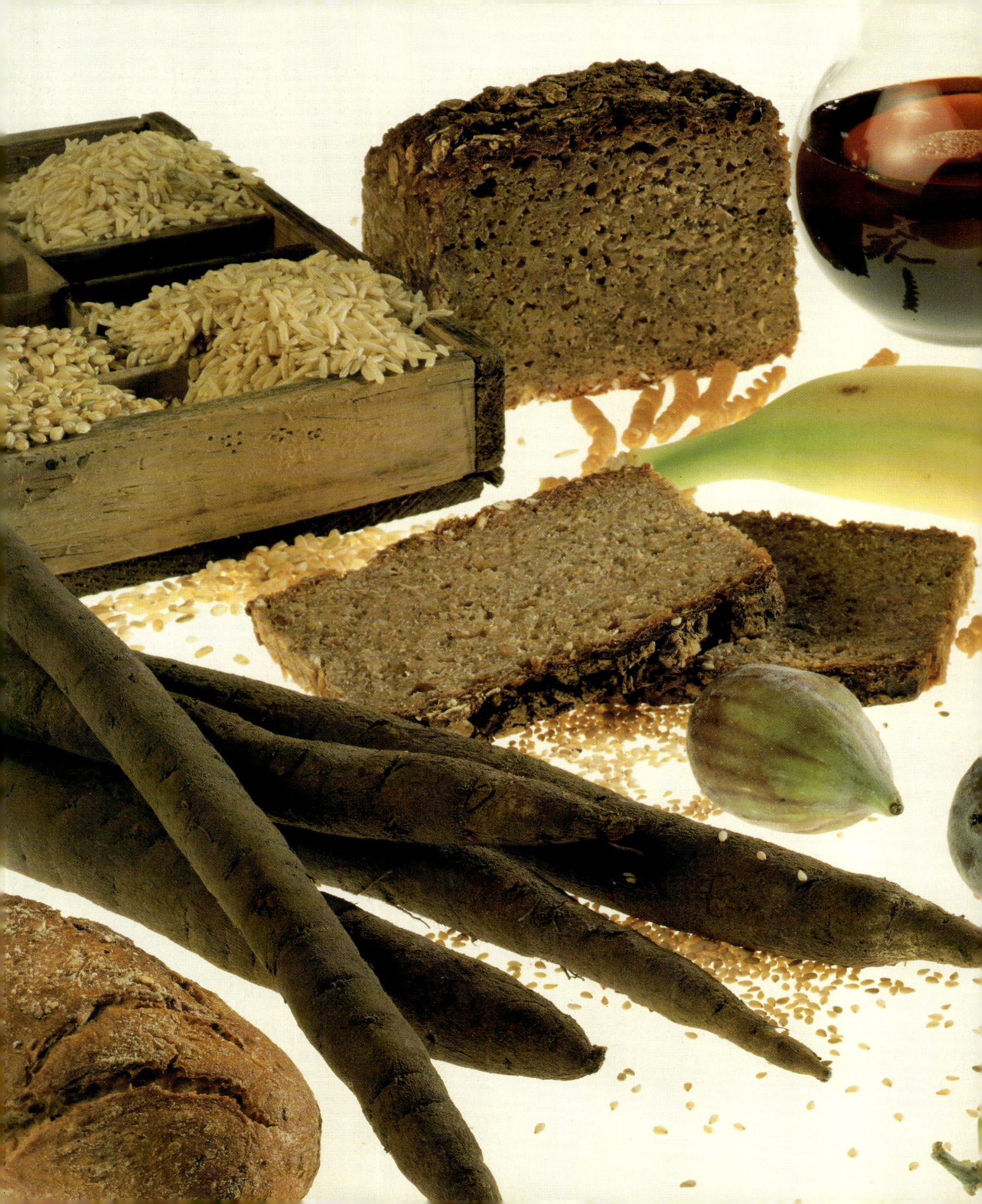

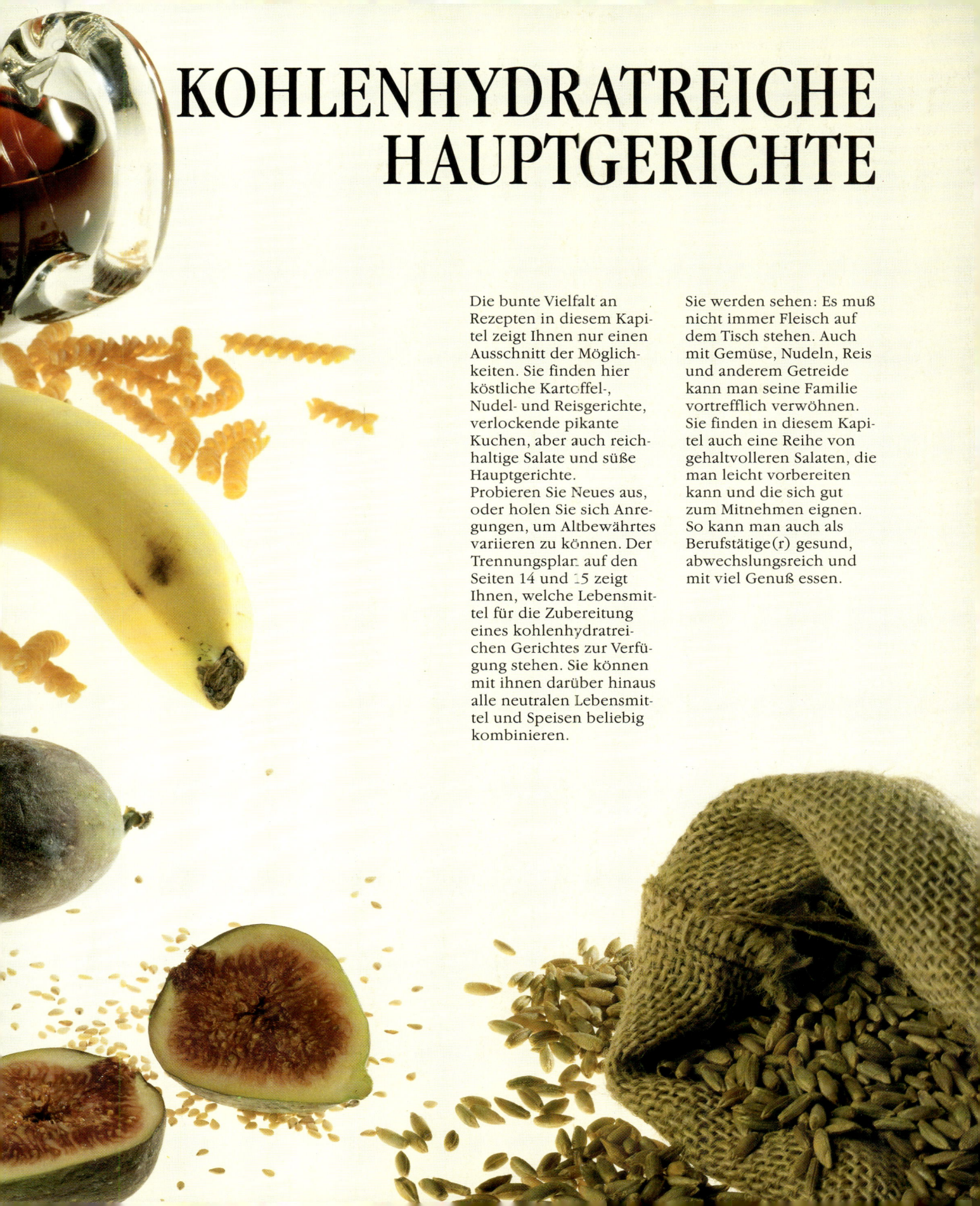

KOHLENHYDRATREICHE HAUPTGERICHTE

Die bunte Vielfalt an Rezepten in diesem Kapitel zeigt Ihnen nur einen Ausschnitt der Möglichkeiten. Sie finden hier köstliche Kartoffel-, Nudel- und Reisgerichte, verlockende pikante Kuchen, aber auch reichhaltige Salate und süße Hauptgerichte.

Probieren Sie Neues aus, oder holen Sie sich Anregungen, um Altbewährtes variieren zu können. Der Trennungsplan auf den Seiten 14 und 15 zeigt Ihnen, welche Lebensmittel für die Zubereitung eines kohlenhydratreichen Gerichtes zur Verfügung stehen. Sie können mit ihnen darüber hinaus alle neutralen Lebensmittel und Speisen beliebig kombinieren.

Sie werden sehen: Es muß nicht immer Fleisch auf dem Tisch stehen. Auch mit Gemüse, Nudeln, Reis und anderem Getreide kann man seine Familie vortrefflich verwöhnen. Sie finden in diesem Kapitel auch eine Reihe von gehaltvolleren Salaten, die man leicht vorbereiten kann und die sich gut zum Mitnehmen eignen. So kann man auch als Berufstätige(r) gesund, abwechslungsreich und mit viel Genuß essen.

Bunte Kartoffelsuppe

Zubereitungszeit:
ca. 50 Min.

Für 2 Personen

300 g geschälte Kartoffeln
½ l vegetarische Gemüse-
brühe (aus Instantpulver
zubereitet)
1 große Stange Lauch
2 EL Butter
3 Möhren (200 g küchen-
fertig)
150 g frische grüne
Erbsen oder Tiefkühlware
1 Msp. Cayennepfeffer
1 Msp. geriebene
Muskatnuß
Kräutersalz, 1 TL Kümmel
4 EL süße Sahne
2 EL gehackte Petersilie

1. Die Kartoffeln in Würfel schneiden und in der
Gemüsebrühe in etwa
18 Minuten garen.
2. Inzwischen den Lauch
putzen und in feine Ringe
schneiden. Sie in der Butter kurz andünsten.
3. Die Möhren schälen,
würfeln und mit den Erb-
sen hinzufügen.
4. Die Hälfte der gegarten
Kartoffelwürfel aus der
Brühe nehmen und zu
dem Gemüse geben. Alles
unter gelegentlichem
Umrühren etwa 10 Minu-
ten schmoren lassen.
5. Das Gemüse mit Ca-
yennepfeffer, Muskatnuß,
Kräutersalz und Kümmel
würzen.
6. Die in der Gemüse-
brühe verbliebenen Kar-
toffelwürfel zusammen
mit der Brühe pürieren.
Das gedünstete Gemüse
hinzufügen, alles mit der
Sahne verfeinern und mit
Petersilie bestreuen.
(auf dem Foto: unten)

ca. 360 kcal • 1510 kJ

Kartoffel-Lauch-Suppe

Zubereitungszeit:
ca. 35 Min.

Für 2 Personen

300 g geschälte
Kartoffeln
2 große Stangen Lauch
1 Zwiebel
1 EL Butter
50 g süße Sahne
1 EL vegetarische Gemüse-
brühe (aus Instant-
pulver)
1 Msp. geriebene
Muskatnuß

1. Die Kartoffeln in kleine
Würfel schneiden. Den
Lauch putzen und in
dünne Ringe schneiden.
2. Nun die Zwiebel schälen, fein würfeln und in
der Butter glasig dünsten.
Die Kartoffeln, den Lauch
und 600 ml Wasser hinzu-
fügen und alles bei nur
geringer Hitzezufuhr im
geschlossenen Topf in
18 bis 20 Minuten garen.
3. Das Ganze anschließend mit dem Schneid-
stab pürieren. Die süße
Sahne unter die Suppe
rühren und sie mit der
Instantbrühe und der
Muskatnuß abschmecken.
(auf dem Foto: oben)

ca. 265 kcal • 1105 kJ

Zucchini-Kartoffel-Suppe

Zubereitungszeit:
ca. ½ Std.

Für 2 Personen

600 g geputzte Zucchini
300 g geschälte Kartoffeln
1½ EL vegetarische
Gemüsebrühe (Instant-
pulver)
nach Belieben 1 Knob-
lauchzehe
50 g süße Sahne

1. Die Zucchini und die
Kartoffeln in grobe Stücke
schneiden.
2. Beides zusammen mit
etwa ¾ l Wasser in einen
Topf geben und mit der
Instantbrühe abschmek-
ken und 15 bis 18 Minuten
köcheln lassen.
3. Nach Belieben die
Knoblauchzehe durch die
Presse dazudrücken. Das
Ganze im Mixer oder mit
dem Schneidstab pürieren
und mit der Sahne ver-
feinern.
(auf dem Foto: Mitte)

ca. 240 kcal • 995 kJ

Hinweis
Möchten Sie die Zucchini-
suppe als Eiweißmahlzeit
für 2 Personen zubereiten,
schneiden Sie etwa 600 g
geputzte Zucchini in
Stücke und lassen sie in
600 ml Wasser mit etwa
1½ Eßlöffeln pflanzlicher
Gemüsebrühe (Instant-
pulver) 10 bis 12 Minuten
köcheln.
Das Gemüse anschließend
pürieren. 3 Eier schaumig
schlagen. Ein wenig heiße
Suppe hineingeben und
die Eimasse dann in die
Suppe rühren.

ca. 235 kcal • 975 kJ

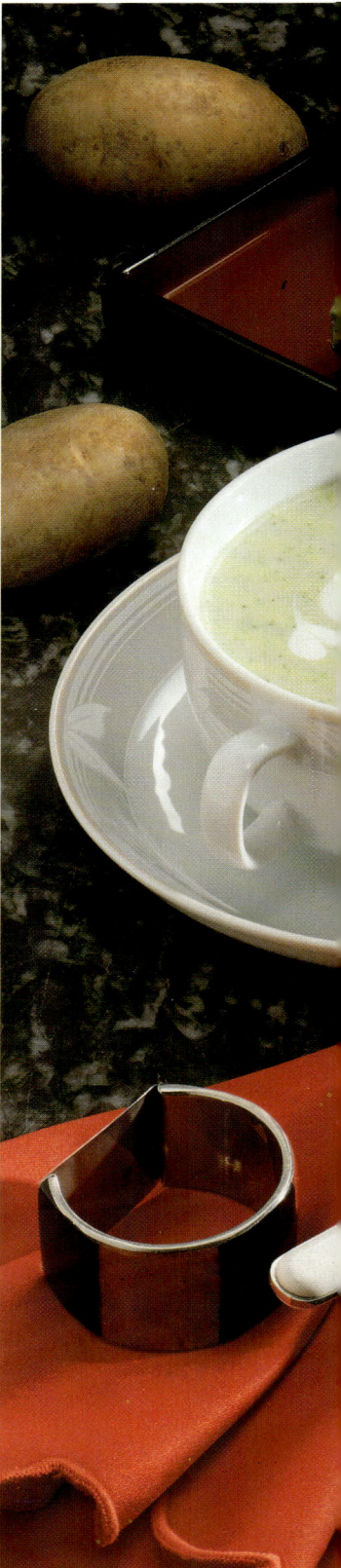

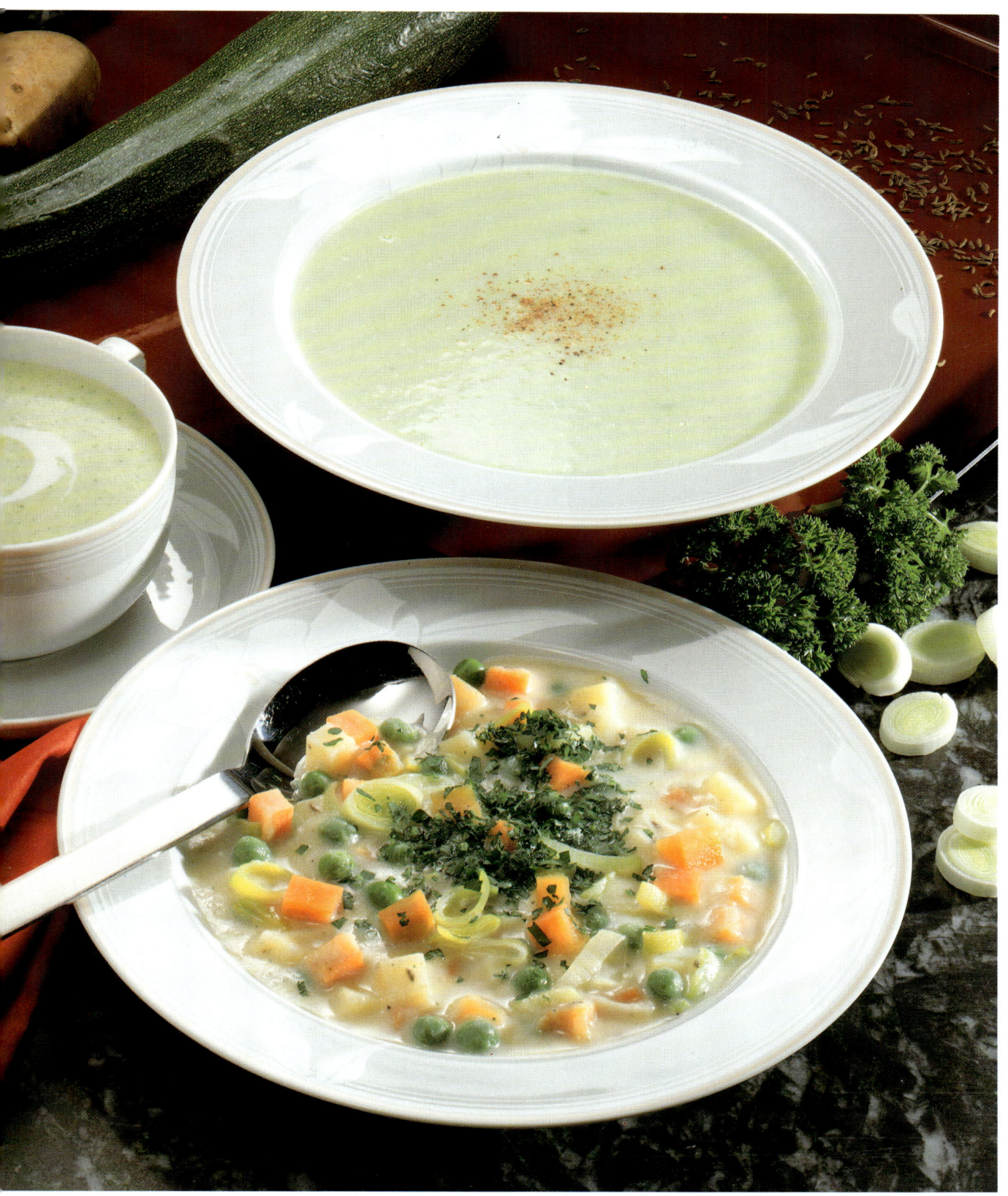

Möhren-Kartoffel-Eintopf

Zubereitungszeit:
ca. ½ Std.

Für 2 Personen

600 g geschälte Möhren
200 g geschälte Kartoffeln
1 EL vegetarische Gemüse-
brühe (Instantpulver)
½ TL Frutilose
2 TL Butter
3 EL gehackte Petersilie

1. Die Möhren je nach
Größe der Länge nach
vierteln und in Würfel
schneiden. ¼ l Wasser
zum Kochen bringen, die
Möhrenwürfel hineinge-
ben und im geschlosse-
nen Topf bei mäßiger Hit-
zezufuhr etwa 5 Minuten
lang vorgaren.
2. In der Zwischenzeit die
Kartoffeln in kleine Wür-
fel schneiden und zu den
Möhren geben. Alles wei-
tere 12 bis 15 Minuten
leicht köcheln lassen.
3. Nun die Instantbrühe,
die Frutilose und die Butter hinzufügen und den
Eintopf mit Petersilie
bestreuen.
(auf dem Foto: oben)

ca. 210 kcal • 885 kJ

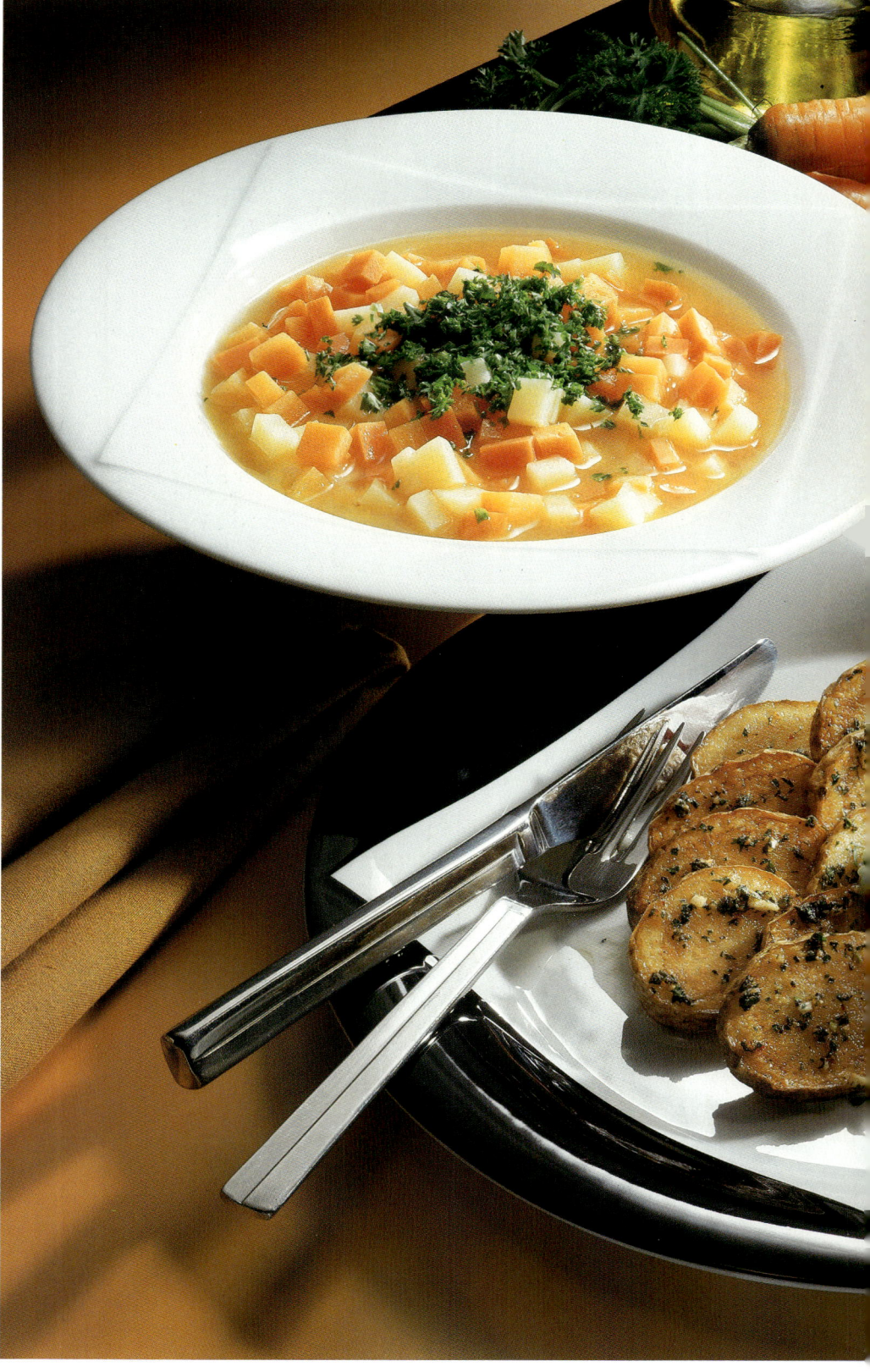

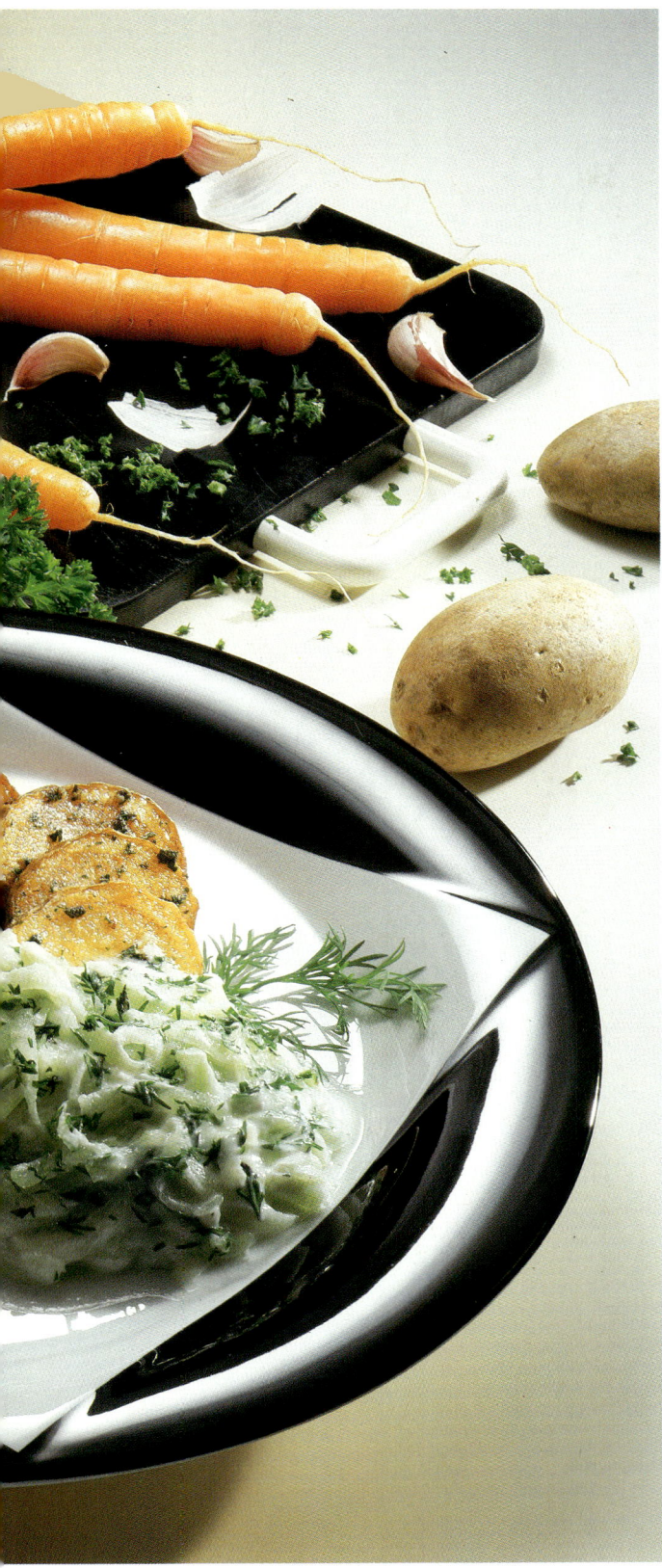

Würzkartoffeln mit Tsatsiki

Zubereitungszeit:
ca. ¼ Std.
Garzeit im Ofen:
ca. ¾ Std.

Für 1 Person

Für die Kartoffeln:
3 Kartoffeln (200 g)
3 EL kaltgepreßtes
Sonnenblumenöl
4 EL gemischte, gehackte
Kräuter (Majoran,
Basilikum, Salbei)
1 Knoblauchzehe
1 TL Paprikapulver
rosenscharf
1 TL Kräutersalz

Für den Tsatsiki:
150 g Sahnedickmilch
½ TL vergorenes Molke-
konzentrat (Molkosan)
½ TL kaltgepreßtes
Olivenöl
1 Knoblauchzehe
1 Stück Salatgurke (75 g)
Meersalz
1 EL gehackter Dill

1. Die Kartoffeln gründlich abbürsten und mit
Schale in etwa 1 cm dicke
Scheiben schneiden.
2. Das Sonnenblumenöl
mit den Kräutern
mischen, die Knoblauch-
zehe durch eine Presse
dazudrücken und Paprika-
pulver und Salz hinzu-
fügen.

3. Den Backofen auf
200 °C vorheizen. Die Kartoffelscheiben auf beiden
Seiten mit dem Würzöl
bestreichen und auf ein
Backblech legen. Es in
den Ofen schieben und
die Kartoffeln in etwa
¾ Stunden backen.
4. Inzwischen den Tsatsiki
zubereiten. Dafür die
Sahnedickmilch, das
Molkekonzentrat und das
Olivenöl in eine Schüssel
geben und mit dem
Schneebesen verrühren.
5. Die Knoblauchzehe
schälen und durch eine
Presse dazudrücken. Das
Stück Salatgurke schälen
und auf einer Rohkost-
reibe raspeln.
6. Die Gurkenraspel in
die Sahnedickmilch rüh-
ren und alles mit Meersalz
würzen. Den Dill darüber-
streuen. Die Kartoffeln
zusammen mit dem Tsa-
tsiki essen.
(auf dem Foto: unten)

ca. 550 kcal • 1880 kJ

Tip
Tsatsiki schmeckt auch
gut auf Vollkornbrot.
1 Portion Tsatsiki enthält
ca. 130 kcal beziehungs-
weise 550 kJ.

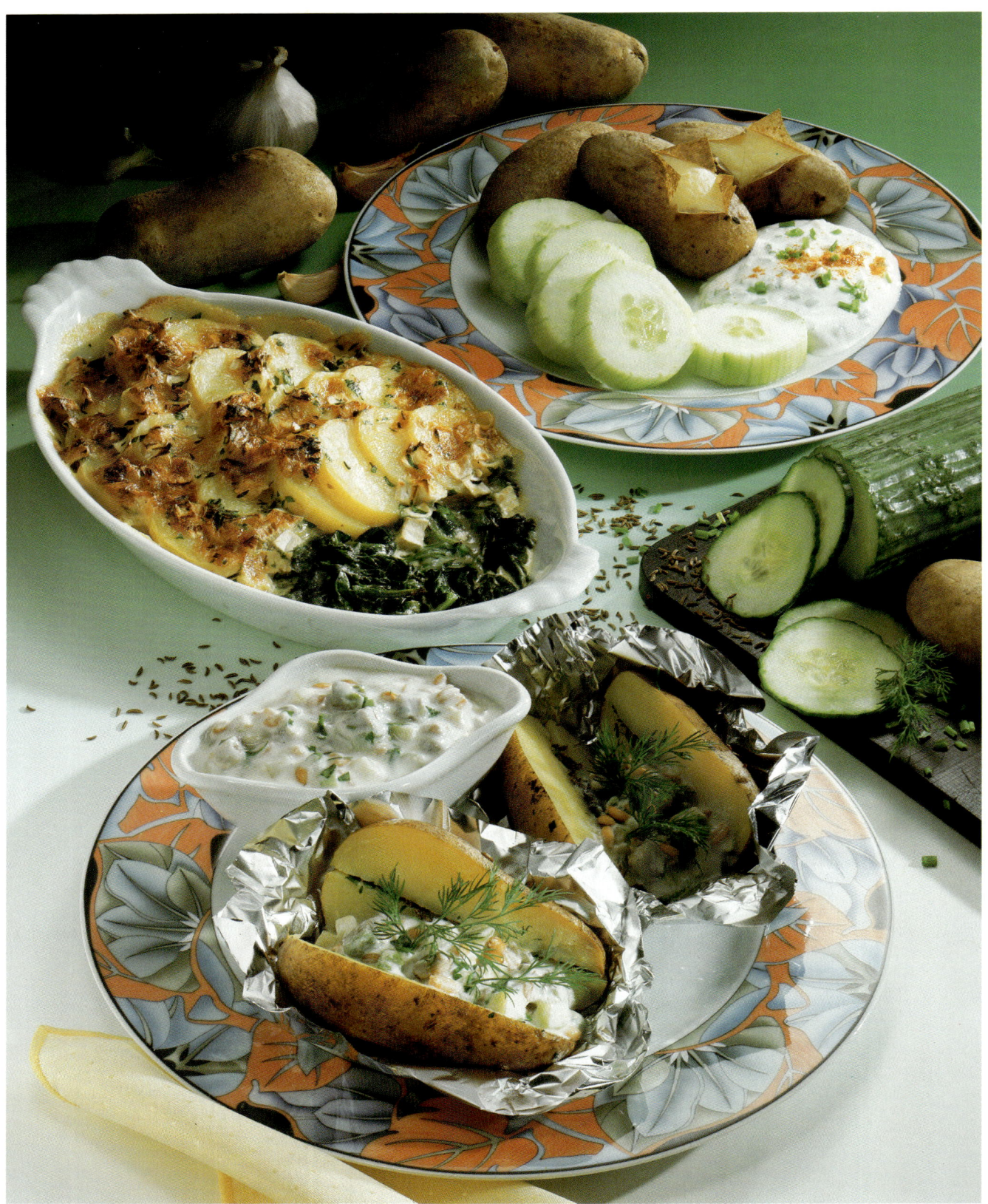

Spinatgratin

Zubereitungszeit:
ca. 35 Min.
Garzeit im Ofen:
ca. 22 Min.

Für 1 Person

2–3 gleich große fest-
kochende Kartoffeln
(200 g küchenfertig)
500 g Blattspinat
etwas Butter für die Form
50 g süße Sahne
60 g Käse 60 % Fett i.Tr.
(Rahmgouda oder
Camembert)
1 Msp. Cayennepfeffer
½ TL gehacktes Lieb-
stöckel
½ TL Majoran
1 TL vegetarische
Gemüsebrühe (Instant-
pulver)

1. Die Kartoffeln als Pellkartoffeln in 12 bis 15 Minuten vorgaren.
2. In der Zwischenzeit
den Spinat verlesen, in
kochendem Wasser kurz
blanchieren, herausneh-
men und dann abtropfen
lassen.
3. Die Kartoffeln leicht
abkühlen lassen, pellen
und in gleichmäßig dicke
Scheiben schneiden.
4. Den Spinat in eine
gefettete Auflaufform
geben und die Kartoffel-
scheiben schuppenartig
darauf legen.
5. Nun den Backofen auf
160 °C vorheizen. 120 ml
Wasser mit der Sahne
mischen. Den Käse in
kleine Würfel schneiden
und hineingeben.
6. Die Mischung mit Cayennepfeffer, Liebstöckel,
Majoran und Instantbrühe
abschmecken und über
die Kartoffelscheiben
gießen.

7. Das Gratin in den Ofen
stellen und in 18 bis
22 Minuten backen. Es
soll eine goldgelbe Kruste
haben.
(auf dem Foto: Mitte)

ca. 615 kcal • 2550 kJ

Gegrillte Kartoffeln mit Dip

Quellzeit: ca. 8 Std.
Zubereitungszeit:
ca. ½ Std.
Garzeit im Ofen:
ca. 55 Min.

Für 2 Personen

40 g Dinkelkörner

Für die Kartoffeln:
4 Kartoffeln
4 TL kaltgepreßtes
Sonnenblumenöl
1 EL Kümmel
1 TL Majoran
1 TL gehacktes Lieb-
stöckel

Für den Dip:
1 Salatgurke
1 Avocado
1 Frühlingszwiebel
350 g Sahnedickmilch
Kräutersalz
nach Belieben
2 Knoblauchzehen

Außerdem:
8 kleine Dillzweige

1. Den Dinkel mit Wasser
bedecken und für etwa
8 Stunden oder über
Nacht quellen lassen.
2. Den Dinkel am nächsten Tag im Einweichwas-
ser bei geringer Hitze in
etwa 25 Minuten garen.
3. Inzwischen die Kartoffeln gut abbürsten, mit
wenig Wasser in einen

Topf geben und etwa
8 Minuten lang vorgaren.
Sie anschließend der
Länge nach halbieren.

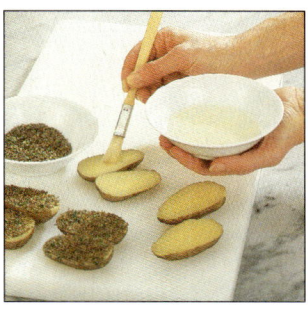

4. Die Schnittflächen mit
dem Öl bestreichen und
mit Kümmel, Majoran und
Liebstöckel würzen. Den
Grill vorheizen.

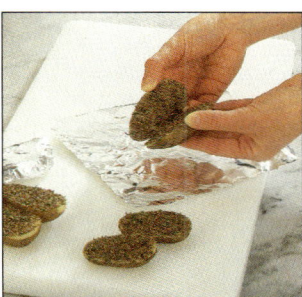

5. Die Hälften wieder zu-
sammensetzen und jede
Kartoffel in doppelte Alufolie wickeln (die matte
Seite der Folie nach au-
ßen). Die Kartoffeln bei
starker Hitze 45 bis 55 Minuten grillen.
6. Inzwischen den Dip
zubereiten. Dafür die
Gurke schälen und fein
würfeln.
7. Die Avocado schälen,
den Kern entfernen und
das Fruchtfleisch in kleine
Stücke schneiden. Die
Frühlingszwiebel putzen
und in sehr feine Ringe
schneiden.
8. Die Sahnedickmilch
mit dem Schneebesen
glattrühren und das vor-
bereitete Gemüse und den
gekochten Dinkel hinzu-

fügen. Alles mit Kräuter-
salz abschmecken und
nach Belieben die Knob-
lauchzehe durch eine
Presse dazudrücken.
9. Die Folien der Kartoffeln öffnen, die Kartoffeln
längs einschneiden, etwas
auseinanderdrücken und
den Dip darauf verteilen.
Mit dem Dill garnieren.
(auf dem Foto: unten)

ca. 750 kcal • 3145 kJ

Pellkartoffeln mit Quark

Zubereitungszeit:
ca. ½ Std.

Für 2 Personen

400 g kleine Kartoffeln
250 g Quark 20 % Fett i.Tr.
4 EL Mineralwasser
1 Bund Schnittlauch
½ TL Meersalz
½ TL Paprikapulver
1 Salatgurke

1. Die Kartoffeln waschen
und als Pellkartoffeln in
18 bis 20 Minuten garen.
2. In der Zwischenzeit
den Quark mit dem Mine-
ralwasser cremig rühren.
3. Den Schnittlauch in
kleine Röllchen schnei-
den und zusammen mit
dem Meersalz zum Quark
geben. Alles gut verrühren
und mit dem Paprikapul-
ver bestäuben.
4. Die Salatgurke schälen
und in 1 cm dicke Schei-
ben schneiden. Die Gur-
kenscheiben zusammen
mit den Pellkartoffeln und
dem Quark servieren.
(auf dem Foto: oben)

ca. 300 kcal • 1260 kJ

Kartoffelbrei mit Sauerkraut und Röstzwiebeln

Zubereitungszeit:
ca. 35 Min.

Für 2 Personen

5 Kartoffeln
(400 g küchenfertig)
1 EL vegetarische Gemüse-
brühe (Instantpulver)
50 g süße Sahne
500 g Sauerkraut
1 große Gemüsezwiebel
1½ EL ungehärtetes
Kokosfett

1. Die Kartoffeln schälen und in kleine Würfel schneiden. Sie in 350 ml Wasser im geschlossenen Topf in etwa 20 Minuten weichkochen.
2. Die Kartoffelwürfel im eigenen Kochwasser zerstampfen, dann das Püree mit der Instantbrühe abschmecken und mit der Sahne verfeinern.
3. Das Sauerkraut nach Belieben kleinschneiden und in einem Topf erwärmen.
4. In der Zwischenzeit die Zwiebel schälen und in feine Ringe schneiden.
5. Das Fett in einer Pfanne erhitzen und die Zwiebelringe darin unter Wenden rösten.
6. Das heiße Sauerkraut mit dem Kartoffelbrei mischen und zusammen mit den Zwiebelringen servieren.
(auf dem Foto: oben)

ca. 570 kcal • 2380 kJ

Bratkartoffeln mit Rosenkohl

Zubereitungszeit:
ca. ½ Std.

Für 2 Personen

400 g am Vortag gegarte
Pellkartoffeln
1 Zwiebel
2 EL kaltgepreßtes
Sonnenblumenöl
1 TL Kräutersalz
500 g TK-Rosenkohl
1 TL vegetarische Gemüse-
brühe (Instantpulver)
1 Msp. geriebene
Muskatnuß
1½ EL Butter

1. Die Kartoffeln pellen und in Scheiben schneiden. Die Zwiebel schälen, fein würfeln und in dem Öl glasig dünsten.
2. Nun die Kartoffelscheiben hinzufügen, alles mit dem Kräutersalz würzen und bei nicht zu starker Hitzezufuhr so lange braten, bis die Kartoffeln goldgelb sind.
3. In der Zwischenzeit den Rosenkohl mit wenig Wasser aufsetzen und mit der Instantbrühe sowie Muskatnuß würzen.
4. Den Rosenkohl im geschlossenen Topf 8 bis 12 Minuten köcheln lassen und das Gemüse danach mit einer Schaumkelle herausnehmen.
5. Die Butter in einer Pfanne zart bräunen und über das Gemüse gießen. Es zusammen mit den Bratkartoffeln servieren.
(auf dem Foto: Mitte)

ca. 395 kcal • 1645 kJ

Matjes in Sahne mit Pellkartoffeln

Zubereitungszeit:
ca. ½ Std.
Zeit zum Durchziehen:
ca. 24 Std.

Für 2 Personen

Für die Matjes:
2 ausgenommene Matjes-
heringe ohne Kopf
125 g saure Sahne
175 g Sahnedickmilch
1 Zwiebel
2 mürbe Äpfel
5 Wacholderbeeren
2 TL vergorenes Molke-
konzentrat (Molkosan)
2 EL gehackter Dill

Außerdem:
400 g Pellkartoffeln

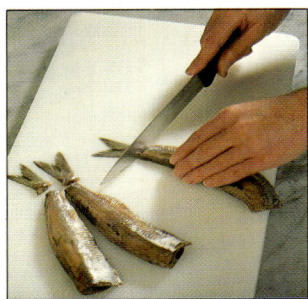

Die Schwänze der Heringe abschneiden

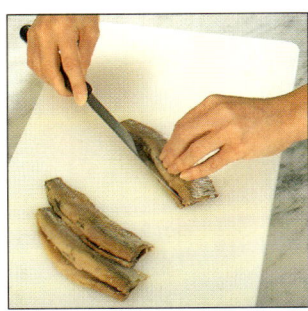

Entlang der Rückengräte einschneiden

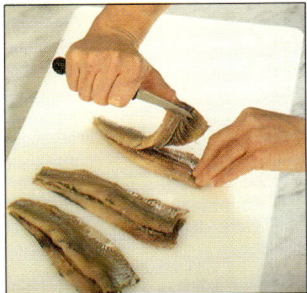

Die Gräte entfernen

1. Die Heringe unter fließendem kaltem Wasser abwaschen. Mit einem scharfen Messer die Schwänze abschneiden und entlang der Rückengräte einschneiden. Die Gräte vorsichtig herausnehmen, und dabei auch die kleineren Gräten mit entfernen.
2. Die saure Sahne und die Sahnedickmilch mit 6 Eßlöffeln Wasser cremig rühren.
3. Die Zwiebel schälen und in dünne Ringe schneiden. Die Äpfel vierteln, nach Belieben schälen, die Kerngehäuse entfernen und das Fruchtfleisch in schmale Spalten schneiden.
4. Die Zwiebelringe und die Apfelspalten zusammen mit den Wacholderbeeren zur Sahnesauce geben. Das Molkekonzentrat hineinrühren und den Dill daruntermischen.
5. Die Matjesfilets in die Sauce legen und zugedeckt im Kühlschrank etwa 24 Stunden durchziehen lassen.
Essen Sie dazu 400 g Pellkartoffeln.
(auf dem Foto: unten)

ca. 625 kcal • 2610 kJ

Hinweis
Essen Sie vorweg einen neutralen Salat (Seite 48 bis 52).

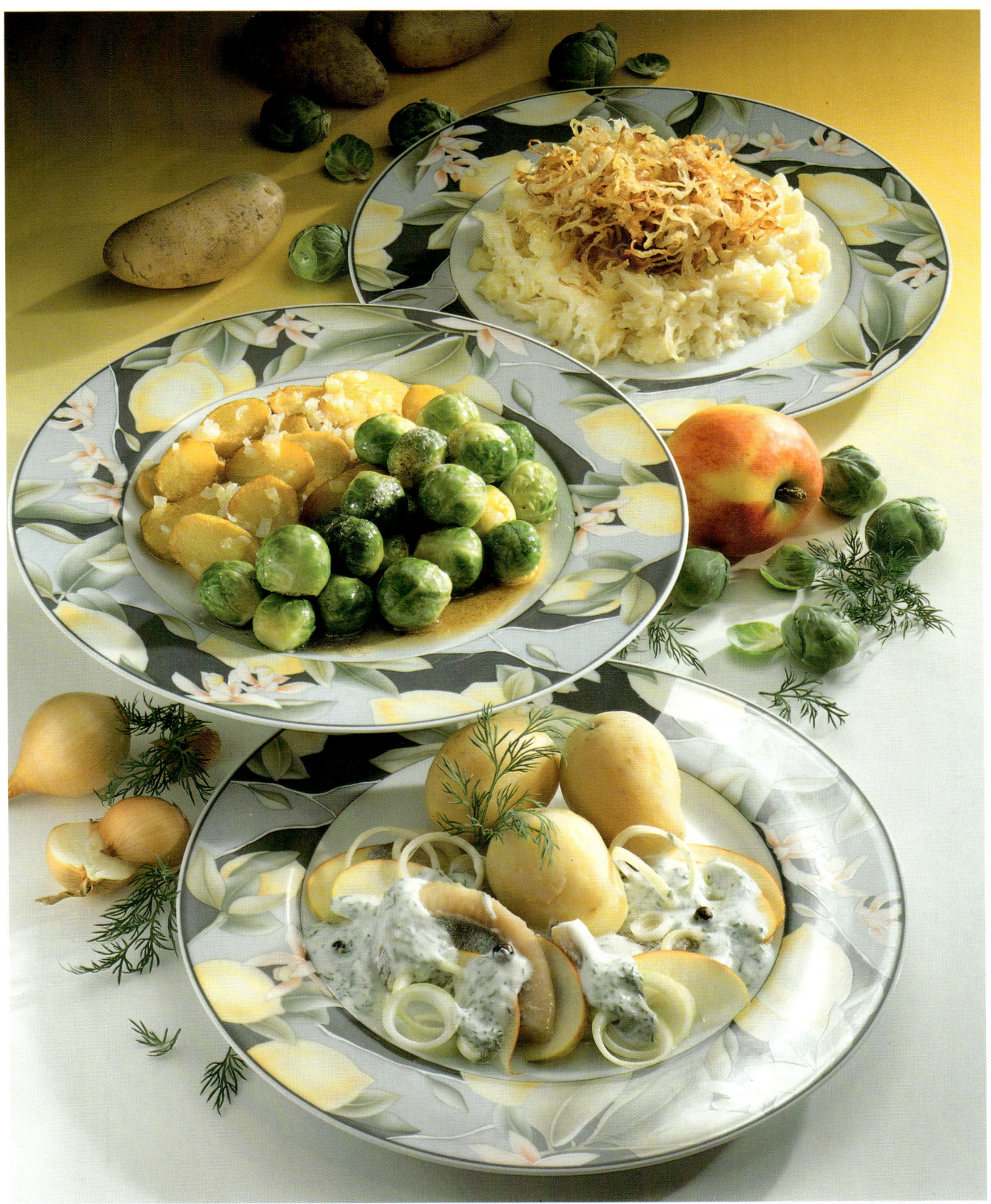

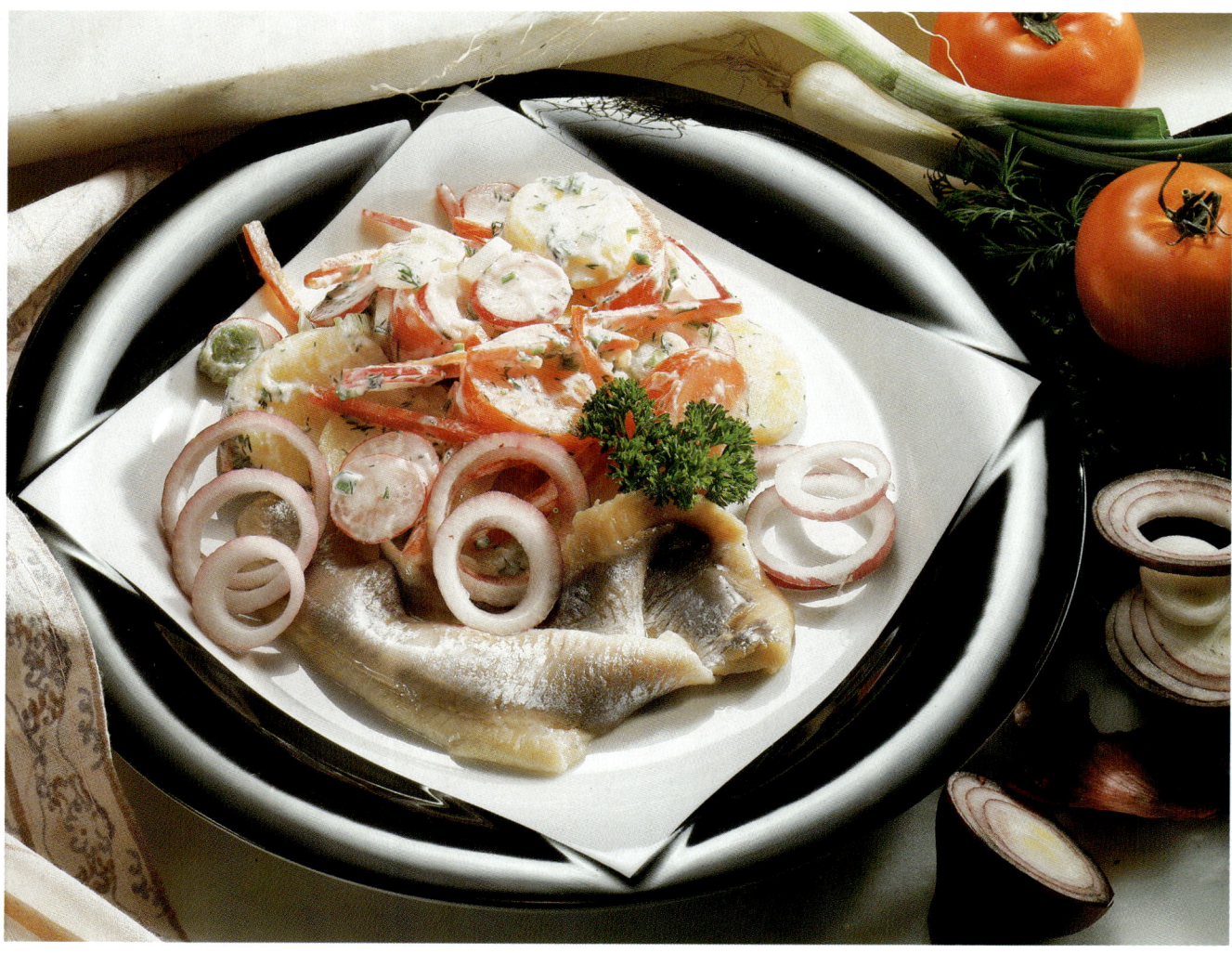

Kartoffelsalat mit Matjes

Garzeit der Kartoffeln
(am Vortag): ca. ½ Std.
Zubereitungszeit:
ca. 35 Min.

Für 2 Personen

400 g festkochende
Kartoffeln
160 ml heiße vegetarische
Gemüsebrühe (aus
Instantpulver zubereitet)
12 Radieschen
6 Frühlingszwiebeln
1 kleine rote Paprika-
schote
2 Tomaten

Für die Sauce:
200 g Sahnedickmilch
2 TL vergorenes Molke-
konzentrat (Molkosan)
2 TL kaltgepreßtes
Sonnenblumenöl
Kräutersalz
2 Bund Schnittlauch
4 EL gehackter Dill

Außerdem:
4 kleine Matjesfilets

Für die Garnitur:
2 Petersilienzweige
1 rote Zwiebel

1. Die Kartoffeln am besten am Vortag als Pell-kartoffeln garen und abkühlen lassen. Sie dann pellen, in Scheiben schneiden und mit der heißen Brühe übergießen.
2. Die Radieschen und die Frühlingszwiebeln waschen und in feine Scheiben beziehungs-weise Ringe schneiden.
3. Das Kerngehäuse der Paprikaschote und die Stielansätze der Tomaten entfernen und das Gemüse in feine Streifen oder Spalten schneiden. Alle vorbereiteten Zutaten in eine Schüssel geben.

4. Die Sahnedickmilch mit dem Molkekonzen-trat, dem Sonnenblu-menöl und Kräutersalz verrühren.
5. Den Schnittlauch in Röllchen schneiden und zusammen mit dem Dill zur Sahnedickmilch ge-ben. Die Sauce unter die Salatzutaten mischen, den Salat zusammen mit den Matjesfilets anrichten und alles mit Petersilie und roten Zwiebelringen gar-nieren.

ca. 690 kcal • 2895 kJ

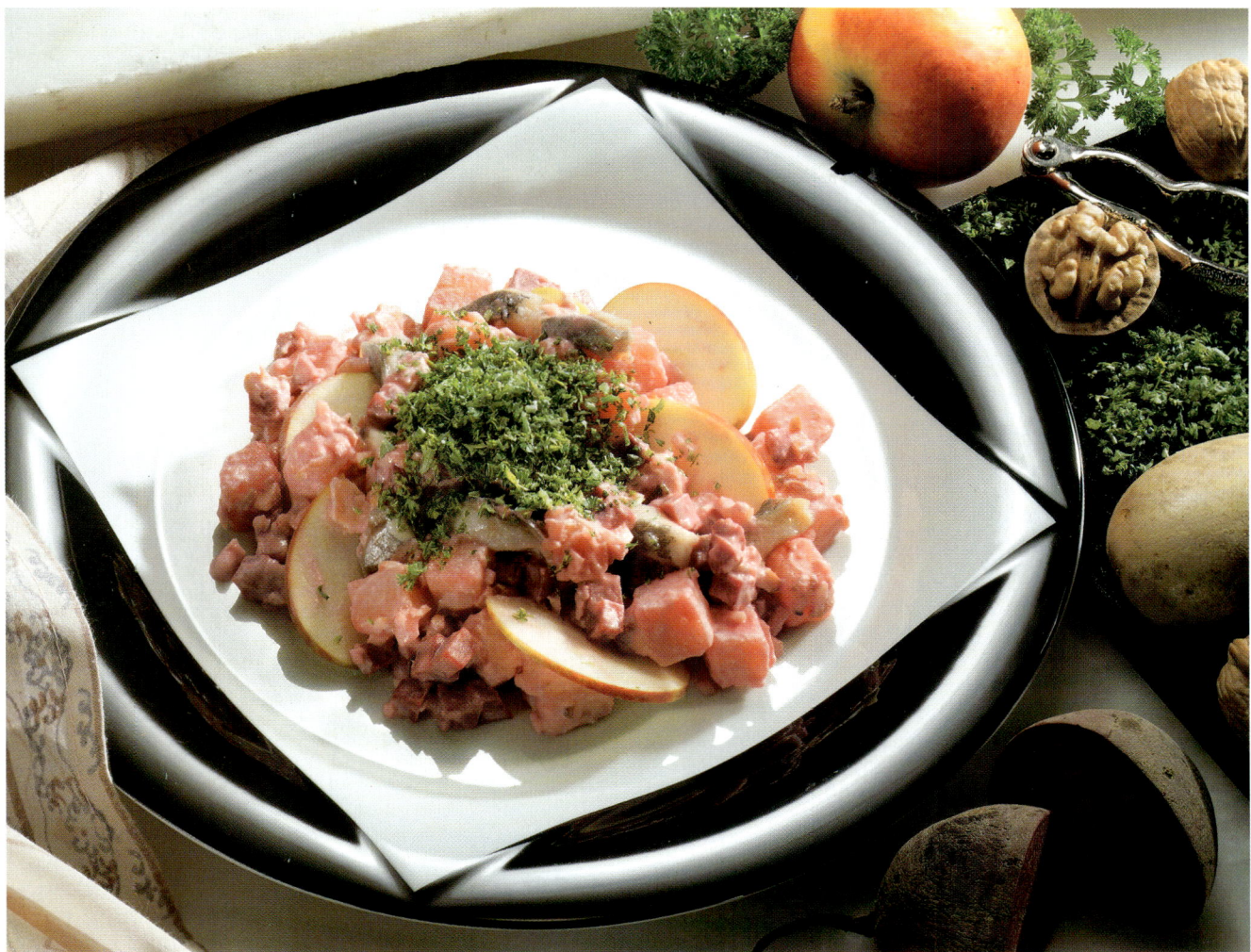

Rheinischer Heringssalat

Zubereitungszeit:
ca. 1 Std.
Zeit zum Durchziehen:
mind. 3 Std.

Für 2 Personen

Für den Salat:

1 kleine rote Bete
(200 g küchenfertig)
4 etwa gleich große
Kartoffeln
1 Zwiebel
1 mürber Apfel
8 Walnußkerne
4 Matjesfilets

Für die Sauce:

125 g saure Sahne
100 g Sahnedickmilch
1 EL kaltgepreßtes
Sonnenblumenöl
1 EL vergorenes Molke-
konzentrat (Molkosan)
1 EL Frutilose

Außerdem:

2 EL gehackte Petersilie

1. Die rote Bete und die
Kartoffeln gut abbürsten
und in wenig Wasser in
20 bis 25 Minuten garen.
Beides abkühlen lassen,
pellen und in kleine Wür-
fel schneiden.

2. Die Zwiebel schälen
und sehr fein würfeln.
Nach Belieben den Apfel
schälen, ihn dann vier-
teln, das Kerngehäuse entfernen und das Frucht-
fleisch in schmale Spalten
schneiden.
3. Die Nüsse grob hacken
und die Matjesfilets in
feine Streifen schneiden.
Nun alle vorbereiteten
Zutaten mischen.
4. Die saure Sahne, die
Sahnedickmilch, das Son-
nenblumenöl, das Molke-
konzentrat und die Fruti-
lose verrühren, unter den
Heringssalat mischen und

die Petersilie darüber-
streuen. Den Salat gut
durchziehen lassen.

ca. 850 kcal • 3545 kJ

Tip
Sollten die Matjes sehr sal-
zig sein, legen Sie sie für
kurze Zeit in Wasser.
Wie Sie Matjes selbst filetieren können, erfahren
Sie auf Seite 72.

Bunter Gemüsesalat

Zubereitungszeit:
ca. 35 Min.

Für 2 Personen

2 Kartoffeln
2 Möhren
150 g grüne Bohnen
¼ l vegetarische Gemüse-brühe (aus Instant-pulver zubereitet)
2 Tomaten
½ Salatgurke
100 g TK-Maiskörner

Für die Sauce:

125 g saure Sahne
1 EL vergorenes Molke-konzentrat (Molkosan)
1 EL kaltgepreßtes Sonnenblumenöl

Außerdem:

125 g Schafskäse

1. Die Kartoffeln und die Möhren schälen und in kleine Würfel schneiden. Die Bohnen abfädeln und in etwa 4 cm lange Stücke brechen.
2. Das Gemüse in einen Topf geben, die Gemüse-brühe angießen und alles bei mittlerer Hitzezufuhr in 15 bis 18 Minuten garen.
3. Das Gemüse aus der Brühe nehmen und abkühlen lassen.
4. In der Zwischenzeit die Stielansätze der Tomaten entfernen und das Frucht-fleisch fein würfeln.
5. Die Gurken schälen, der Länge nach vierteln und in kleine Stücke schneiden.

6. Das abgekühlte Ge-müse mit den Tomaten und den Gurken mischen und zuletzt den Mais da-zugeben.
7. Aus der sauren Sahne, dem Molkekonzentrat, dem Öl und ein wenig Gemüsebrühe eine Sauce rühren und sie über den Gemüsesalat gießen. Alles gut mischen und den Schafskäse darüber-bröckeln.
(auf dem Foto: unten)

ca. 385 kcal • 1610 kJ

Tip

Die Zutaten für diesen Salat kann man problem-los am Abend für den nächsten Tag vorbereiten. Mischen Sie morgens dann die Sauce darunter, geben den Käse dazu und nehmen den Salat gut ver-packt, zum Beispiel an den Arbeitsplatz mit.

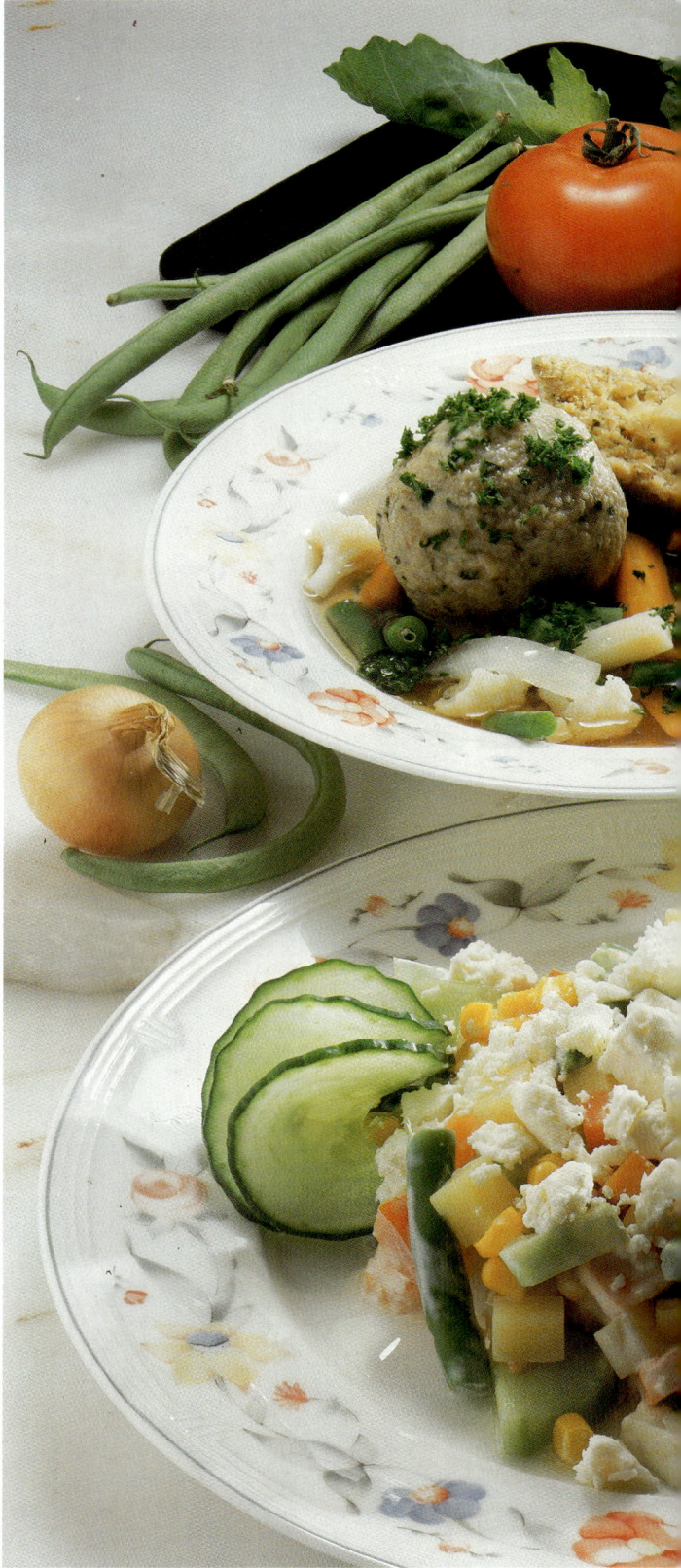

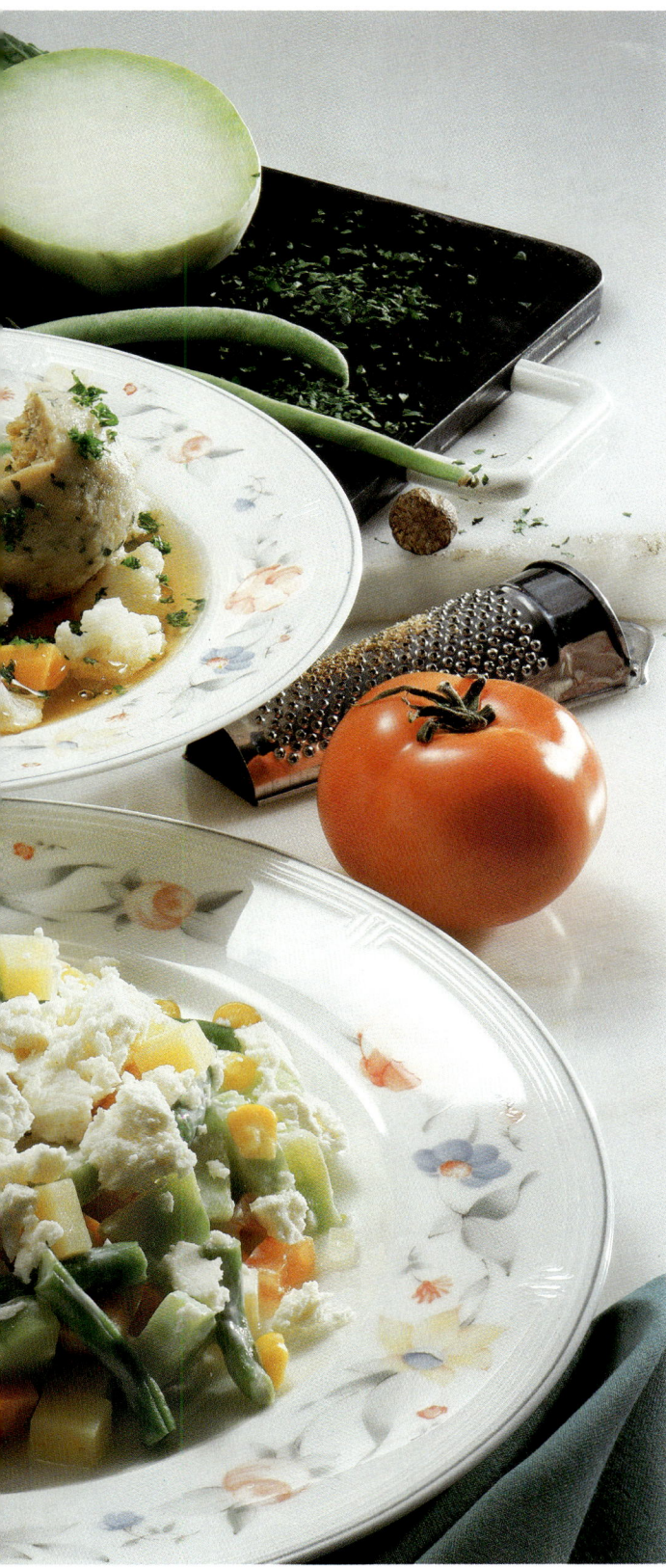

Gemüsesuppe mit Käseknödeln

Zubereitungszeit:
ca. 1 Std. 10 Min.

Für 2 Personen

Für die Suppe:

800 g gemischtes,
geputztes Gemüse;
bestehend aus: Möhren,
Kohlrabi, Knollensellerie,
Blumenkohl und grünen
Bohnen
1 Zwiebel
1½ EL Butter
1½ EL vegetarische
Gemüsebrühe (Instant-
pulver)
geriebene Muskatnuß

Für die Knödel:

2 altbackene Vollkorn-
brötchen (à 40 g)
3 EL süße Sahne
1 Zwiebel
1 TL Butter
1–2 EL gehackte Petersilie
1 TL gehacktes Lieb-
stöckel
1 Eigelb
2 EL Sonnenblumenkerne
1½ TL vegetarische
Gemüsebrühe (Instant-
pulver)
50 g Rahmgouda oder
Butterkäse 60 % Fett i. Tr.
Meersalz
3 EL Kartoffelstärke

Außerdem:

2 EL gehackte Petersilie

1. Die Möhren längs vierteln und in etwa 4 cm
lange Stücke schneiden.
Den Kohlrabi und den
Sellerie in Stifte schneiden und den Blumenkohl
in kleine Röschen teilen.

2. Die Bohnen in etwa
2 cm lange Stücke schnei-
den. Die Zwiebel schälen,
fein würfeln und in der
Butter glasig dünsten. Das
Gemüse hinzufügen.
3. ½ l Wasser dazugießen
und alles mit der Instantbrühe abschmecken. Die
Suppe 15 bis 18 Minuten
köcheln lassen.
4. Inzwischen die alt-
backenen Brötchen in
kleine Würfel schneiden,
100 ml heißes Wasser und
die Sahne darübergießen
und sie einige Minuten
quellen lassen.
5. Die Zwiebel schälen,
sehr fein würfeln und in
der Butter glasig dünsten.
Zusammen mit der Peter-
silie und dem Liebstöckel
zu den Brötchen geben.
6. Das Eigelb, die Sonnenblumenkerne und die
Instantbrühe hinzufügen
und alles gut mischen.
Nun ¾ l Salzwasser zum
Kochen bringen.
7. Den Käse würfeln. Aus
dem Teig mit angefeuchte-
ten Händen vier Knödel
formen und sie mit den
Käsewürfeln füllen.
8. Die Kartoffelstärke mit
wenig Wasser anrühren
und in das Kochwasser
mischen. Die Knödel im
siedenden Wasser im offe-
nen Topf 8 bis 10 Minuten
ziehen lassen.
9. Die Gemüsesuppe mit
Muskatnuß abschmecken
und die Käseknödel hin-
eingeben. Die Petersilie
darüberstreuen.
(auf dem Foto: oben)

ca. 405 kcal • 1705 kJ

Spaghetti mit kalter feuriger Tomatensauce

Zubereitungszeit:
ca. ½ Std.

Für 2 Personen

Für die Sauce:

400 g reife Tomaten
1 rote Paprikaschote
10 schwarze Oliven
1 EL kaltgepreßtes Olivenöl
¼ TL Cayennepfeffer
½ TL Chillipulver
½ TL Rosmarin
1 TL Paprikapulver edelsüß
1 TL Kräutersalz
nach Belieben 1–2 Knoblauchzehen
2–3 EL gehackte, glattblättrige Petersilie
2 EL süße Sahne

Außerdem:

120 g rohe Vollkornspaghetti, Meersalz

1. Die Stielansätze der Tomaten entfernen und die Tomaten in grobe Stücke schneiden.
2. Das Kerngehäuse der Paprikaschote entfernen, das Fruchtfleisch ebenfalls in Stücke schneiden und zusammen mit den Tomaten mit einem Schneidstab pürieren. Das Püree nach Belieben durch ein Sieb streichen.
3. Die Oliven entsteinen und das Fruchtfleisch hacken. Das Olivenöl daruntermischen und das Ganze in das Püree rühren. Es mit den Gewürzen kräftig abschmecken.

4. Nach Belieben die Knoblauchzehen durch eine Presse dazudrücken. Zum Schluß die gehackte Petersilie darunterrühren und die Sauce mit der Sahne verfeinern.
5. Die Spaghetti in leicht gesalzenem Wasser in 10 bis 12 Minuten bißfest garen. Sie dann abgießen und zusammen mit der Sauce anrichten.
(auf dem Foto: Mitte)

ca. 510 kcal • 2145 kJ

Variation

Sie können statt der Nudeln auch Naturreis zur Tomatensauce essen.

Nudeln mit Paprika-Pilz-Sauce

Zubereitungszeit:
ca. ¾ Std.

Für 2 Personen

Für die Sauce:

350 g kleine Champignons
1½ EL Butter
1 große rote Paprikaschote
2 EL feines Weizenvollkornmehl
¼ l vegetarische Gemüsebrühe (aus Instantpulver zubereitet)
1 TL Paprikapulver rosenscharf
1 Msp. Cayennepfeffer
½ TL Majoran
1 TL Kräuter der Provence
3 EL süße Sahne

Außerdem:

120 g rohe Vollkornnudeln
Meersalz

1. Die Pilze nach Belieben in Scheiben schneiden oder ganz lassen und in der Butter anbraten. Das Kerngehäuse der Paprikaschote entfernen und das Fruchtfleisch in schmale Streifen schneiden.
2. Nun bereits das Kochwasser für die Nudeln aufsetzen. Den Paprika zu den Pilzen geben, alles mit dem Vollkornmehl bestäuben und es kurz anschwitzen lassen. Mit der Gemüsebrühe ablöschen und die Sauce unter Rühren 5 bis 8 Minuten köcheln lassen.
3. Inzwischen die Nudeln in 10 bis 12 Minuten in leicht gesalzenem Wasser bißfest garen. Die Sauce mit den Gewürzen und den Kräutern abschmecken und mit der süßen Sahne verfeinern. Die Nudeln abgießen und zusammen mit der Sauce anrichten.
(auf dem Foto: unten)

ca. 390 kcal • 1645 kJ

Hinweis

Essen Sie dazu einen kleinen neutralen Salat (Seite 48 bis 52).

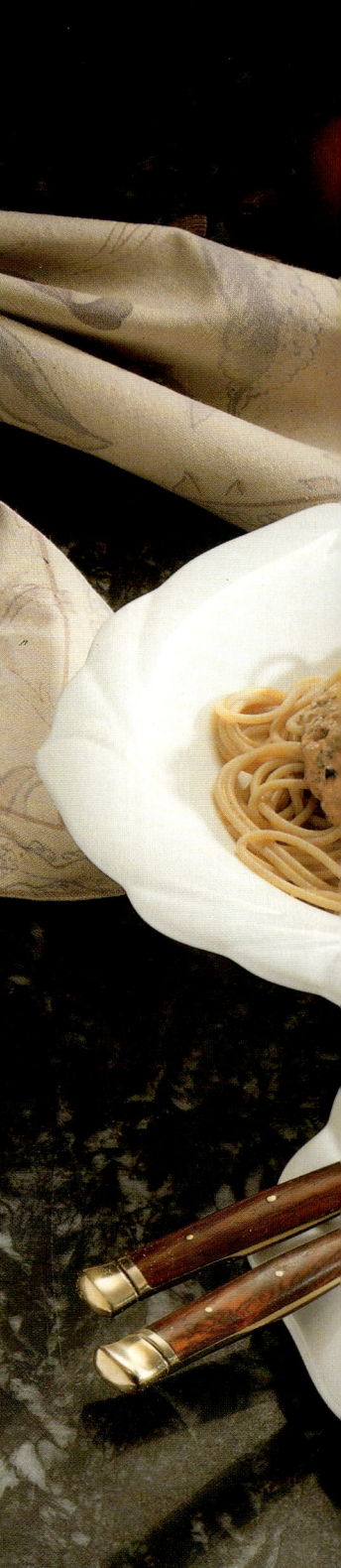

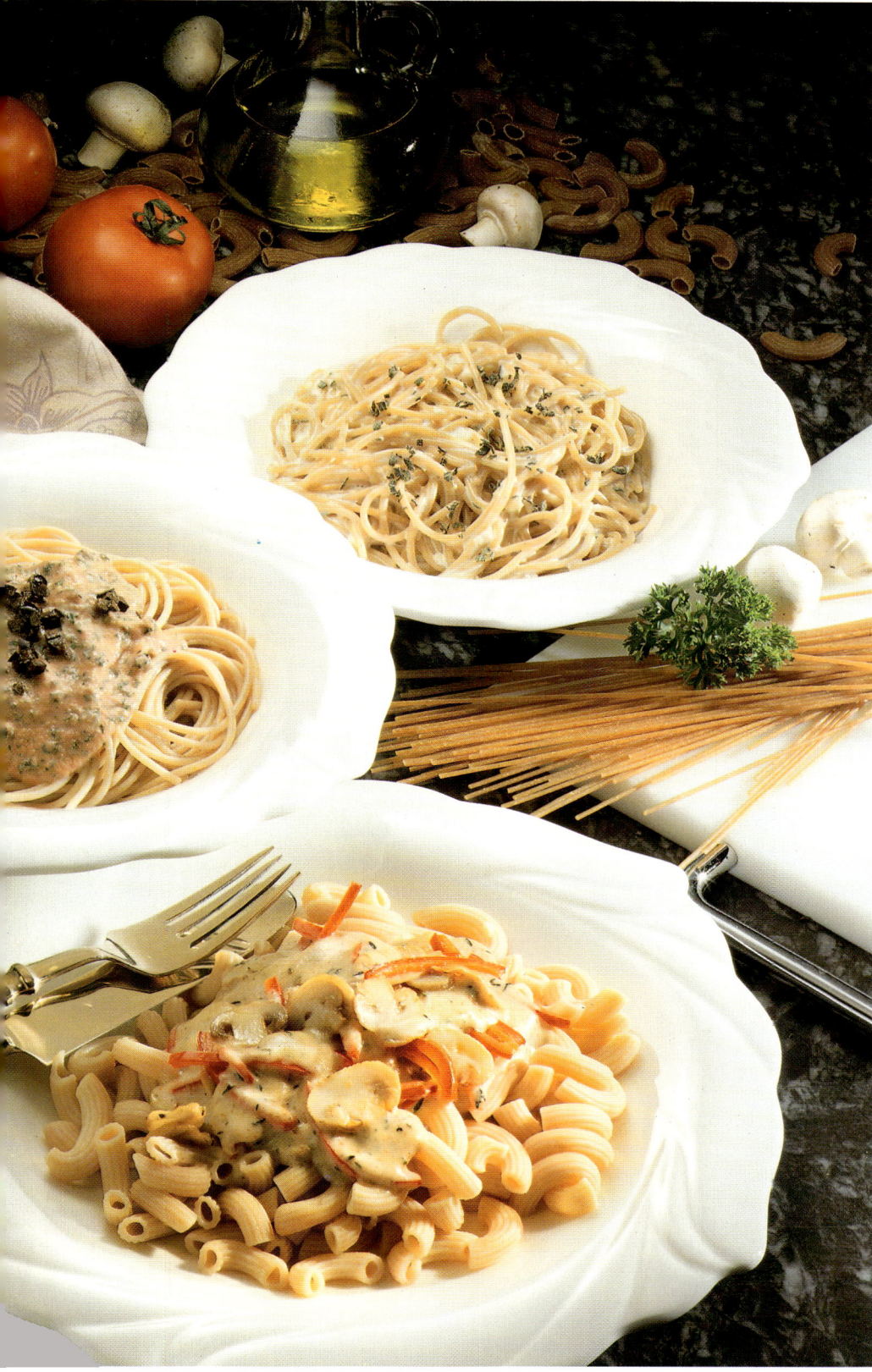

Spaghetti mit Knoblauch-Sahne-Sauce

Zubereitungszeit:
ca. 20 Min.

Für 2 Personen

200 g rohe Vollkorn-spaghetti
1 TL Meersalz
2 Knoblauchzehen
125 g süße Sahne
½ TL Kräutersalz
2 EL gehackte Petersilie oder 1 TL gehackter Salbei

1. Die Spaghetti in reichlich leicht gesalzenem Wasser in 10 bis 12 Minuten bißfest garen.
2. In der Zwischenzeit den Knoblauch schälen, durch eine Presse in die Sahne drücken und alles mit dem Kräutersalz abschmecken.
3. Die Nudeln abgießen, kurz mit warmen Wasser abbrausen und mit der Sahnesauce mischen. Die Petersilie darüberstreuen oder den Salbei daruntermischen.
(auf dem Foto: oben)

ca. 540 kcal • 2265 kJ

Tip
Dazu paßt ein Tomatensalat. Soll es schnell gehen, kann man in Scheiben geschnittene Tomaten dazu essen.

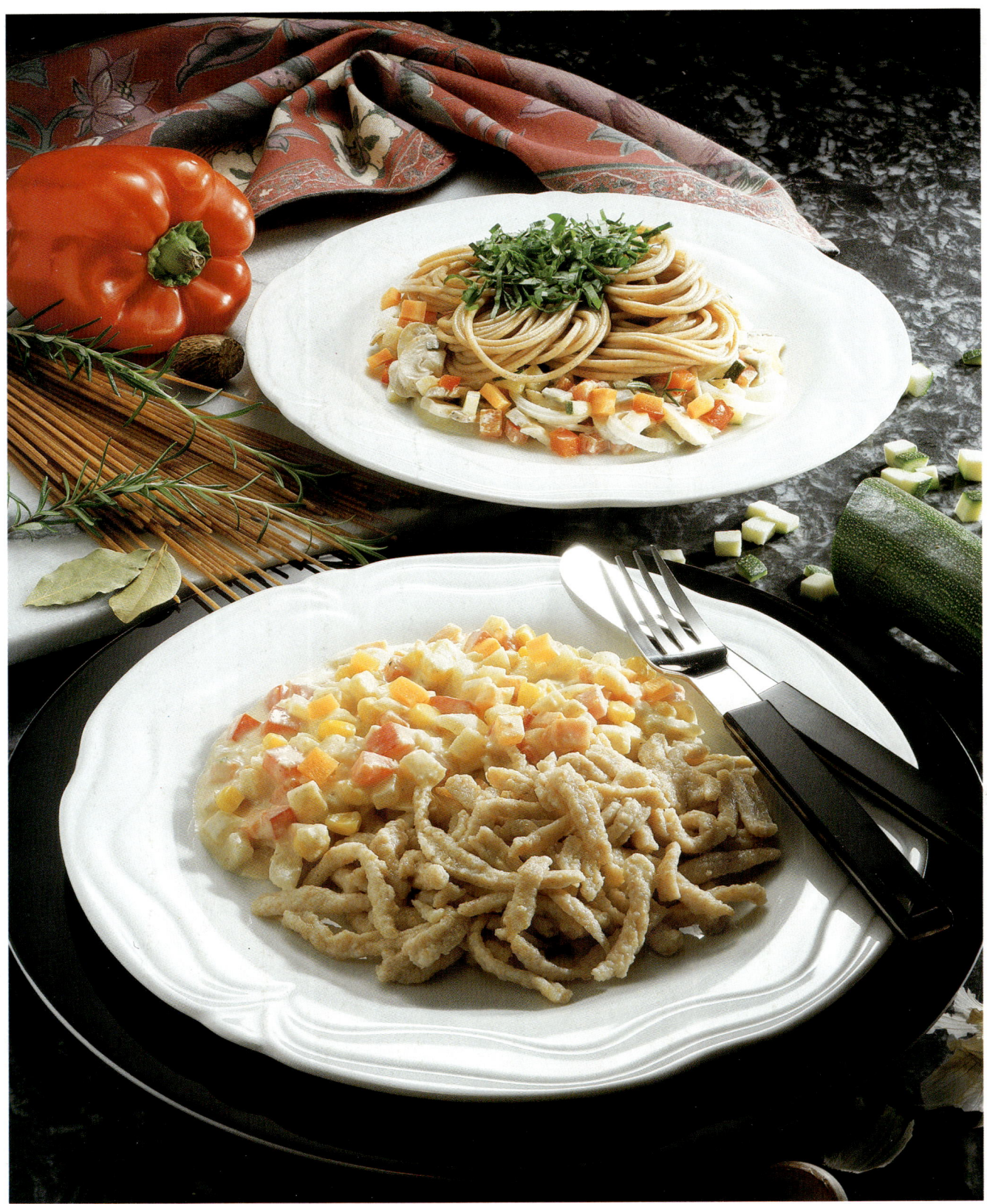

Spätzle mit Gemüsesauce

Zubereitungszeit:
ca. 1 Std. 20 Min.

Für 2 Personen

Für die Sauce:

1 große Zwiebel
2 Möhren
1 Stück Knollensellerie
100 g süße Sahne
2 Lorbeerblätter
1 Msp. geriebene
Muskatnuß
1 TL Meersalz
3 EL Butter
2 geh. EL feines Weizen-
vollkornmehl
1 rote Paprikaschote
4 EL TK-Maiskörner

Außerdem:

120 g rohe, fertig gekaufte
Vollkornspätzle oder
selbstgemachte (siehe
Tip rechts)

1. Die Zwiebel, die Möhre
und den Sellerie schälen
und alles in feine Würfel
schneiden.
2. Die Sahne zusammen
mit 400 ml Wasser in
einen Topf geben, das
Gemüse, das Lorbeerblatt,
Muskatnuß und Meersalz
hinzufügen und alles zum
Kochen bringen.
3. Das Ganze etwa 5 Minuten köcheln lassen.
Den Topf dann vom
Herd nehmen und die
Mischung zugedeckt etwa
½ Stunde durchziehen
lassen. Inzwischen leicht
gesalzenes Kochwasser
für die Vollkornspätzle
aufsetzen.
4. Die Gemüsemischung
durch ein Sieb in eine
Schüssel gießen. Das
Gemüse beiseite stellen
und die Lorbeerblätter
entfernen.
5. Die Butter in einem
kleinen Topf zerlassen,
das Mehl hineinrühren

und hell anschwitzen. Das
Gemüsewasser nach und
nach angießen.
6. Die Sauce unter Rühren
zum Kochen bringen und
so lange köcheln lassen,
bis sie bindet.
Nun die Spätzle in 10 bis
12 Minuten bißfest garen.
7. Inzwischen das Kerngehäuse der Paprikaschote
entfernen und das Frucht-
fleisch in feine Würfel
schneiden. Sie zusammen
mit den Maiskörnern und
den gegarten Gemüsewür-
feln in die Sauce geben.
8. Die Spätzle abgießen
und zusammen mit der
Gemüsesauce anrichten.
(auf dem Foto: unten)

---

ca. 620 kcal • 2590 kJ

Tip

Vollkornspätzle kann man
leicht selbst zubereiten.
Für 2 Portionen benötigt
man 2 Eigelbe, 1 Prise
Meersalz, 100 g feines
Dinkelvollkornmehl und
1 TL vegetarische Gemüse-
brühe (Instantpulver).
Die Eigelbe, 100 ml Was-
ser und die Prise Salz miteinander verquirlen und
dann mit dem Mehl ver-
rühren. Den Teig kurze
Zeit quellen lassen.
¾ l Wasser zum Kochen
bringen und mit der In-
stantbrühe abschmecken.

---

ca. 225 kcal • 935 kJ

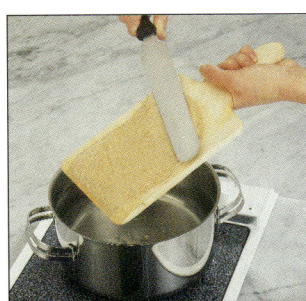

**Den Teig dünn auf ein
Brett streichen**

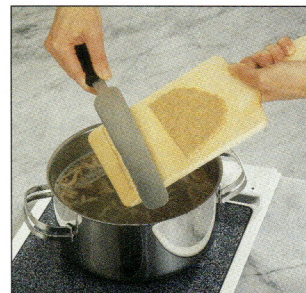

**Teigstreifen in kochendes
Wasser schaben**

Den Spätzleteig portions-
weise dünn auf ein klei-
nes Brett streichen. Eine
Palette (Messer mit breiter
und auf beiden Seiten
stumpfer Klinge) in das
kochende Wasser tauchen
und den Teig damit in feinen Streifen in das Wasser
schaben. Je feiner sie
sind, desto besser.
Die Spätzle etwa 3 Minu-
ten ziehen lassen, mit
einem Schaumlöffel her-
ausnehmen und kurz kalt
abbrausen.
Die selbstgemachten
Spätzle schmecken sehr
gut, wenn man sie einfach
in Butter brät und mit
Butterkäse mischt.
Auch zusammen mit
einem Pilzgemüse
(Seite 84) schmecken sie
herrlich.

Spaghetti auf Gemüse

Zubereitungszeit:
ca. 1 Std.

Für 1 Person

Für das Gemüse:

1 kleine Zwiebel
nach Belieben 1 Knob-
lauchzehe
1 EL kaltgepreßtes
Olivenöl
100 g Champignons

½ Aubergine (150 g
küchenfertig)
1 kleine Paprikaschote
1 kleiner Zucchino
1 TL Oregano
1 TL Rosmarin
1 Msp. Cayennepfeffer
1 TL vegetarische Gemüse-
brühe (Instantpulver)
2 EL süße Sahne
2 EL gehacktes Basilikum

Außerdem:

60 g rohe Vollkorn-
spaghetti
Meersalz

1. Die Zwiebel schälen
und in feine Ringe schneiden. Nach Belieben den
Knoblauch schälen und
zerdrücken. Beides im Öl
glasig dünsten.
2. Die Pilze in feine Scheiben schneiden. Die halbe
Aubergine, die Paprika-
schote und den Zucchino
putzen und in Würfel
schneiden.
Nun bereits leicht gesalzenes Kochwasser für die
Nudeln aufsetzen.
3. Die Pilze und das
Gemüse zu den Zwiebeln
geben und alles bei geringer Hitzzufuhr unter
Rühren etwa 10 Minuten
dünsten.
4. Die Spaghetti in 10 bis
12 Minuten bißfest garen.
5. Das Gemüse mit dem
Oregano, dem Rosmarin,
dem Cayennepfeffer und
der Instantbrühe kräftig
abschmecken. Mit der
Sahne verfeinern und auf
einen Teller geben.
6. Die Nudeln abgießen
und auf dem Gemüse
anrichten. Das Basilikum
darüberstreuen.
(auf dem Foto: oben)

---

ca. 470 kcal • 1970 kJ

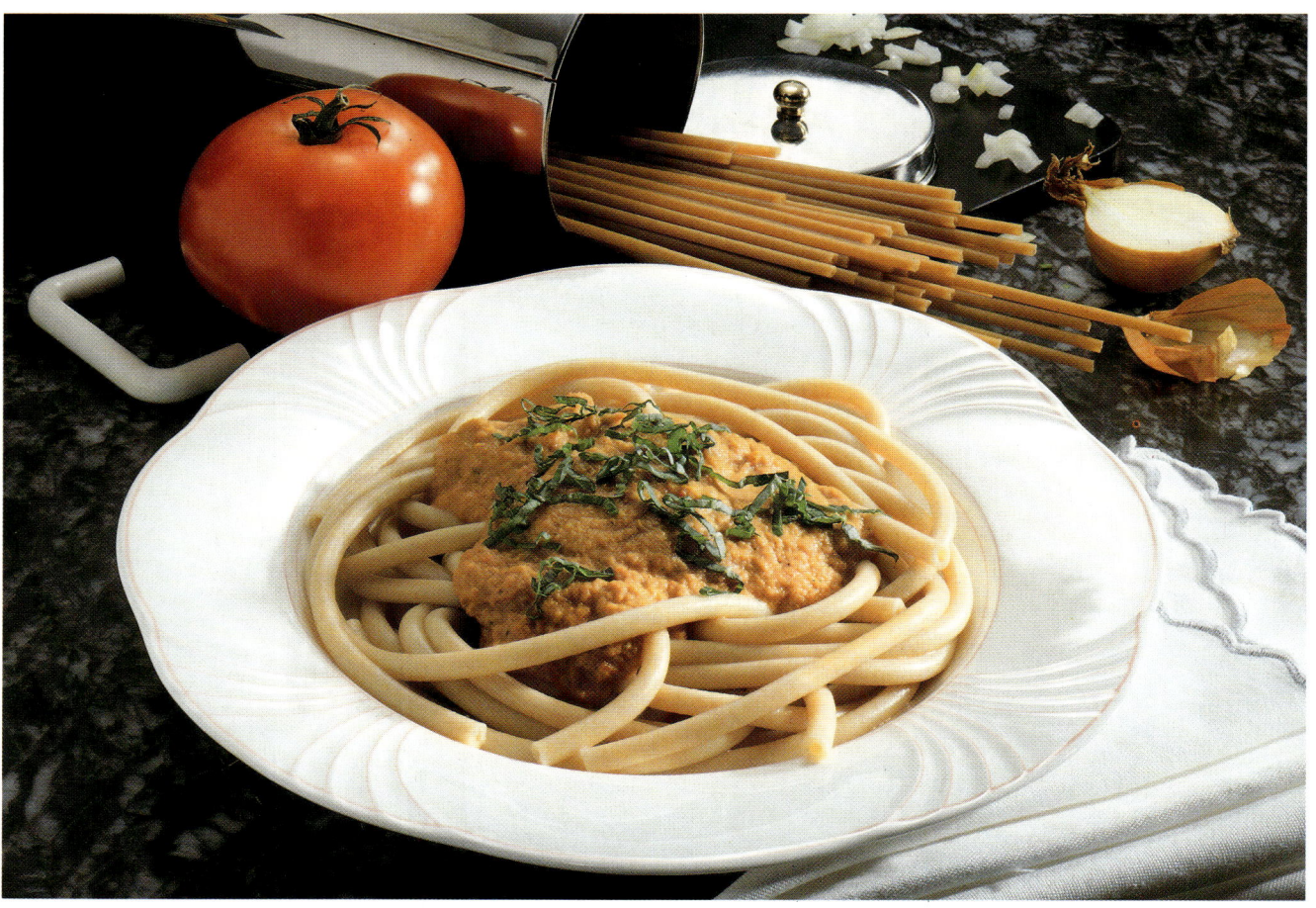

Makkaroni „Napoli"

Zubereitungszeit:
ca. 1 Std. 10 Min.

Für 2 Personen

Für die Sauce:

1 Aubergine
(300 g küchenfertig)
1 Zwiebel
nach Belieben 2 Knob-
lauchzehen
1 rote Paprikaschote
2 EL kaltgepreßtes
Olivenöl
1 TL Rosmarin
1 TL Chillipulver
1 TL Kräuter der Provence
1 TL vegetarische Gemüse-
brühe (Instantpulver)
2 reife Tomaten

Außerdem:

100 g rohe Vollkorn-
makkaroni, Meersalz
einige Basilikumblätter

1. Den Backofen auf
220 °C vorheizen. Den
Stielansatz der Aubergine
abschneiden und die
Frucht in Alufolie wickeln
(matte Seite nach außen).
Die Aubergine in den
Ofen legen und in etwa
40 Minuten garen.
2. In der Zwischenzeit die
Zwiebel und – nach
Belieben den Knoblauch
schälen und würfeln. Das
Kerngehäuse der Paprika-
schote entfernen, das
Fruchtfleisch zerkleinern
und alles zusammen im
Öl anbraten.

3. Das Gemüse mit dem
Rosmarin, dem Chillipul-
ver, den Kräutern der Provence und der Instant-
brühe abschmecken und
vom Herd nehmen.
4. Die gegarte Aubergine
aus der Folie nehmen, die
Haut abziehen und das
Fruchtfleisch kleinschneiden. Es zu der Gemüsemi-
schung geben, alles mit
dem Schneidstab pürieren
und dann erkalten lassen.
5. Die Stielansätze der
Tomaten entfernen, die
Tomaten vierteln und
ebenfalls pürieren. Das
Tomatenmus nach Belie-
ben durch ein Sieb strei-
chen, zur kalten Gemüse-
sauce geben und sie even-
tuell noch nachwürzen.

6. Die Nudeln in leicht
gesalzenem Wasser in
10 bis 12 Minuten bißfest
garen. Sie dann abgießen,
gut abtropfen lassen und
zusammen mit der kalten
Gemüsesauce anrichten.
Mit einigen in Streifen
geschnittenen Basilikum-
blättern garnieren.

ca. 325 kcal • 1355 kJ

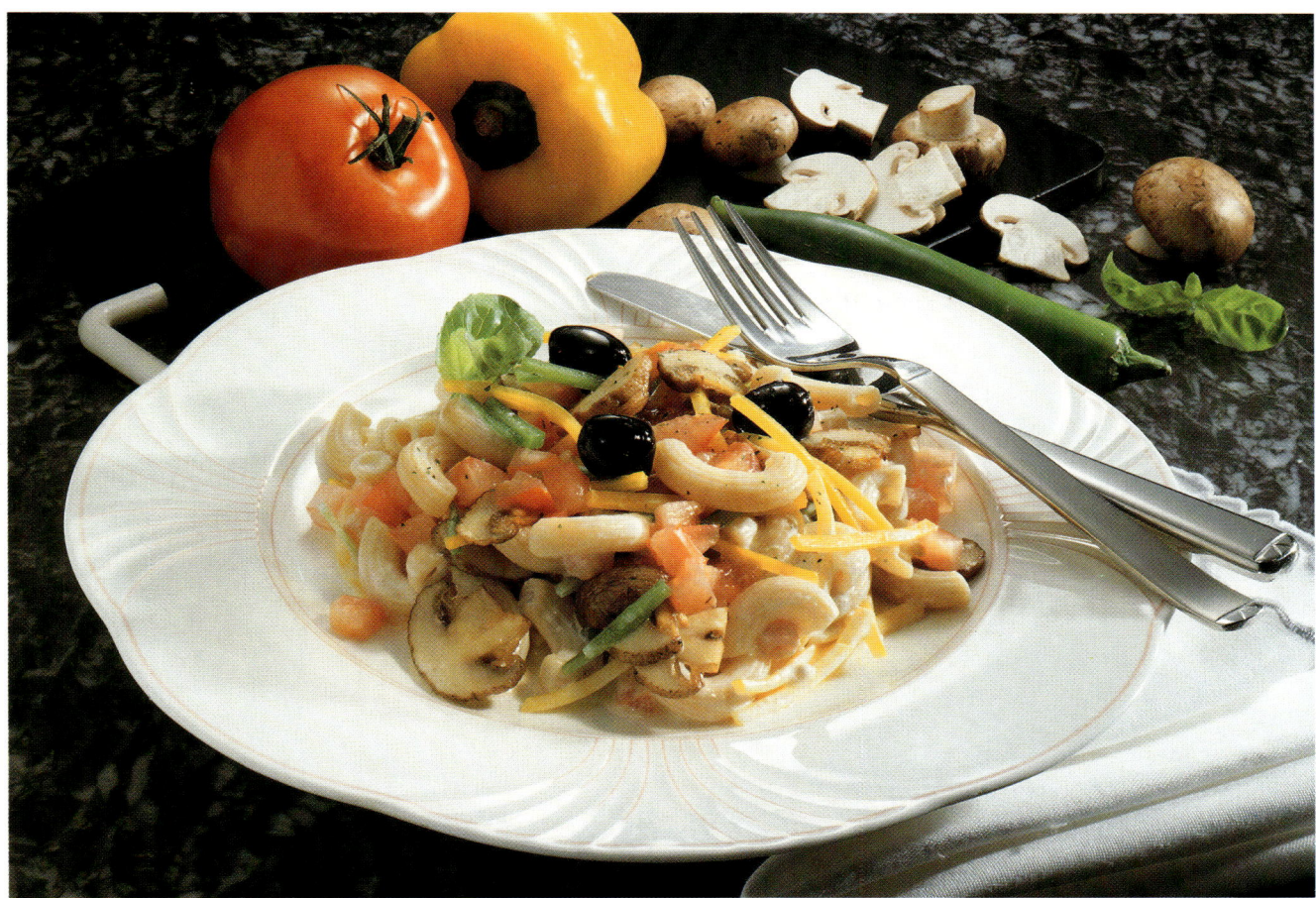

Nudelsalat mit Pilzen

Zubereitungszeit:
ca. 50 Min.

Für 2 Personen

100 g rohe Vollkorn-
nudeln (Hörnchen oder
eine andere Sorte kleiner
Nudeln)
250 g Steinpilz-
champignons
1½ EL Butter
2 TL Pizzagewürz
1 EL vegetarische Gemüse-
brühe (Instantpulver)
2 Tomaten
1 gelbe Paprikaschote
1 Peperoni

Für die Sauce:
175 g Sahnedickmilch
2 TL vergorenes Molke-
konzentrat (Molkosan)
nach Belieben 1 Knob-
lauchzehe
Kräutersalz

Außerdem:
6 schwarze Oliven
einige Basilikumblätter

1. Die Nudeln in leicht gesalzenem Wasser in 12 bis
15 Minuten bißfest garen.
2. Inzwischen die Pilze in
feine Scheiben schneiden.
Die Butter in einer Pfanne
zerlassen und die Pilze
bei mittlerer Hitzezufuhr
darin so lange braten, bis
die austretende Flüssigkeit
verdampft ist.

3. Die Pilze mit dem Pizzagewürz und der Instant-
brühe abschmecken und
abkühlen lassen. Die
Nudeln abgießen, abtrop-
fen und ebenfalls abküh-
len lassen.
4. Nun die Stielansätze
der Tomaten entfernen
und das Fruchtfleisch fein
würfeln. Die Kerngehäuse
der Paprikaschote und des
Peperonis entfernen und
das Fruchtfleisch in feine
Streifen schneiden.
5. Für die Salatsauce die
Sahnedickmilch mit dem
Molkekonzentrat verrüh-
ren. Nach Belieben die
Knoblauchzehe durch
eine Presse dazudrücken
und alles mit Kräutersalz
würzen.

6. Die Sauce mit allen vorbereiteten Salatzutaten
mischen. Die Oliven auf
den Salat geben und ihn
mit den Basilikumblättern
garnieren.

ca. 460 kcal • 1915 kJ

Reis mit Pilzgemüse

Quellzeit: ca. 8 Std.
Zubereitungszeit:
ca. ¾ Std.

Für 2 Personen

100 g roher Naturreis
400 g gemischte Pilze (Austernpilze, Steinpilz-champignons, Pfifferlinge)
1 Zwiebel
1½ EL Butter
2 geh. EL feines Dinkel- oder Weizenvollkornmehl
¼ l vegetarische Gemüse-brühe (aus Instantpulver zubereitet)
3 EL saure Sahne
2 EL gehackte Petersilie oder Kerbel

1. Den Reis mit Wasser bedecken und für 8 Stunden oder über Nacht quellen lassen. Den Reis am nächsten Tag in etwa 25 Minuten bei geringer Hitzezufuhr garen.
2. Inzwischen die Pilze putzen und zerkleinern. Die Zwiebel schälen und fein würfeln.
3. Die Butter in einer Pfanne zerlassen und die Zwiebelwürfel darin glasig dünsten.
4. Die Pilze hinzufügen, mit dem Vollkornmehl bestäuben und die Gemüsebrühe unter Rühren dazugießen. Das Ganze in der geschlossenen Pfanne 15 bis 20 Minuten lang köcheln lassen.
5. Das Pilzgemüse danach mit der Sahne verfeinern und zusammen mit dem Reis anrichten. Die Petersilie darüberstreuen.
(auf dem Foto: oben)

ca. 160 kcal • 665 kJ

Gemüse-Pilz-Pfanne

Zubereitungszeit:
ca. 40 Min.

Für 1 Person

3 kleine Möhren
1 Zucchino
125 g Austernpilze
100 g Zuckererbsen (Kaiserschoten)
1 EL Butter
1½ TL vegetarische Gemüsebrühe (Instant-pulver)
1 TL Currypulver
4 EL süße Sahne
1 Eigelb
2 EL Hirseflocken
3 EL gemischte, gehackte Kräuter (Petersilie, Liebstöckel, Majoran)

1. Die Möhren schälen und in dünne Scheiben schneiden. Den Stielansatz des Zucchinos abschneiden, die Austernpilze, wenn nötig, putzen.
2. Den Zucchino in Scheiben schneiden und die Austernpilze in grobe Stücke teilen. Die Zuckererbsen putzen.
3. Die Butter in einer Pfanne zerlassen und die Möhrenscheiben darin bei mittlerer Hitzezufuhr andünsten. Das vorbereitete Gemüse dazugeben und alles 8 bis 10 Minuten dünsten.
4. Das Ganze nun mit der Instantbrühe und dem Curry abschmecken. Die Sahne mit 8 Eßlöffeln Wasser, dem Eigelb und den Hirseflocken verquirlen. Die Sahnesauce in das Gemüse rühren, alles kurz aufkochen lassen und mit den Kräutern bestreuen.
(auf dem Foto: Mitte)

ca. 535 kcal • 2250 kJ

Pfifferlings-hirsotto

Zubereitungszeit:
ca. 1 Std.

Für 2 Personen

1 Zwiebel
1 Stange Lauch
1½ EL Butter
300 g Pfifferlinge oder andere frische Pilze
½ l vegetarische Gemüse-brühe (aus Instantpulver zubereitet)
100 g Hirse
1 Msp. geriebene Muskatnuß
2 EL saure Sahne
2 EL gehackte Petersilie

1. Die Zwiebel schälen, den Lauch putzen und beides in kleine Würfel beziehungsweise in dünne Ringe schneiden.
2. Zwiebel und Lauch in der Butter andünsten. Inzwischen die Pilze putzen, größere halbieren und alle zum Zwiebel-Lauch-Gemüse geben. Kurz mit andünsten und dann die Gemüsebrühe angießen.
3. Die Hirse mit heißem Wasser waschen, zu den Pilzen geben und alles im geschlossenen Topf 25 bis 30 Minuten köcheln lassen. Zwischendurch umrühren.
4. Das Ganze mit wenig Muskatnuß würzen. Die saure Sahne zuletzt hineinrühren und die Petersilie darüberstreuen.
(auf dem Foto: unten)

ca. 320 kcal • 1345 kJ

Hinweis
Essen Sie dazu einen kleinen, neutralen Salat (Seite 48 bis 52).

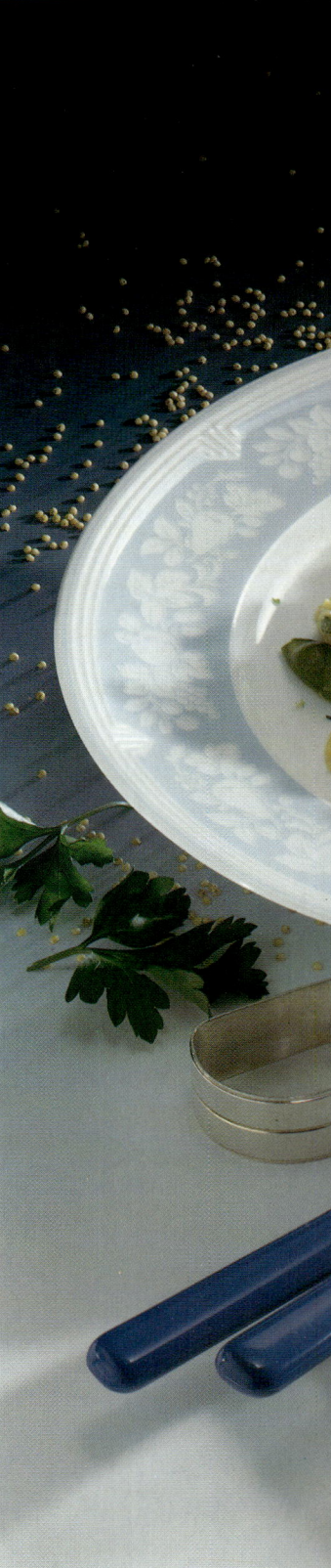

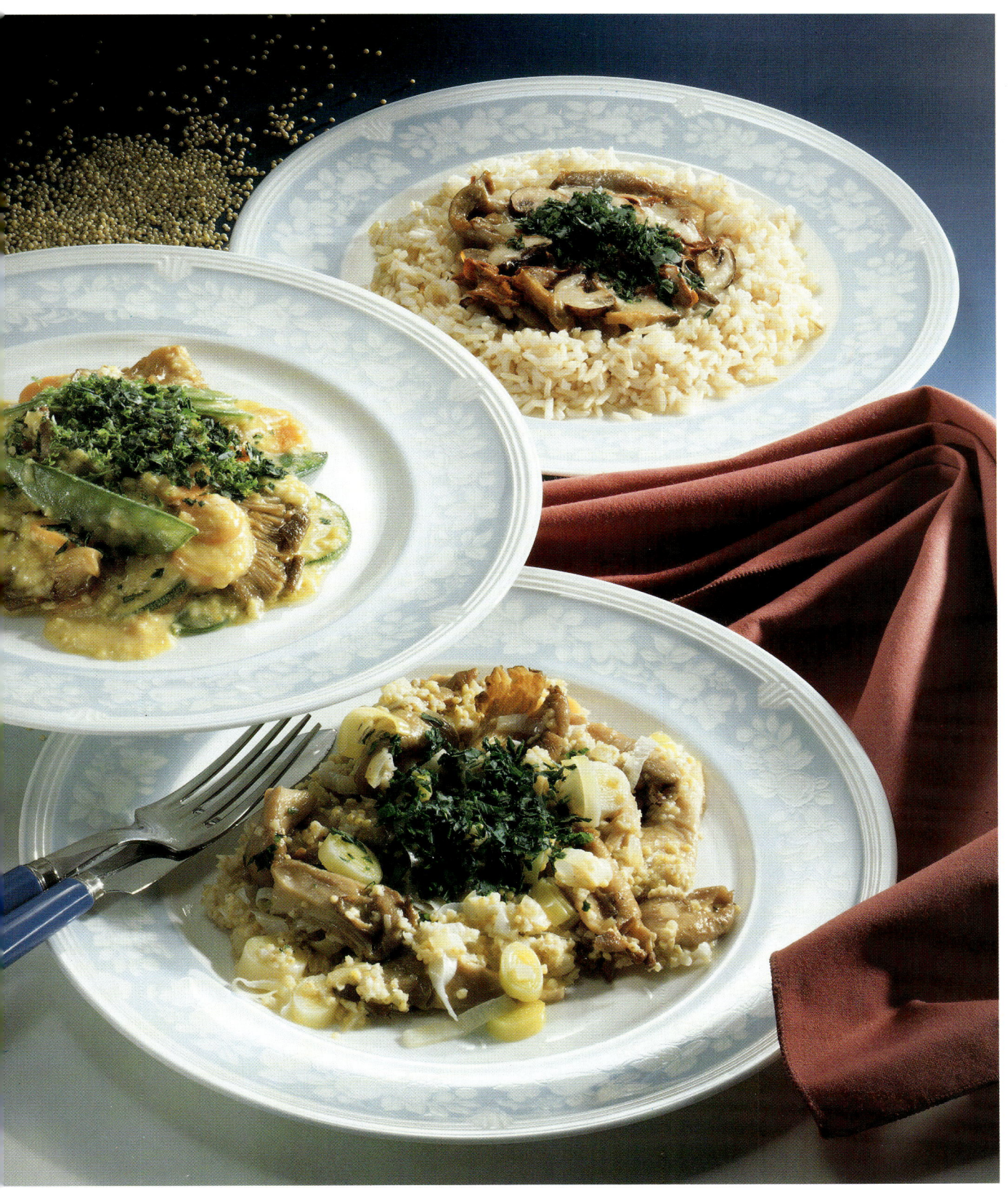

Gratinierte Champignons

Zubereitungszeit:
ca. ¾ Std.
Garzeit im Ofen:
10–15 Min.

Für 2 Personen

8 große Champignons
1 TL Kräutersalz
80 g Hirse
1 Zwiebel
2 EL Butter
nach Belieben 2 Knoblauchzehen
600 g geputzter Blattspinat
4 EL Pinienkerne oder gehackte Mandeln
1 EL vegetarische Gemüsebrühe (Instantpulver)
4 EL süße Sahne
160 g Butterkäse
60 % Fett i.Tr.

1. Die Champignons putzen, die Stiele herausdrehen und fein hacken. Die Köpfe ganz lassen, mit wenig Kräutersalz würzen und beiseite stellen.
2. Die Hirse mit heißem Wasser abwaschen. Die Zwiebel schälen und fein würfeln. Beides zusammen in der Butter kurz andünsten. Die gehackten Champignonstiele hinzufügen und nach Belieben die Knoblauchzehen durch eine Presse dazudrücken.
3. Alles 5 bis 8 Minuten schmoren lassen. Dann mit ½ l Wasser auffüllen und zugedeckt 20 bis 25 Minuten köcheln lassen, bis die Hirse aufgequollen und weich ist.

4. In der Zwischenzeit den Blattspinat putzen, kurz in kochendem Wasser blanchieren, abtropfen lassen und danach in grobe Stücke schneiden.
5. Den Spinat zusammen mit den Pinienkernen oder den Mandeln zur Hirse geben und das Ganze mit der Instantbrühe abschmecken. Die Sahne darunterrühren.
6. Den Backofen auf 200 °C vorheizen. Die Champignonköpfe mit einem Teil der Hirse-Spinat-Mischung füllen. Den Rest in eine Auflaufform geben und die gefüllten Champignonköpfe darauf setzen.
7. Den Käse in dünne Scheiben schneiden, sie über die Champignons und das Gemüse verteilen und das Ganze 10 bis 15 Minuten im Ofen überbacken.
(auf dem Foto: oben)

ca. 775 kcal • 3235 kJ

Buntes Gemüse auf Reis

Quellzeit: ca. 8 Std.
Zubereitungszeit:
ca. 1¼ Std.

Für 2 Personen

100 g roher Naturreis
6 Schwarzwurzeln (300 g küchenfertig)
1 Schuß Essig
2–3 Möhren
2 EL Butter
150 g kleine Champignons
150 g frische oder TK-Erbsen
¼ l vegetarische Gemüsebrühe (aus Instantpulver zubereitet)
nach Belieben 3–4 Meßlöffel pflanzliches Bindemittel (aus dem Reformhaus)
50 g süße Sahne
1 Eigelb
3 EL gehackte Petersilie

1. Den Reis mit Wasser bedecken und für 8 Stunden oder über Nacht quellen lassen.
2. Am nächsten Tag den Reis im geschlossenen Topf in etwa 25 Minuten bei milder Hitzezufuhr garen.
3. In der Zwischenzeit die Schwarzwurzeln dünn schälen oder schaben, dabei nach Möglichkeit die Hände mit Gummihandschuhen schützen, da die beim Putzen austretende Milch auf der Haut dunkle Flecken hinterläßt. Die Schwarzwurzeln in Stücke schneiden und diese sofort in Essigwasser (½ l Wasser mit 1 guten Schuß Essig mischen) geben, damit sie sich nicht verfärben.
4. Die Möhren schälen, in dünne Scheiben schneiden und in der zerlassenen Butter andünsten. Die Champignons, die Erbsen und die Schwarzwurzeln hinzufügen.
5. Die Gemüsebrühe angießen und das Gemüse 15 bis 20 Minuten lang köcheln lassen.
6. Nach Belieben das pflanzliche Bindemittel in das Gemüse rühren, alles kurz aufkochen lassen und so leicht binden.
7. Die Sahne mit dem Eigelb verquirlen und in das Gemüse rühren. Es danach nicht mehr kochen lassen. Das Gemüse auf dem Reis anrichten und die Petersilie darüberstreuen.
(auf dem Foto: unten)

ca. 525 kcal • 2205 kJ

Tip

Um seine Hände zu schonen, kann man die gereinigten, ungeschälten Schwarzwurzeln auch in etwa 20 Minuten in Essigwasser garen. Die Schale läßt sich anschließend leicht abziehen.

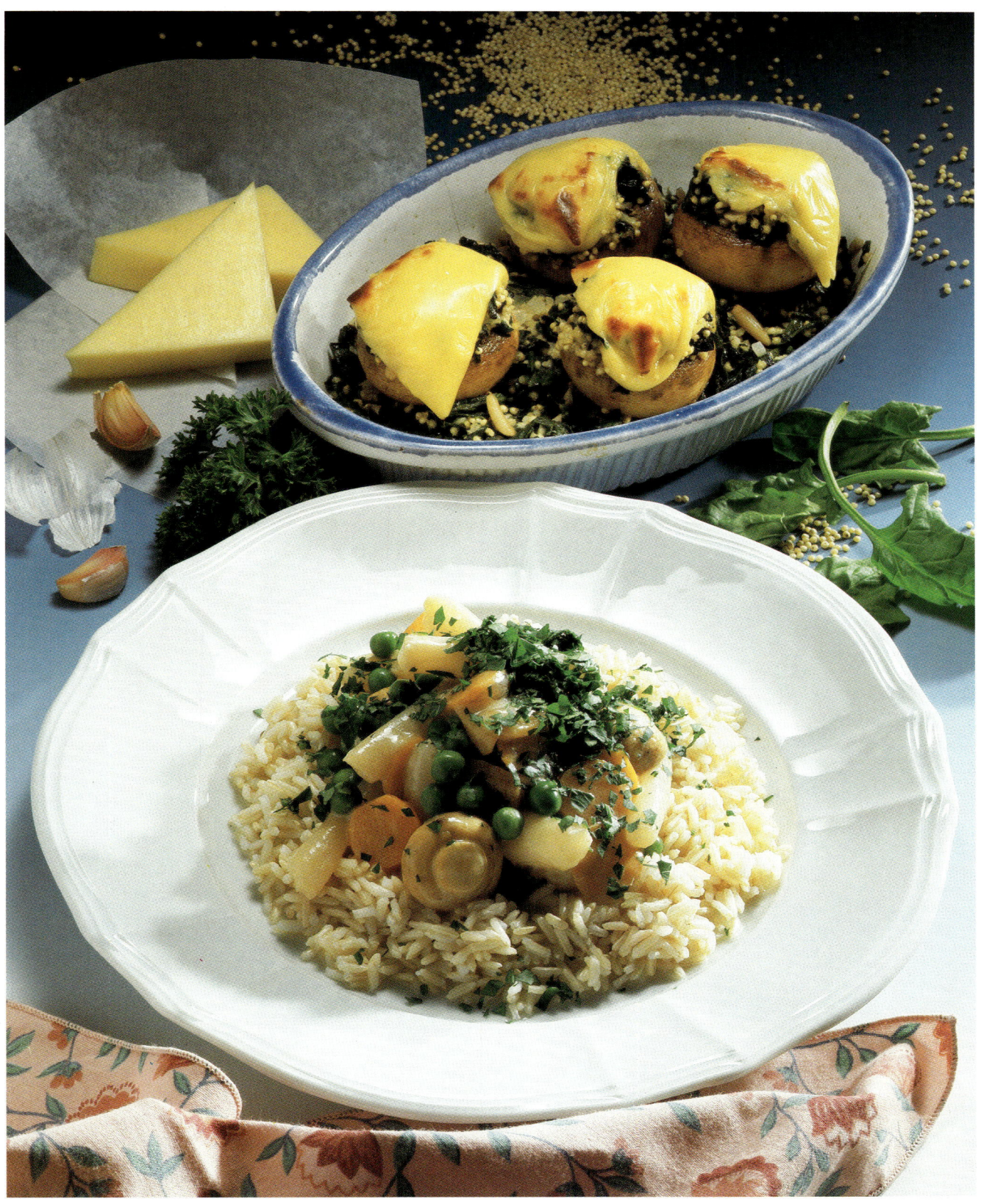

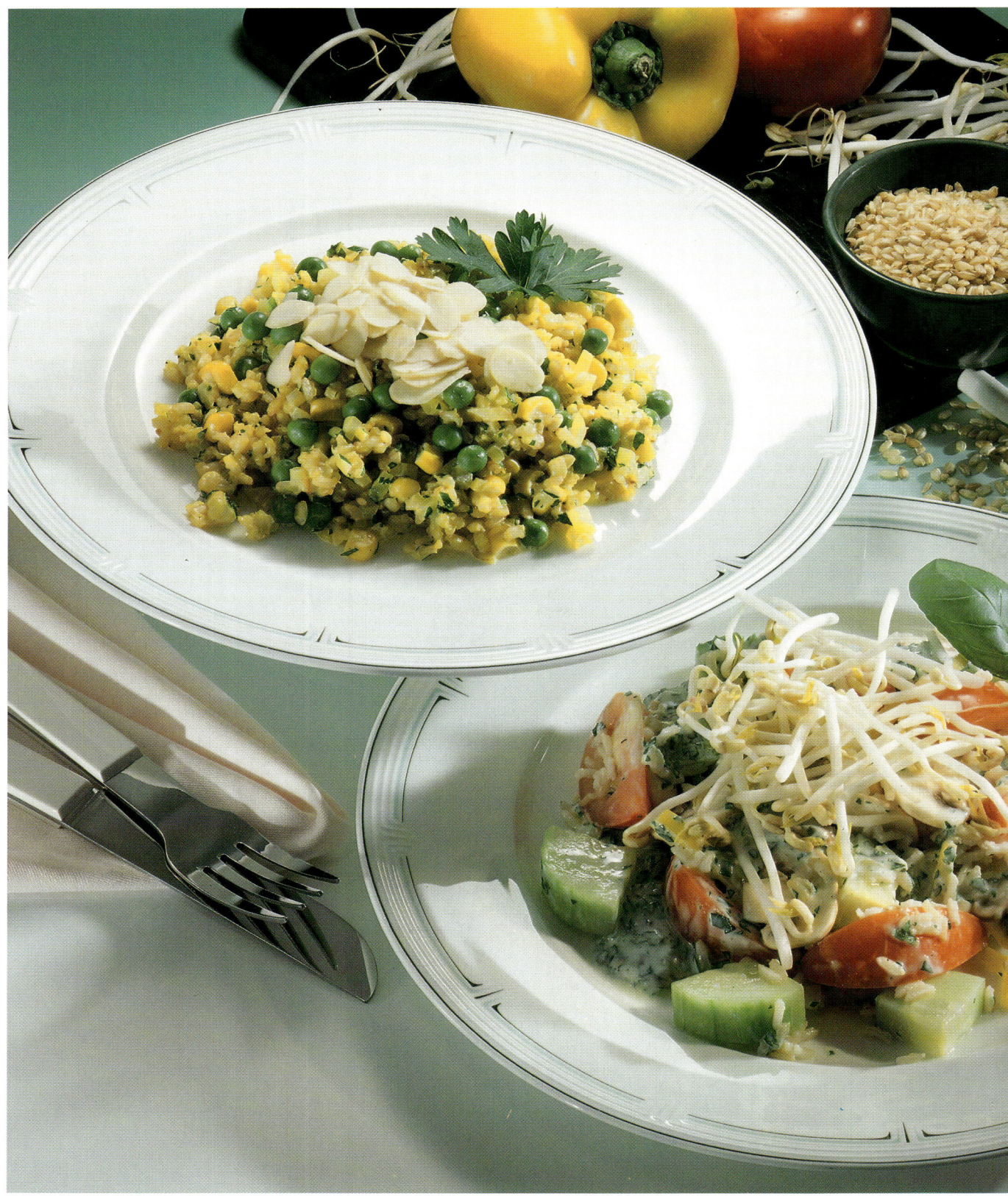

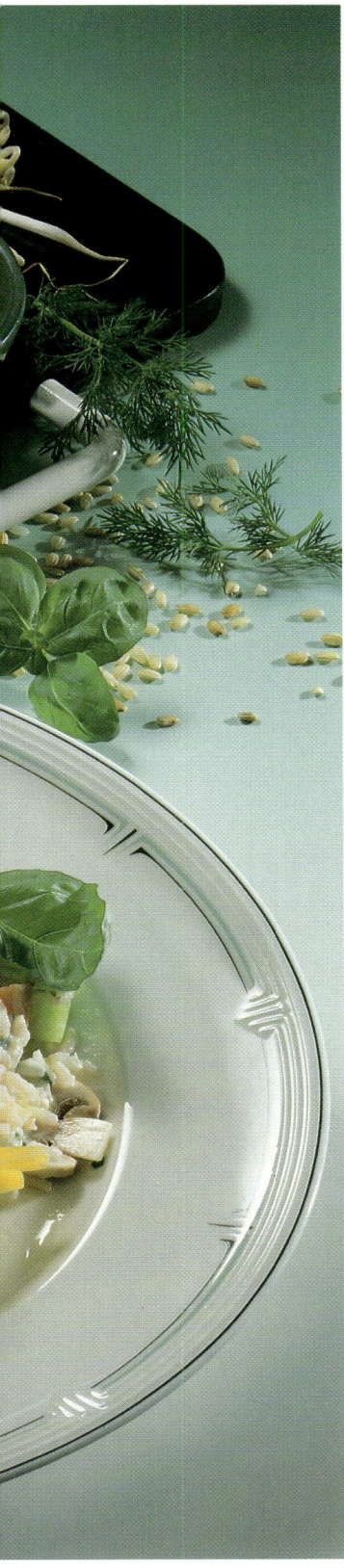

Reissalat

Quellzeit: ca. 8 Std.
Zubereitungszeit:
ca. 50 Min.

Für 2 Personen

100 g roher Naturreis
1 gelbe Paprikaschote
1 Salatgurke
3 Tomaten
125 g kleine
Champignons
2 EL Sonnenblumenkerne

Für die Sauce:
175 g Sahnedickmilch
1 EL vergorenes Molke-
konzentrat (Molkosan)
1 TL Frutilose
1 TL Kräutersalz
3 EL gemischte, gehackte
Kräuter (Dill, Basilikum,
Petersilie)

Außerdem:
5 EL Sojabohnensprossen
(selbstgezogen, siehe
Seite 21, oder gekauft)

1. Den Reis mit Wasser
bedecken und für etwa
8 Stunden oder über
Nacht quellen lassen.
2. Am nächsten Tag den
Reis bei milder Hitzezu-
fuhr im geschlossenen
Topf in etwa 25 Minuten
garen. Ihn dann in ein
Sieb geben, mit kaltem
Wasser abbrausen und gut
abtropfen lassen.
3. Das Kerngehäuse der
Paprikaschote entfernen
und die Schote in dünne
Streifen schneiden.
4. Die Gurke schälen, der
Länge nach vierteln und
in etwa 1 cm breite Stücke
schneiden.

5. Die Stengelansätze der
Tomaten entfernen und
die Früchte achteln. Die
Champignons in dünne
Scheiben schneiden.
6. Das vorbereitete Gemüse mit dem Reis und
den Sonnenblumenker-
nen mischen.
7. Die Sahnedickmilch mit
dem Molkekonzentrat, der
Frutilose und dem Kräu-
tersalz verrühren.
8. Die Kräuter daruntermischen und die Sauce zu
den Salatzutaten geben.
Alles gut mischen und den
Salat mit den Sojabohnen-
sprossen bestreuen.
(auf dem Foto: unten)

ca. 390 kcal • 1635 kJ

Gemüsepilaw

Quellzeit: ca. 8 Std.
Zubereitungszeit:
ca. ¾ Std.

Für 2 Personen

100 g roher Naturrund-
kornreis
1 Zwiebel
1½ EL Butter
400 ml vegetarische Ge-
müsebrühe (aus Instant-
pulver zubereitet)
200 g TK-Maiskörner
200 g frische oder
TK-Erbsen
1 Msp. Safran
100 g süße Sahne
2 EL gehackte glatt-
blättrige Petersilie
2 EL Mandelblättchen

1. Den Reis mit Wasser
bedecken und für etwa
8 Stunden oder über
Nacht quellen lassen.
2. Am nächsten Tag den
Reis kurz abspülen und
auf einem Sieb abtropfen
lassen.
3. Die Zwiebel schälen,
fein würfeln und in der
Butter glasig dünsten. Den
abgetropften Reis hinzu-
fügen, die Gemüsebrühe
angießen und alles im
geschlossenen Topf etwa
20 Minuten köcheln
lassen.
4. Den Mais und die Erbsen hinzufügen, alles weitere 5 Minuten köcheln
lassen und dabei immer
wieder auflockern.
5. Den Safran unter das
Pilaw rühren und es mit
der Sahne verfeinern.
Die Petersilie darunter-
mischen und das Gericht
mit den Mandelblättchen
bestreuen.
(auf dem Foto: oben)

ca. 630 kcal • 2640 kJ

Hinweis
Essen Sie dazu einen
kleinen, neutralen Salat
(Seite 48 bis 52).

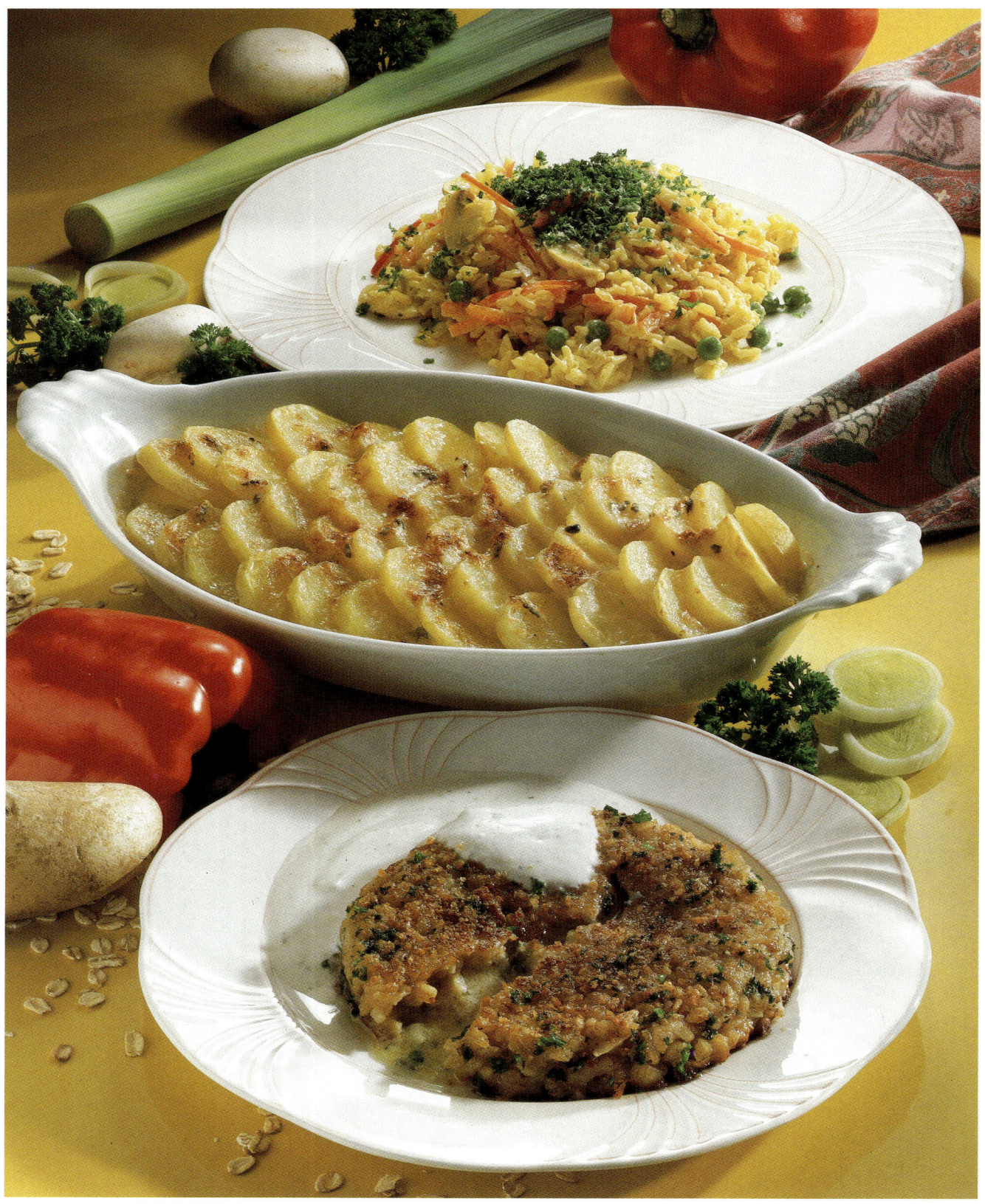

Gefüllte Hafer-flockenbratlinge mit Knoblauch-sauce

Zubereitungszeit:
ca. ½ Std.

Für 1–2 Personen

Für die Bratlinge:
80 g Haferkörner oder
kernige Haferflocken
1 Zwiebel
1 TL Butter
150 ml vegetarische Ge-
müsebrühe (aus Instant-
pulver zubereitet)
etwas Selleriesalz
1 TL Paprikapulver
edelsüß
2 EL gehackte Petersilie
30 g vollfetter Gorgonzola
1 EL Vollkornsemmel-
brösel
1½ EL ungehärtetes
Kokosfett

Für die Sauce:
½ Becher Sahnedick-
milch (62,5 g)
1 Knoblauchzehe
etwas Kräutersalz

1. Die Haferkörner mit
einem Flocker zu Flocken
quetschen. (Wem kein
Flocker zur Verfügung
steht, der kann auch ker-
nige Haferflocken ver-
wenden.)
2. Die Zwiebel schälen,
sehr fein würfeln und in
der Butter glasig dünsten.
3. Die Haferflocken dazugeben und die Gemüse-
brühe angießen. Das
Ganze unter Rühren so
lange kochen lassen, bis
ein dicker Brei entsteht.

4. Den Brei mit dem Selleriesalz, dem Paprikapul-
ver und der Petersilie verrühren, gut durchkneten
und für einige Minuten
durchziehen lassen.
5. Inzwischen die Knob-
lauchsauce zubereiten.
Dafür die Sahnedickmilch
mit einem Schneebesen
glattrühren.
6. Die Knoblauchzehe
durch eine Presse dazu-
drücken und die Sauce
mit Kräutersalz würzen.
7. Nun aus dem Brei mit
angefeuchteten Händen
zwei Bratlinge formen,
jeweils die Hälfte des Gor-
gonzolas in die Mitte
drücken und die Bratlinge
verschließen.
8. Sie in den Semmelbrö-
seln wenden und in dem
Fett so lange braten, bis
sie knusprig sind.
(auf dem Foto: unten)

1 Bratling mit Sauce ent-
hält ca. 410 kcal • 1715 kJ

Gemüsepaella

Quellzeit: ca. 8 Std.
Zubereitungszeit:
ca. ¾ Std.

Für 2 Personen

100 g roher Naturreis
2 rote Paprikaschoten
200 g frische
Champignons
2 Zwiebeln
1 EL kaltgepreßtes
Olivenöl
2 Stangen Lauch
4 EL grüne TK-Erbsen
2 Knoblauchzehen
2 TL vegetarische Gemüse-
brühe Instantpulver)
½ TL Safranpulver
4 EL Sahnedickmilch
2 EL gehackte Petersilie

1. Den Reis mit Wasser
bedecken und für etwa
8 Stunden oder über
Nacht quellen lassen.
2. Am nächsten Tag den
Reis bei geringer Hitzezufuhr im geschlossenen
Topf in etwa ½ Stunde
garen.
3. Inzwischen die Paprikaschoten in Streifen und
die Champignons in
dünne Scheibchen
schneiden.
4. Die Zwiebeln schälen,
würfeln und in dem Öl
glasig dünsten. Während-
dessen den Lauch in
Ringe schneiden und zu
den Zwiebeln geben.
5. Die Paprikastreifen, die
Erbsen, die zerdrückten
Knoblauchzehen und die
Champignons darunter-
mischen.
6. ¼ l Wasser dazugießen,
alles mit der Gemüse-
brühe abschmecken und
in etwa ¼ Stunde garen.
7. Den Reis unter das
Gemüse mischen und
alles etwa 5 Minuten lang
durchziehen lassen.
8. Zum Schluß den Safran
und die Sahnedickmilch
darunterrühren und die
Paella mit der Petersilie
bestreuen.
(auf dem Foto: oben)

ca. 450 kcal • 1980 kJ

Kartoffel-Käse-Gratin

Zubereitungszeit:
ca. 1 Std.

Für 2 Personen

400 g Kartoffeln
4 EL süße Sahne
80 g Gorgonzola oder
Camembert 60 % Fett i.Tr.
2 TL vegetarische Gemüse-
brühe (Instantpulver)
1 Msp. Cayennepfeffer
nach Belieben 1 TL ge-
hackte Liebstöckel- oder
Majoranblättchen

1. Die Kartoffeln waschen
und in etwa ¼ Stunde als
Pellkartoffeln vorgaren.
Sie anschließend leicht
abkühlen lassen, pellen
und in gleich dicke Scheiben schneiden.
2. Die Kartoffelscheiben
dachziegelartig in eine fla-
che Gratinform schichten.
Den Backofen auf 160 °C
vorheizen.
3. Etwa 200 ml Wasser
mit der Sahne mischen.
Den Käse in kleine Würfel
schneiden und hinein-
geben.
4. Das Ganze mit der
Gemüsebrühe und dem
Cayennepfeffer abschmek-
ken und über die Kartof-
feln gießen.
5. Nach Belieben den
Liebstöckel oder den
Majoran darüberstreuen
und das Gratin 18 bis
20 Minuten überbacken,
bis sich eine goldgelbe
Kruste gebildet hat.
(auf dem Foto: Mitte)

ca. 405 kcal • 1695 kJ

Hinweis
Wählen Sie zu dem Gratin
einen neutralen Salat
(Rezepte Seite 48 bis 52).

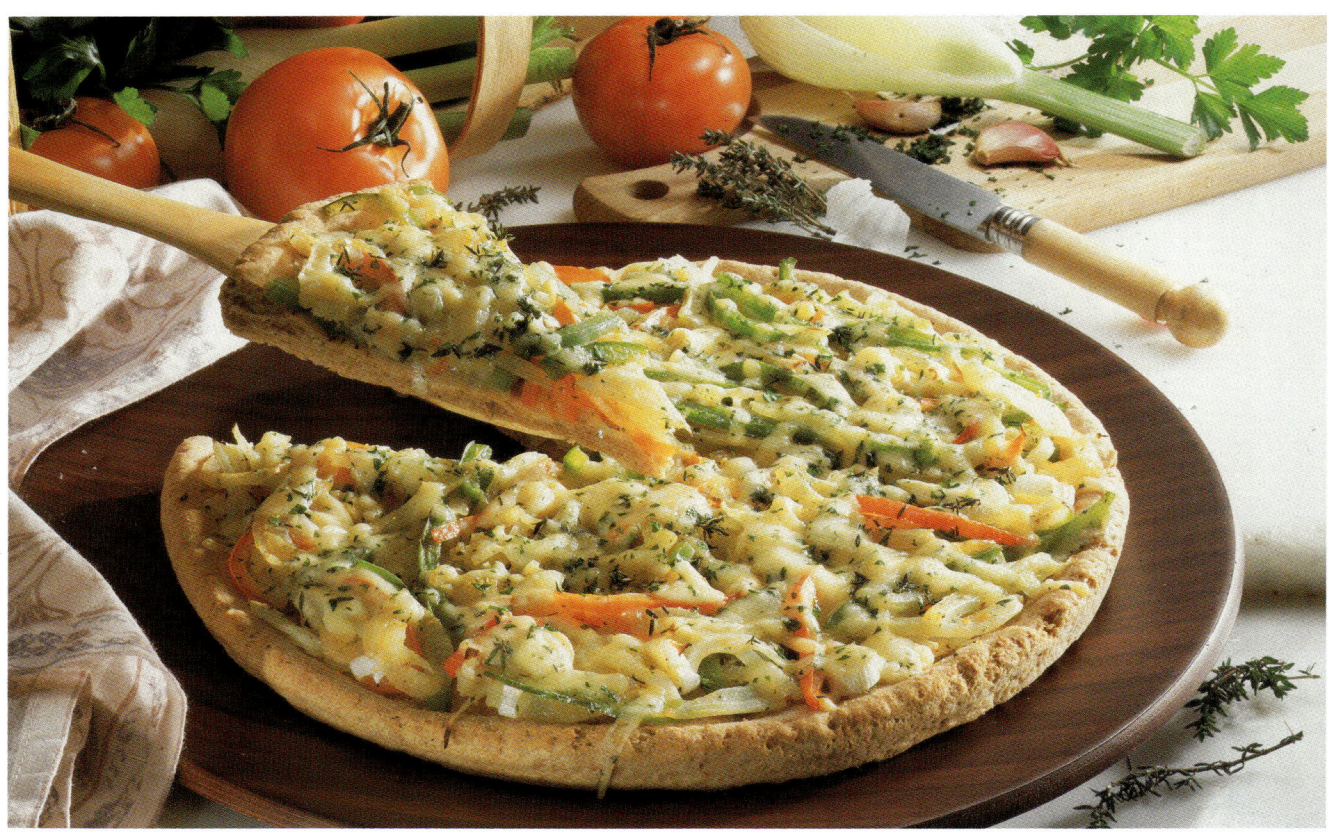

Pizza romana

Zubereitungszeit:
ca. 1 Std. 20 Min.
Backzeit: ca. ¼ Std.

Für 2 Personen

Für den Teig:

25 g frische Hefe
200 g feines Dinkel- oder
Weizenvollkornmehl
1 TL Kümmelpulver
1 TL Korianderpulver
½ TL Meersalz
1 TL kaltgepreßtes
Sonnenblumenöl
etwas Butter für die Form

Für den Belag:

1 grüne Paprikaschote
1 rote Paprikaschote
1 kleine Fenchelknolle
1 kleine Stange Lauch
1 Gemüsezwiebel
1 EL kaltgepreßtes
Olivenöl

1 TL Kräutersalz
1–2 TL gerebelter
Oregano oder Pizza-
gewürz
nach Belieben 1 Knob-
lauchzehe
1 vegetarische Gemüse-
brühe (Instantpulver)
60 g Käse 60 % Fett i. Tr.
(Rahmgouda oder
Mozzarella)
3 EL gemischte, gehackte
Kräuter (Majoran,
Basilikum, Thymian,
Petersilie)

1. Die Hefe in 130 ml warmem Wasser auflösen und
mit der Hälfte des Voll-
kornmehls zu einem Vor-
teig verrühren. Diesen
etwa 20 Minuten an
einem warmen Ort gehen
lassen.
2. Anschließend das restliche Mehl, den Kümmel,
den Koriander, das Meer-

salz und das Sonnenblu-
menöl hinzufügen und
alles zu einem geschmei-
digen Teig verkneten.
3. Eine Pizzaform
(28 cm ∅) mit Butter aus-
fetten, den Teig gleichmäßig auf dem Boden ver-
teilen und mit einer Gabel
mehrmals einstechen. Ihn
anschließend nochmals
zugedeckt an einem war-
men Ort so lange gehen
lassen, bis er etwa doppelt
so dick ist (ca. 20 Minu-
ten lang).
4. Inzwischen die Paprikaschoten, den Fenchel, den
Lauch und die Zwiebel
putzen und alles in feine
Streifen beziehungsweise
in dünne Scheiben
schneiden.
5. Das Gemüse in dem
Olivenöl andünsten und
mit dem Kräutersalz, dem
Oregano oder dem Pizza-

gewürz abschmecken.
Nach Belieben die Knob-
lauchzehe durch eine
Presse dazudrücken.
6. Den Backofen auf
200 °C vorheizen. Das
Gemüse auf dem Teig ver-
teilen und die Instant-
brühe darüberstreuen.
7. Die Pizzaform in den
Backofen stellen und die
Pizza in etwa ¼ Stunde
backen.
8. Den Käse in Streifen
schneiden, sie mit den
Kräutern mischen und
alles auf der Pizza verteilen. Sie dann weitere
8 Minuten backen, bis
der Käse goldgelb ist.
9. Die Pizza in 8 Stücke
teilen und nach Belieben
einen kleinen, neutralen
Salat dazu essen.

ca. 620 kcal • 2605 kJ

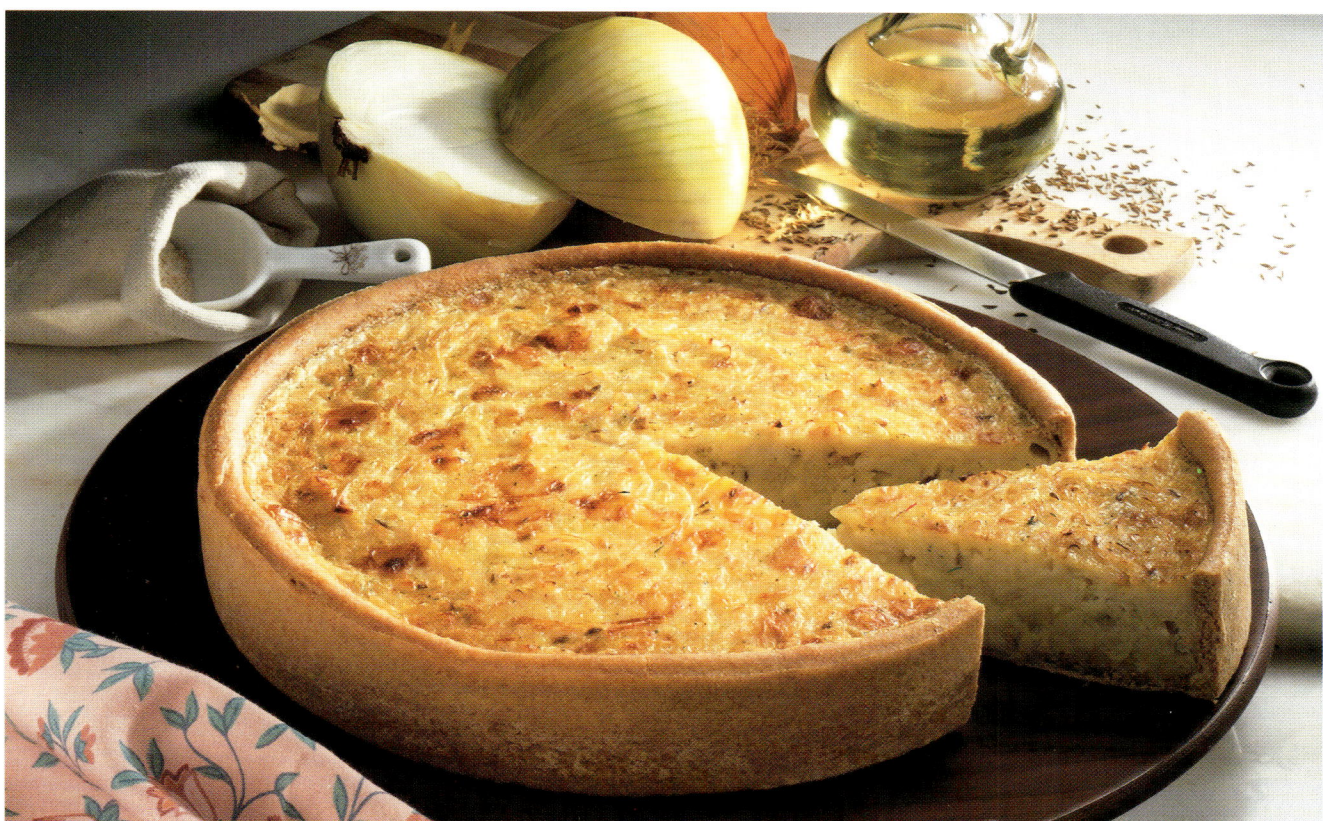

Zwiebelkuchen

Zubereitungszeit:
ca. 1 Std.
Backzeit: ca. 35 Min.

Für 4 Personen

Für den Teig:

25 g frische Hefe
200 g feines Dinkel- oder
Weizenvollkornmehl
½ TL Meersalz
1 TL kaltgepreßtes
Sonnenblumenöl
etwas Butter für die
Springform

Für den Belag:

1 kg Gemüsezwiebeln
1 EL ungehärtetes
Pflanzenfett
100 g süße Sahne
2 Eigelb
80 g Käse 60 % Fett i.Tr.
(Rahmgouda oder
Mozzarella)

½ TL geriebene
Muskatnuß
1 Msp. Cayennepfeffer
1 TL Kräutersalz
1 TL Kümmel
1 TL Koriander

1. Die Hefe in 130 ml warmem Wasser auflösen und mit der Hälfte des Vollkornmehls zu einem Vorteig verrühren. Ihn etwa 20 Minuten zugedeckt an einem warmen Ort gehen lassen.
2. Anschließend das restliche Mehl, das Meersalz und das Öl hinzufügen und alles zu einem geschmeidigen Teig verkneten. Ihn zugedeckt an einem warmen Ort so lange gehen lassen, bis sich sein Volumen verdoppelt hat (dies dauert in der Regel etwa 20 Minuten).

3. In der Zwischenzeit die Zwiebeln in feine Ringe schneiden. Das Fett in einer Pfanne erhitzen und die Zwiebelringe darin glasig dünsten.
4. Die Sahne mit 50 ml Wasser mischen und mit den Eigelben verquirlen.
5. Den Käse in kleine Würfel schneiden und zu der Sahne-Ei-Mischung geben. Sie mit Muskatnuß, Cayennepfeffer, Kräutersalz, Kümmel und Koriander würzen.
6. Die Sahnesauce zu den Zwiebeln gießen und alles gut verrühren.
7. Den Backofen auf 180 °C vorheizen. Den Teig nochmals kurz durchkneten, eine mit Butter gefettete Springform (26 cm ∅) damit auslegen und den Teig am Rand etwas hochdrücken.

8. Die Zwiebelmischung gleichmäßig auf dem Teigboden verteilen, die Springform in den Ofen stellen und den Zwiebelkuchen in etwa 35 Minuten backen.

ca. 480 kcal • 2015 kJ

Hinweis
Essen Sie dazu einen kleinen, neutralen Salat (Seite 48 bis 52).

Tip
Zwiebelkuchen ist warm oder kalt eine köstliche Zwischenmahlzeit. Das Rezept ergibt dann acht Portionen.

Fladen mit Schafskäsefüllung

Zubereitungszeit:
ca. 1½ Std.

Für 4 Personen

| 500 g feines Dinkel-vollkornmehl |
| 2 TL Meersalz |
| 250 g milder, weicher Schafskäse |
| 160 ml kaltgepreßtes Sonnenblumenöl oder Olivenöl |
| 8 TL Honig |

1. Das Dinkelmehl nach und nach mit 300 ml Wasser und dem Meersalz zu einem geschmeidigen Teig verkneten. Ihn für etwa ¼ Stunde ruhen lassen.
2. Den Teig danach in acht gleich große Stücke schneiden und sie zu Kugeln formen.
3. In die Mitte jeder Kugel eine Vertiefung drücken und ein Achtel des Schafskäses hineingeben. Die Teigkugeln dann gut verschließen.
4. Die Kugeln vorsichtig zu flachen Fladen drücken, dabei darf aber die Füllung nicht herauskommen.
5. Pro Fladen 2 Eßlöffel Öl in einer Pfanne erhitzen und die Fladen unter Wenden darin knusprig braun ausbacken. Sie dann nach Belieben mit Honig bestreichen und heiß essen.
(auf dem Foto: oben)

ca. 620 kcal • 2605 kJ

Hinweis
Essen Sie vorweg einen neutralen Salat (Seite 48 bis 52).

Bunte Pizzabrote

Zubereitungszeit:
ca. ½ Std.

Für 2 Personen

| 1 Zwiebel |
| 100 g Champignons |
| 1 gelbe Paprikaschote |
| 1 EL kaltgepreßtes Olivenöl |
| 1 TL Oregano |
| 1 TL Kräutersalz |
| 4 Scheiben Vollkorn-brot (à 40 g) |
| 2 EL Butter |
| 80 g Butterkäse |
| 60 % Fett i. Tr. |
| 3 rote Paprikaschoten |

1. Die Zwiebel schälen und in dünne Ringe, die Champignons in feine Scheiben schneiden.
2. Das Kerngehäuse der Paprikaschote entfernen und die Schote in schmale Streifen schneiden.
3. Das vorbereitete Gemüse in dem Öl andünsten und mit Oregano und Kräutersalz würzen. Inzwischen den Backofen auf 180 °C vorheizen.
4. Die Brote dünn mit der Butter bestreichen und mit dem Gemüse belegen. Den Käse in feine Streifen schneiden, auf dem Gemüse verteilen und die Brote anschließend im Ofen etwa 8 Minuten überbacken.
5. Die Kerngehäuse der roten Paprikaschoten entfernen, die Schoten in Streifen schneiden und zu dem Brot essen.
(auf dem Foto: Mitte)

ca. 475 kcal • 1980 kJ

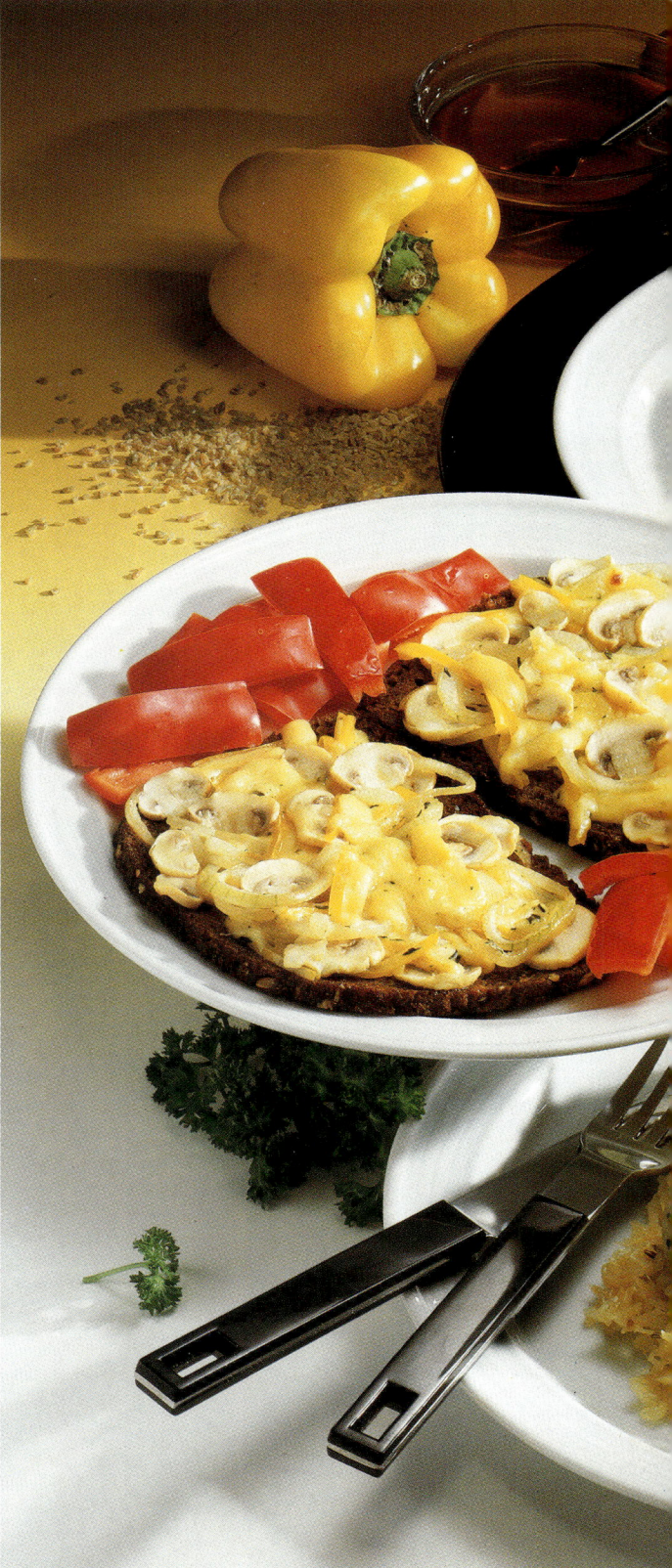

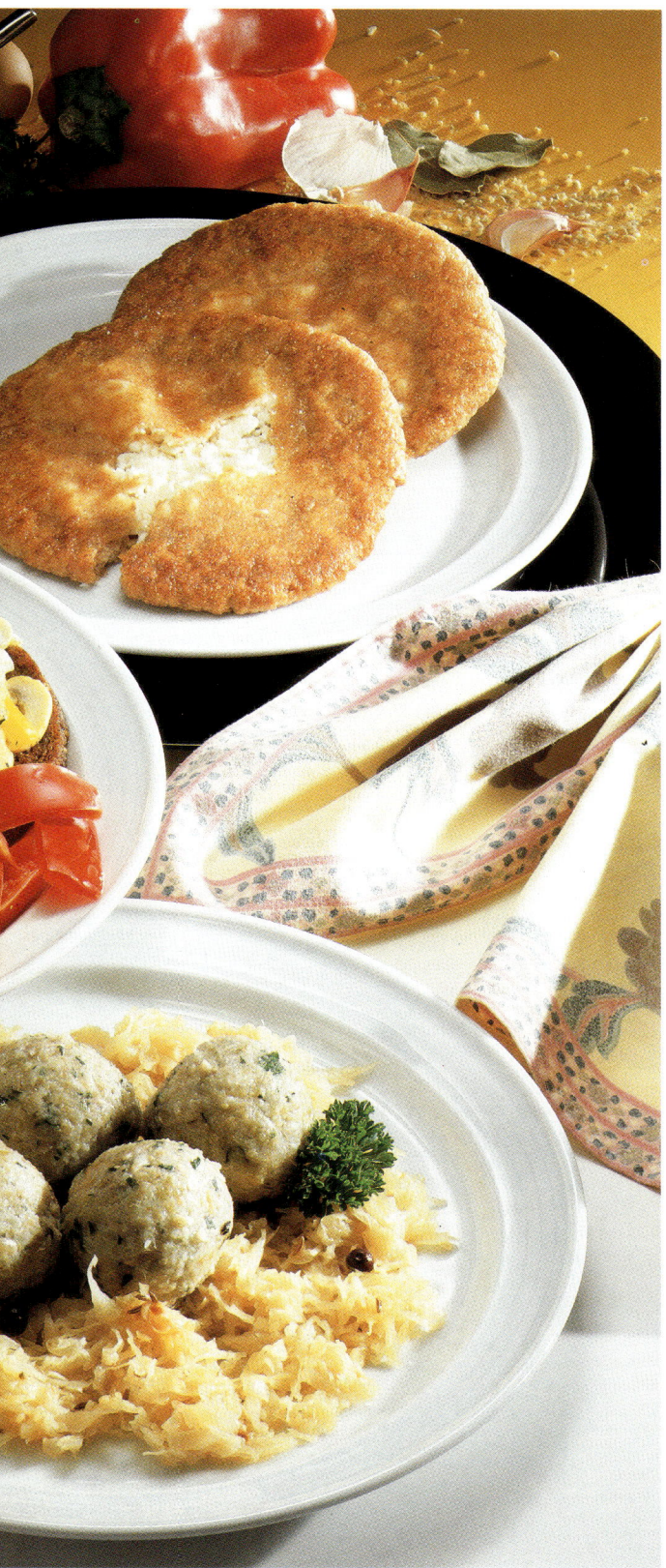

Grünkernknödel mit Sauerkraut Holstener Art

Zubereitungszeit:
ca. 1¾ Std.

Für 2 Personen

Für die Knödel:

1 Zwiebel
1½ EL Butter
160 g mittelfeines Grünkernschrot
1½ EL vegetarische Gemüsebrühe (Instantpulver)
1 TL gehacktes Liebstöckel
1 Knoblauchzehe
3 EL gehackte Petersilie
2 EL Sonnenblumenkerne
1 Eigelb

Für das Sauerkraut:

1 kleine Zwiebel
1 EL kaltgepreßtes Sonnenblumenöl
600 g Sauerkraut
1 EL vegetarischer, schmalzähnlicher Brotaufstrich (im Reformhaus oder in Naturkostläden unter der Bezeichnung „Holstener Liesl" erhältlich)
5 Wacholderbeeren
1 TL Kümmel
1 Lorbeerblatt

Außerdem:

3 EL Kartoffelstärke

1. Für die Knödel die Zwiebel schälen, sehr fein würfeln und in der Butter glasig dünsten.
2. Das Grünkernschrot darüberstreuen, alles rasch miteinander verrühren und ¼ l Wasser angießen. Das Ganze unter Rühren bei geringer Hitzezufuhr aufkochen lassen. Mit der Instantbrühe und dem Liebstöckel mischen, den Knoblauch durch eine Knoblauchpresse dazudrücken.

3. Dann die Petersilie zusammen mit den Sonnenblumenkernen und dem Eigelb unter den Grünkernteig mischen und ihn unter Rühren so lange erwärmen, bis ein dicker, fester Brei entstanden ist. Den Topf vom Herd nehmen und die Grünkernmasse für etwa 1 Stunde quellen lassen.
4. Inzwischen das Sauerkraut zubereiten. Dafür die Zwiebel schälen, fein würfeln und in dem Öl glasig dünsten.
5. Das Sauerkraut kleinschneiden, zu der Zwiebel geben und leicht mit andünsten.
6. Den Brotaufstrich im Sauerkraut schmelzen lassen und ⅛ l Wasser angießen. Die Wacholderbeeren, den Kümmel und das Lorbeerblatt hinzufügen. Das Kraut zugedeckt etwa 20 Minuten lang schmoren lassen.
7. Inzwischen 800 ml leicht gesalzenes Wasser zum Kochen bringen. Die Kartoffelstärke mit wenig Wasser glattrühren und in das siedende Wasser geben.
8. Aus der Grünkernmasse mit angefeuchteten Händen kleine Knödel formen und sie in dem Wasser im offenen Topf in etwa 10 Minuten garziehen lassen.
9. Vor dem Servieren das Lorbeerblatt aus dem Sauerkraut entfernen und das Kraut zusammen mit den Knödeln anrichten.
(auf dem Foto: unten)

ca. 590 kcal • 2470 kJ

Blumenkohl-Pilz-Gemüse mit Dinkel

Quellzeit: ca. 8 Std.
Zubereitungszeit:
ca. 1 Std.

Für 2 Personen

40 g Dinkelkörner
1 Blumenkohl
(500 g küchenfertig)
Meersalz
200 g Champignons
4 Frühlingszwiebeln
2 EL Butter
¼ l vegetarische Gemüse-
brühe (aus Instantpulver
zubereitet)
100 g saure Sahne
1–2 TL Currypulver
3 EL gehackte Petersilie

1. Den Dinkel mit Wasser bedecken und für etwa 8 Stunden oder über Nacht quellen lassen.
2. Am nächsten Tag den Dinkel bei geringer Hitzezufuhr im geschlossenen Topf in etwa 25 Minuten garen.
3. Inzwischen den Blumenkohl putzen und in Röschen teilen. Sie in wenig leicht gesalzenem Wasser in 8 bis 10 Minuten garen.
4. Die Champignons in dünne Scheiben und die Frühlingszwiebeln in feine Ringe schneiden.
5. Die Butter in einer Pfanne zerlassen und die Champignons und die Zwiebeln darin leicht anbraten.
6. Die Blumenkohlröschen hinzufügen und unter Rühren kurz mitbra-

ten. Die Gemüsebrühe angießen und alles etwa 5 Minuten köcheln lassen.
7. Den gegarten Dinkel daruntermischen. Die saure Sahne mit dem Curry verrühren und unter das Gemüse ziehen. Die Petersilie darüberstreuen.
(auf dem Foto: unten)

ca. 295 kcal • 1245 kJ

Dinkelsalat mit Schafskäse

Quellzeit: ca. 8 Std.
Zubereitungszeit:
ca. ¾ Std.

Für 2 Personen

100 g Dinkelkörner
1 Salatgurke
3 Tomaten
3 Frühlingszwiebeln
10 schwarze Oliven
6 EL TK-Maiskörner

Für die Sauce:
2 TL vergorenes Molke-
konzentrat (Molkosan)
1 TL Kräutersalz
1 EL kaltgepreßtes
Olivenöl

Außerdem:
120 g Schafskäse
1 Zweig Basilikum
3 EL gehackte Petersilie

1. Den Dinkel mit Wasser bedecken und für etwa 8 Stunden oder über Nacht quellen lassen.

2. Am nächsten Tag den Dinkel bei geringer Hitzezufuhr im geschlossenen Topf in etwa 25 Minuten garen und anschließend abkühlen lassen.
3. Die Gurke schälen, der Länge nach halbieren und in Scheiben schneiden. Die Stielansätze der Tomaten entfernen und die Früchte achteln.
4. Die Frühlingszwiebeln putzen und in feine Ringe schneiden. Die Oliven entsteinen.
5. Gurke, Tomaten, Frühlingszwiebeln und Oliven in einer großen Schüssel mischen. Die Mais- und die gegarten Dinkelkörner dazugeben.
6. Für die Sauce das Molkekonzentrat mit 120 ml Wasser und dem Kräutersalz verrühren und dann das Öl darunterschlagen. Die Sauce mit allen Salatzutaten mischen.
7. Den Schafskäse in Würfel schneiden und darauf verteilen. Die Basilikumblättchen und die Petersilie darüberstreuen.
(auf dem Foto: Mitte)

ca. 625 kcal • 2620 kJ

Reisbrei

Quellzeit: ca. 8 Std.
Zubereitungszeit:
ca. 35 Min.

Für 2 Personen

100 g roher Naturrund-
kornreis
Meersalz
175 g Sahnedickmilch
4 TL Honig
4 EL ungeschwefelte
Rosinen
2 EL gehackte Mandeln
1–2 TL Zimt

1. Den Reis mit Wasser bedecken und für etwa 8 Stunden oder über Nacht quellen lassen.
2. Am nächsten Tag den Reis in leicht gesalzenem Wasser bei geringer Hitzezufuhr im geschlossenen Topf in etwa 25 Minuten garen. Ihn nach Belieben abkühlen lassen.
3. Den Reisbrei mit der Sahnedickmilch, dem Honig und den Rosinen mischen. Mit den Mandeln und dem Zimt bestreuen.
(auf dem Foto: oben)

ca. 375 kcal • 1570 kJ

Hinweis
Essen Sie vorher einen neutralen Salat (Seite 48 bis 52).

Tip
Reis koche ich wegen des Zeitaufwandes immer in etwas größeren Mengen. Man kann ihn sehr gut einfrieren.

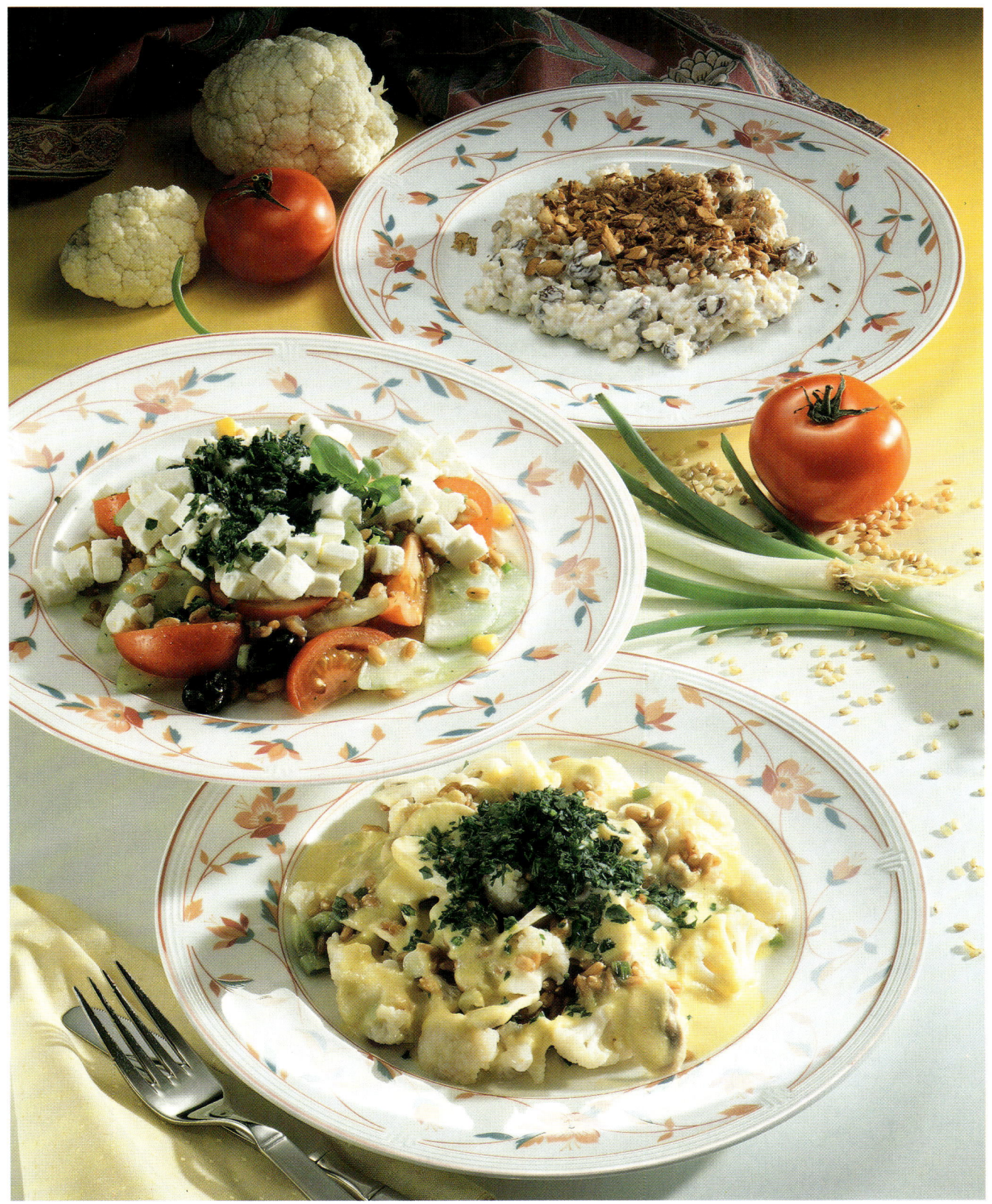

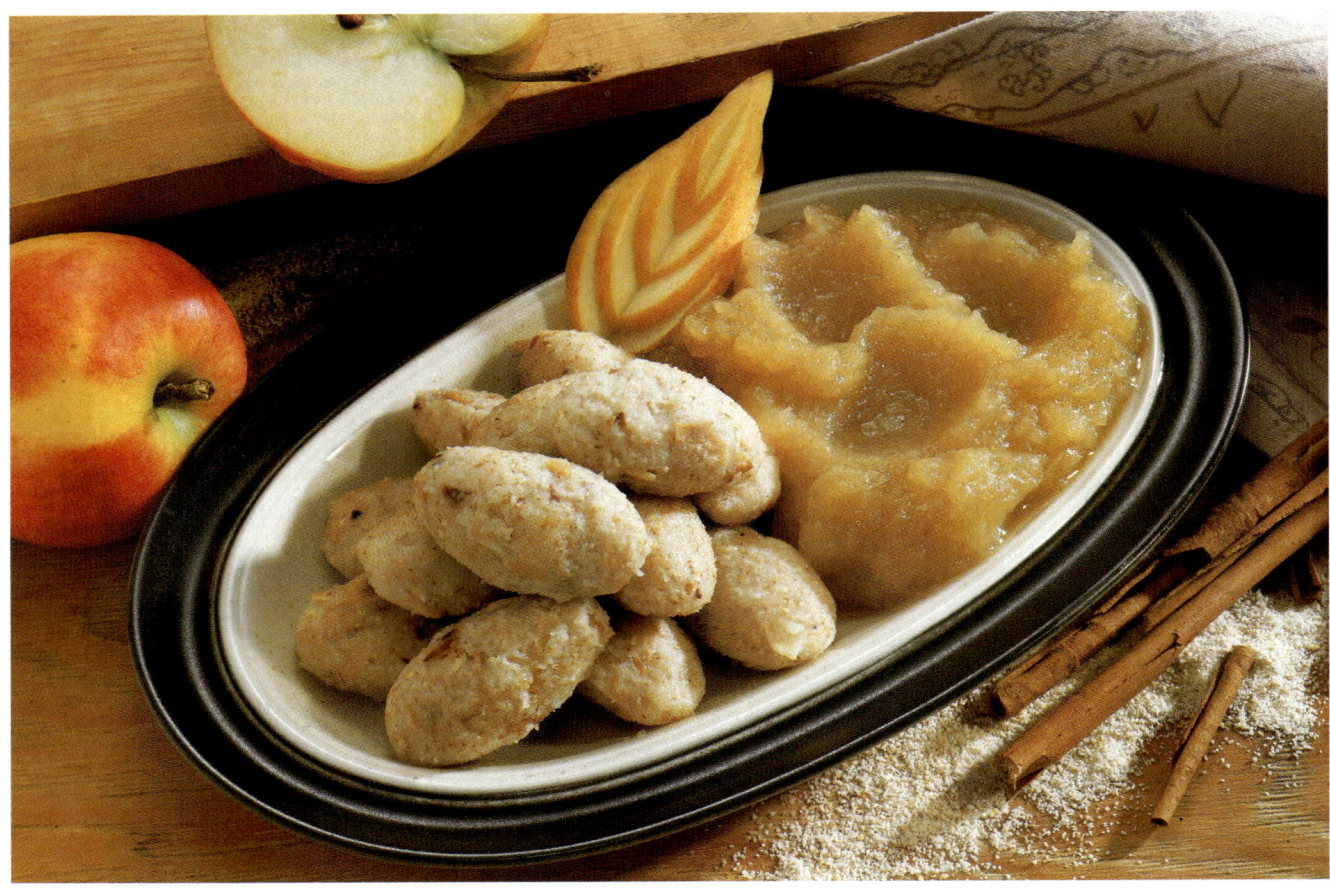

Grießklößchen mit Apfelkompott

Zubereitungszeit:
ca. 35 Min.

Für 2 Personen

Für die Klößchen:

40 g gehobelte Mandeln
4 EL süße Sahne
120 g Vollkorngrieß
1 Eigelb
2 EL Honig

Außerdem:

1 TL Meersalz

Für das Kompott:

4–5 mürbe Äpfel
(500 g küchenfertig)
1 kleine Stange Zimt
1 EL Honig
1 TL gemahlener Zimt

1. Die Mandeln ohne Fettzugabe in einer Pfanne goldbraun rösten. 200 ml Wasser und die Sahne angießen und alles aufkochen lassen.
2. Nun den Vollkorngrieß unter Rühren hineinrieseln lassen und ihn bei geringer Hitzezufuhr und unter ständigem Rühren so lange ausquellen lassen, bis die Grießmasse fest und formbar ist (ca. 5 Minuten).
3. Den Grieß etwas abkühlen lassen und dann das Eigelb und den Honig darunterrühren.

4. Leicht gesalzenes Wasser zum Sieden bringen. Mit zwei Teelöffeln von der Grießmasse kleine Klößchen abstechen und sie im siedenden Wasser so lange garziehen lassen, bis sie an der Oberfläche schwimmen (ca. 10 Minuten).
5. In der Zwischenzeit das Kompott zubereiten. Dafür die Äpfel vierteln, schälen und die Kerngehäuse entfernen.
6. Die Apfelstücke zusammen mit 150 ml Wasser in einen Topf geben. Die Zimtstange hinzufügen und alles etwa 10 Minuten köcheln lassen.
7. Die Apfelstücke danach zerstampfen und das Kompott mit dem Schneebesen locker aufschlagen.

8. Das Kompott etwas abkühlen lassen und mit dem Honig süßen. Die Grießklößchen zusammen mit dem Apfelkompott servieren und mit dem Zimt bestäuben.

ca. 600 kcal • 2520 kJ

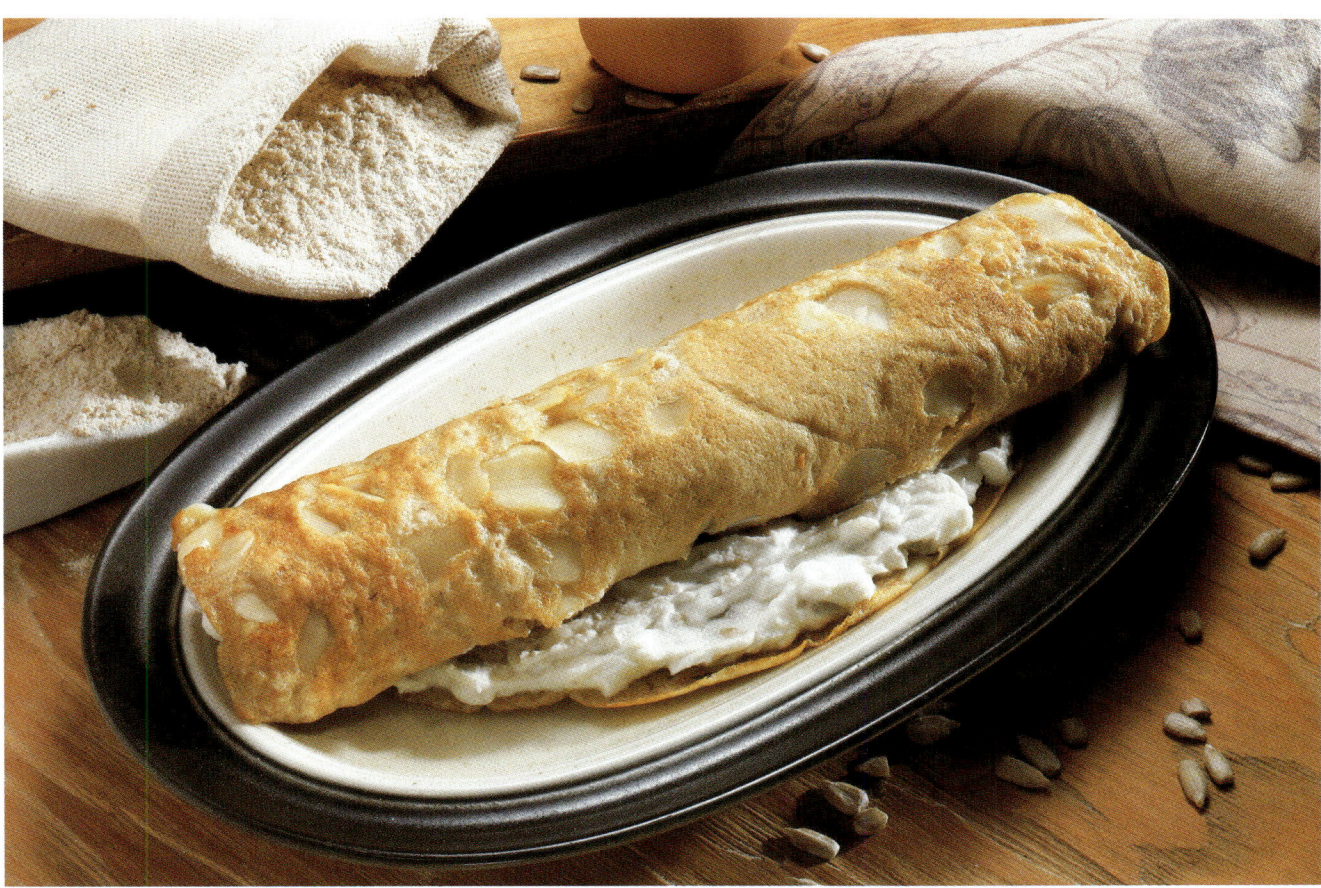

Mandelpfann-kuchen

Zubereitungszeit:
ca. 35 Min.

Für 1 Person

Für die Pfannkuchen:
50 g feines Dinkel- oder
Weizenvollkornmehl
1 TL Weinsteinbackpulver
3 EL süße Sahne
1 Eigelb
1 Prise Meersalz

Für die Füllung:
100 g Quark 20 % Fett i. Tr.
1 EL Sonnenblumen-
kerne
1 EL Honig

Außerdem:
2 EL Butter
50 g gehobelte Mandeln

1. Das Mehl mit dem
Backpulver mischen.
Nach und nach 120 ml
Wasser, die Sahne und das
Eigelb hinzufügen und
alles zu einem dünnflüssi-
gen Teig verrühren.
2. Eine Prise Salz zum Teig
geben und ihn für etwa
¼ Stunde quellen lassen.
3. Inzwischen für die Füllung den Quark mit den
Sonnenblumenkernen
und dem Honig mischen.
4. Die Butter in einer
Pfanne schmelzen lassen.
Die Hälfte der gehobelten
Mandeln dazugeben und
leicht rösten.
5. Die Hälfte des Pfannku-
chenteigs darüber vertei-
len und bei mittelstarker
Hitzezufuhr 1 bis 2 Minu-
ten backen. Den Pfannku-
chen wenden und noch-

mals 1 bis 2 Minuten bak-
ken. So auch den zweiten
Pfannkuchen zubereiten.
6. Die Pfannkuchen mit
der Quarkcreme bestrei-
chen, zusammenrollen
und heiß essen.

ca. 550 kcal • 2300 kJ

Hinweis
Essen Sie vorweg einen
neutralen Salat (Seite 48
bis 52).

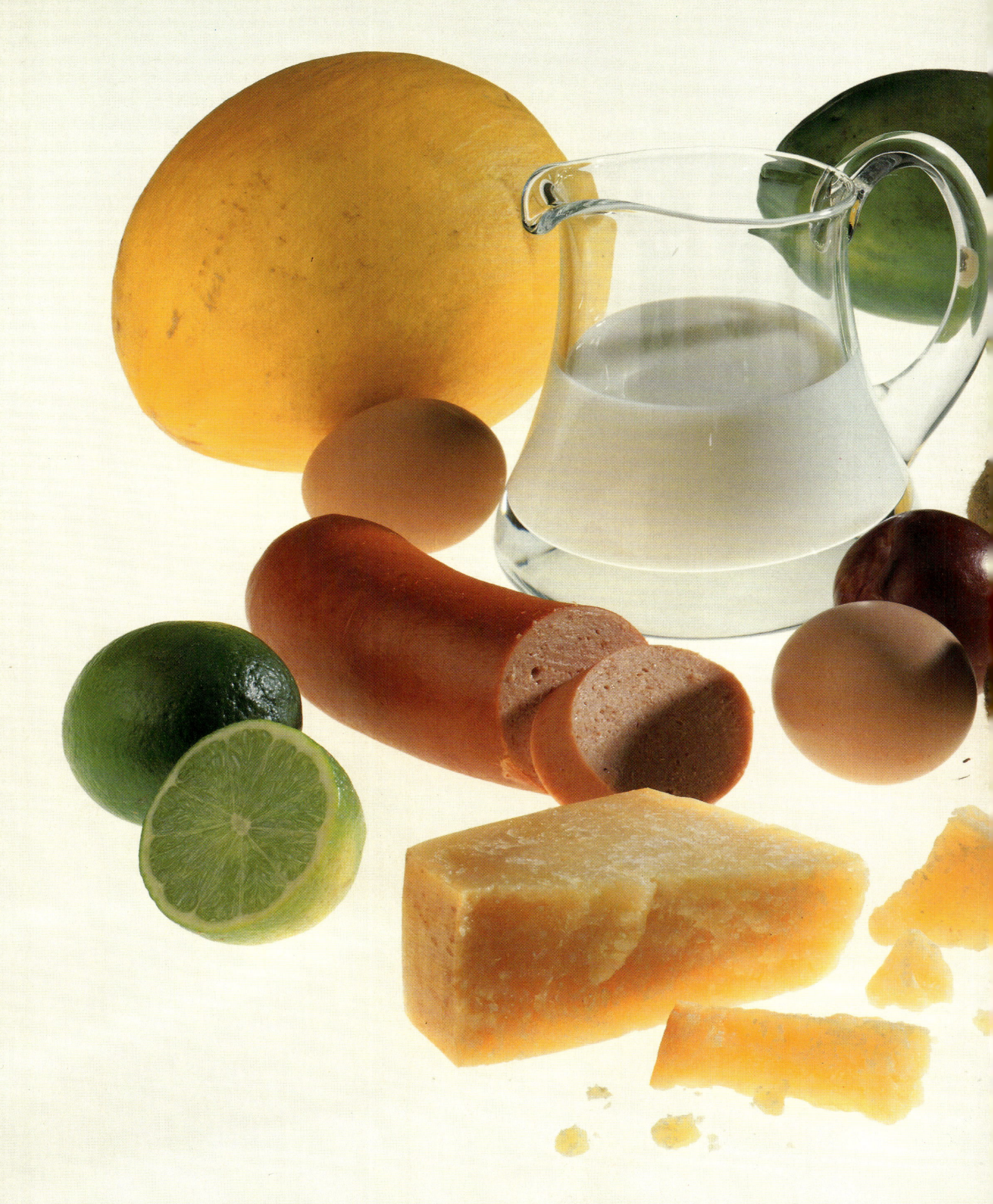

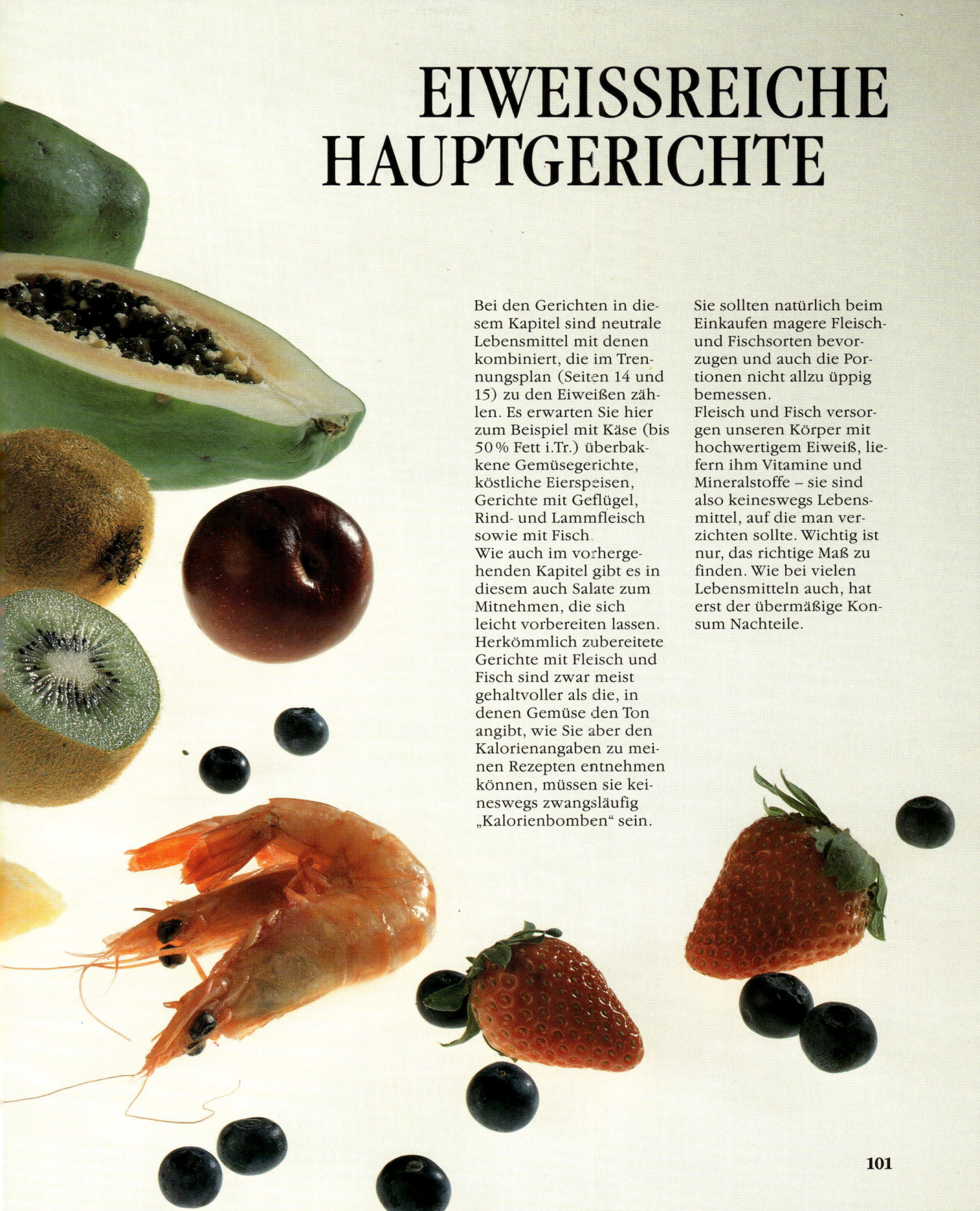

EIWEISSREICHE HAUPTGERICHTE

Bei den Gerichten in diesem Kapitel sind neutrale Lebensmittel mit denen kombiniert, die im Trennungsplan (Seiten 14 und 15) zu den Eiweißen zählen. Es erwarten Sie hier zum Beispiel mit Käse (bis 50 % Fett i.Tr.) überbakkene Gemüsegerichte, köstliche Eierspeisen, Gerichte mit Geflügel, Rind- und Lammfleisch sowie mit Fisch.

Wie auch im vorhergehenden Kapitel gibt es in diesem auch Salate zum Mitnehmen, die sich leicht vorbereiten lassen. Herkömmlich zubereitete Gerichte mit Fleisch und Fisch sind zwar meist gehaltvoller als die, in denen Gemüse den Ton angibt, wie Sie aber den Kalorienangaben zu meinen Rezepten entnehmen können, müssen sie keineswegs zwangsläufig „Kalorienbomben" sein.

Sie sollten natürlich beim Einkaufen magere Fleisch- und Fischsorten bevorzugen und auch die Portionen nicht allzu üppig bemessen.

Fleisch und Fisch versorgen unseren Körper mit hochwertigem Eiweiß, liefern ihm Vitamine und Mineralstoffe – sie sind also keineswegs Lebensmittel, auf die man verzichten sollte. Wichtig ist nur, das richtige Maß zu finden. Wie bei vielen Lebensmitteln auch, hat erst der übermäßige Konsum Nachteile.

Zucchiniauflauf

Zubereitungszeit:
ca. 25 Min.
Garzeit im Ofen:
ca. 20 Min.

Für 2 Personen

1 Zwiebel
1 EL kaltgepreßtes
Olivenöl
2–3 Zucchini
(ca. 500 g küchenfertig)
8 reife Tomaten
(ca. 500 g)
1–2 TL Chilipulver
1 TL Kräuter der Provence
2 TL vegetarische Gemüse-
brühe (Instantpulver)
nach Belieben 1 Knob-
lauchzehe
150 g geriebener Gouda
45 % Fett i. Tr.

1. Die Zwiebel schälen,
fein würfeln und im Öl
glasig dünsten.
2. Die Stielansätze der
Zucchini entfernen, die
Zucchini in dünne Schei-
ben schneiden und zu
den Zwiebeln geben.
Alles unter ständigem
Rühren leicht anbraten
und dann vom Herd
nehmen.
3. Die Stielansätze der
Tomaten entfernen und
die Tomaten mit dem
Schneidstab pürieren. Das
Püree nach Belieben
durch ein Sieb streichen.
4. Das Tomatenpüree mit
Chilli, Kräutern der Pro-
vence und Instantbrühe
abschmecken. Nach Belie-
ben die Knoblauchzehe
durch eine Presse dazu-
drücken. Den Backofen
auf 180 °C vorheizen.
5. Nun die Zucchini-Zwie-
bel-Mischung abwech-
selnd mit der Tomaten-
sauce in eine Auflaufform
geben und alles mit dem
Käse bestreuen.

6. Den Auflauf in den
Ofen stellen und in etwa
20 Minuten backen. Es
soll sich eine goldgelbe
Kruste bilden.
(auf dem Foto: oben)

ca. 420 kcal • 1750 kJ

Apfel-Zwiebel-Gratin

Zubereitungszeit:
ca. 1 ¼ Std.

Für 2 Personen

3-4 säuerliche Äpfel
3 EL Zitronensaft
400 g rote Zwiebeln
2 EL ungeschwefelte
Rosinen
100 g süße Sahne
2 Msp. Cayennepfeffer
½ TL Meersalz
120 g Mozzarella

1. Die Äpfel vierteln, schälen, entkernen, in feine
Spalten schneiden und
mit dem Zitronensaft
beträufeln.
2. Die Zwiebeln in dünne
Ringe schneiden.
3. Die Äpfel zusammen
mit den Zwiebeln und
den Rosinen in eine Auf-
laufform schichten. Den
Backofen auf 200 °C vor-
heizen.
4. Die Sahne mit dem
Cayennepfeffer und dem
Salz würzen und über das
Apfel-Zwiebel-Gemisch
gießen.
5. Die Mozzarella kleinschneiden, darüber-
streuen und das Gratin
etwa ¾ Stunden lang
überbacken.
(auf dem Foto: unten)

ca. 390 kcal • 1605 kJ

Überbackenes Gemüse

Zubereitungszeit:
ca. ¼ Std.
Garzeit im Ofen:
15–20 Min.

Für 2 Personen

700 g gemischtes
TK-Gemüse (Blumenkohl,
Brokkoli, grüne Bohnen,
Rosenkohl oder anderes)

Für die Sauce:
100 g saure Sahne
100 g süße Sahne
2 TL vegetarische Gemüse-
brühe (Instantpulver)
1 Msp. Cayennepfeffer

Außerdem:
80 g geriebener
Parmesan

1. Den Backofen auf
180 °C vorheizen. Das tiefgekühlte Gemüse in eine
Auflaufform geben.
2. Nun aus der sauren
und der süßen Sahne, ⅛ l
Wasser, der Instantbrühe
und dem Cayennepfeffer
eine Sauce rühren. Sie mit
dem Schneebesen kräftig
verschlagen und die
Sauce über das Gemüse
geben.
3. Den geriebenen Parmesan darüberstreuen, die
Form in den Ofen stellen
und das Gemüse 15 bis
20 Minuten überbacken.
(auf dem Foto: Mitte)

ca. 445 kcal • 1855 kJ

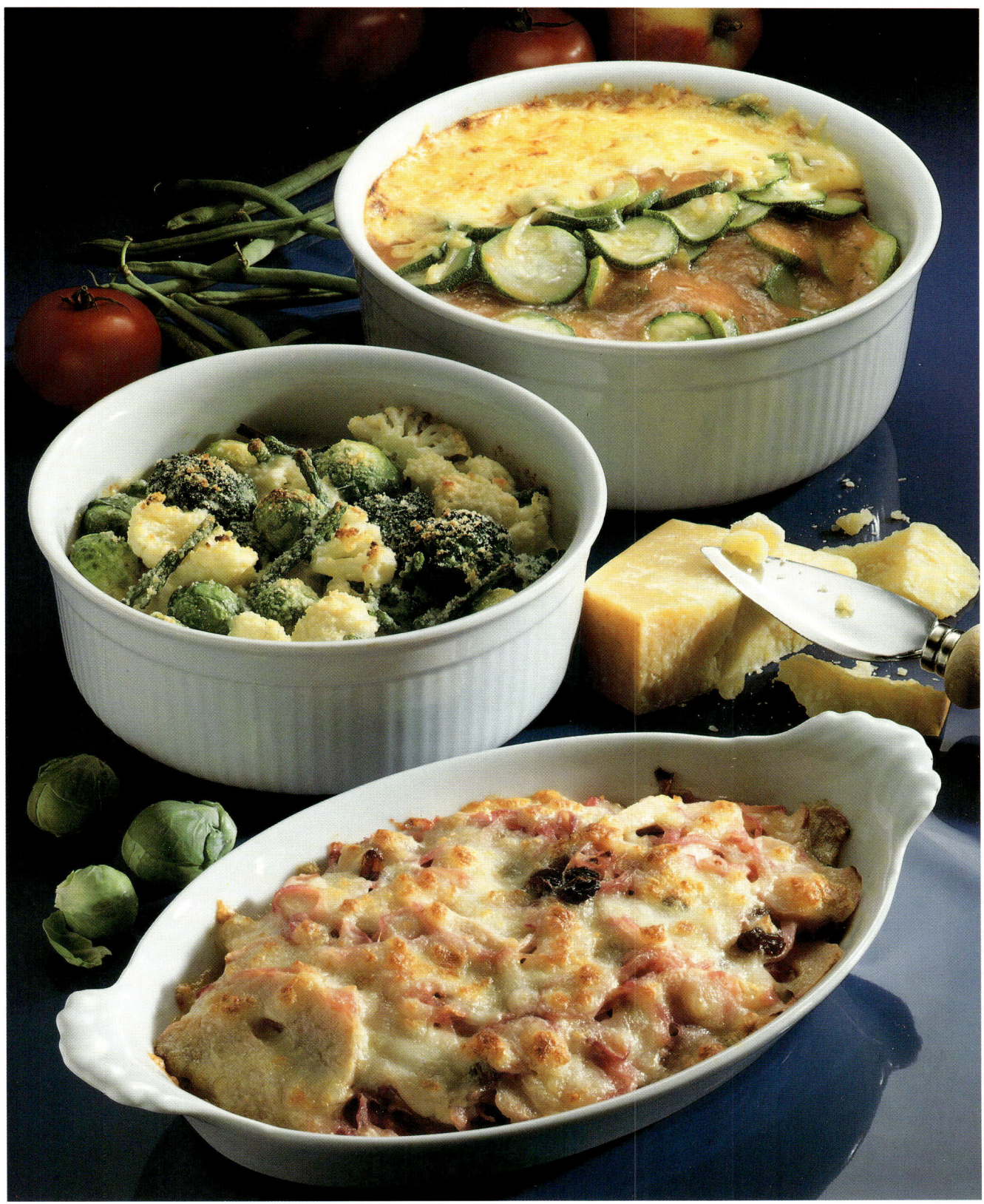

Überbackener Blumenkohl

Zubereitungszeit:
ca. ½ Std.
Garzeit im Ofen:
ca. 10 Min.

Für 2 Personen

2 TL vegetarische Gemüse-
brühe (Instantpulver)
700 g Blumenkohlröschen
120 g geriebener Gouda
45 % Fett i. Tr.

1. ¼ l Wasser erhitzen,
mit der Instantbrühe
abschmecken und die Blu-
menkohlröschen hinzu-
geben. Sie bei geringer
Hitzezufuhr in 12 bis
14 Minuten bißfest garen.
2. Den Backofen auf
200 °C vorheizen. Das
Gemüse mit einem
Schaumlöffel herausneh-
men, in eine Auflaufform
geben und etwas Koch-
brühe angießen.
3. Den Käse über den Blumenkohl verteilen, die
Form in den Ofen stellen
und etwa 10 Minuten
überbacken, bis der Käse
geschmolzen ist.
(auf dem Foto: unten)

ca. 305 kcal • 1290 kJ

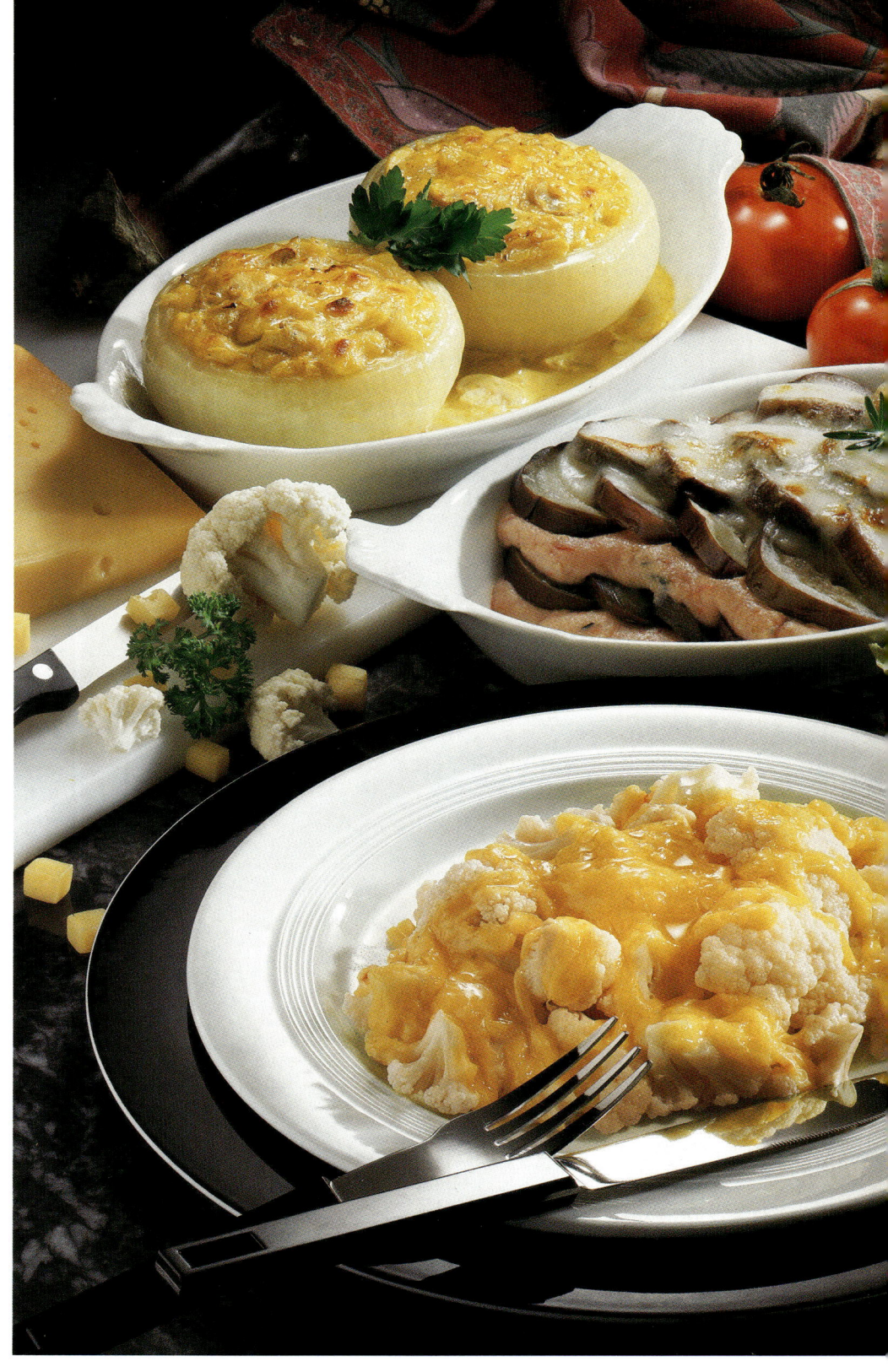

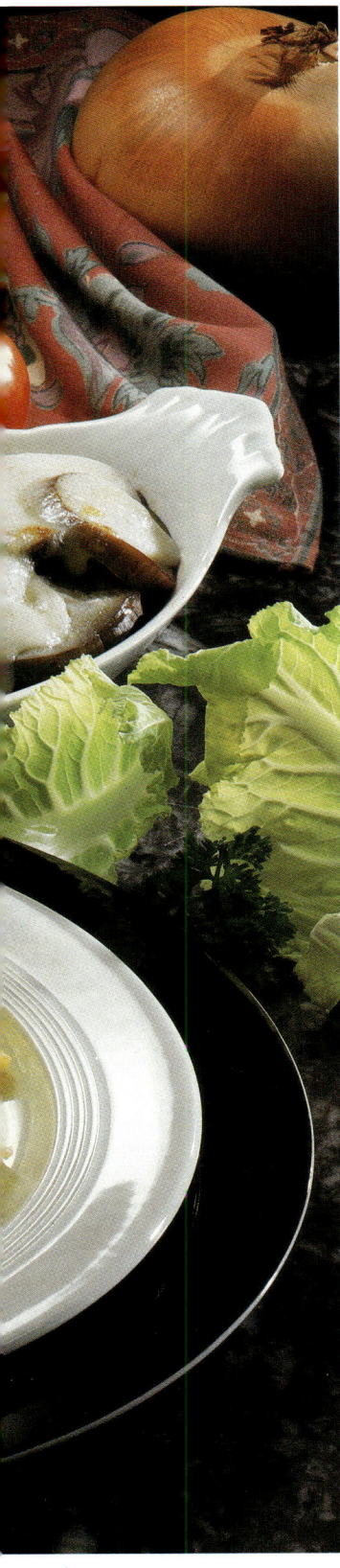

Gefüllte Zwiebeln

Zubereitungszeit:
ca. 1 Std.
Garzeit im Ofen:
ca. ¼ Std.

Für 2 Personen

4 Gemüsezwiebeln
300 g Champignons
2 EL Butter
2 TL vegetarische Gemüse-brühe (Instantpulver)
1 TL Korianderpulver
1–2 TL Currypulver
nach Belieben 1–2 Knob-lauchzehen
100 g Gouda
45 % Fett i.Tr.
4 EL saure Sahne
1 Zweig Petersilie

1. Die Zwiebeln schälen und im Ganzen in wenig Wasser etwa 10 Minuten dünsten. Das Kochwasser aufheben, die Zwiebeln etwas abkühlen lassen, einen Deckel abschneiden und jede Zwiebel aus-höhlen.
2. Die Champignons in feine Blätter schneiden. Die inneren Teile der Zwiebeln und die Deckel fein hacken und in der Butter zusammen mit den Champignon anbraten.
3. Das Ganze mit Instant-brühe, Koriander und Curry mild abschmecken. Nach Belieben den Knob-lauch durch eine Presse dazudrücken.
4. Den Backofen auf 160 °C vorheizen. Den Käse in kleine Würfel schneiden, zusammen mit der sauren Sahne zum Gemüse geben und die Zwiebeln damit füllen. Übrige Füllung beiseite stellen.
5. Die gefüllten Zwiebeln in eine Auflaufform set-zen, etwas Zwiebelkoch-wasser angießen und die übrige Füllung in die Form geben.
6. Die Auflaufform in den Ofen stellen und die Zwie-beln in etwa ¼ Stunde backen. Sie dann mit Petersilie garnieren.
(auf dem Foto: oben)

ca. 355 kcal • 1480 kJ

Hinweis
Essen Sie dazu einen fri-schen, neutralen oder den Eiweißen zugeordneten Salat (Seite 48 bis 57).

Überbackene Auberginen

Zubereitungszeit:
ca. ½ Std.
Garzeit im Ofen:
ca. 50 Min.

Für 2 Personen

1 Aubergine (500 g)
Meersalz
8 Tomaten (500 g)
3 Eier
50 g geriebener Parmesan
1 EL kaltgepreßtes Olivenöl
1 TL Thymian
1 TL Rosmarin
1 EL vegetarische Gemüse-brühe (Instantpulver)
nach Belieben 1–2 Knob-lauchzehen
125 g Mozzarella

1. Den Stielansatz der Aubergine entfernen und die Frucht in ½ cm dicke Scheiben schneiden.
2. Die Scheiben jeweils auf beiden Seiten leicht salzen, in ein Sieb legen und etwa ½ Stunde lang Saft ziehen lassen.
3. In der Zwischenzeit die Stielansätze der Tomaten entfernen und die Toma-ten mit dem Schneidstab pürieren. Das Püree nach Belieben durch ein Sieb streichen.
4. Die Eier schaumig auf-schlagen und zu dem Tomatenpüree geben. Den Parmesan, das Öl, 6 Eßlöf-fel Wasser, Thymian, Ros-marin und Instantbrühe hinzufügen. Nach Belie-ben die Knoblauchzehen durch eine Presse dazu-drücken und alles gut ver-rühren.
5. Nun den Backofen auf 180 °C vorheizen. Die Auberginenscheiben abtrocknen. Sie abwech-selnd mit der Tomaten-sauce in eine feuerfeste Form geben.
6. Die Mozzarella in Scheiben schneiden und zuletzt auf die Auberginen legen. Die Form in den Ofen stellen und die Au-berginen in etwa 50 Minu-ten backen. Sollte der Käse zu braun werden, die Form abdecken.
(auf dem Foto: Mitte)

ca. 595 kcal • 2490 kJ

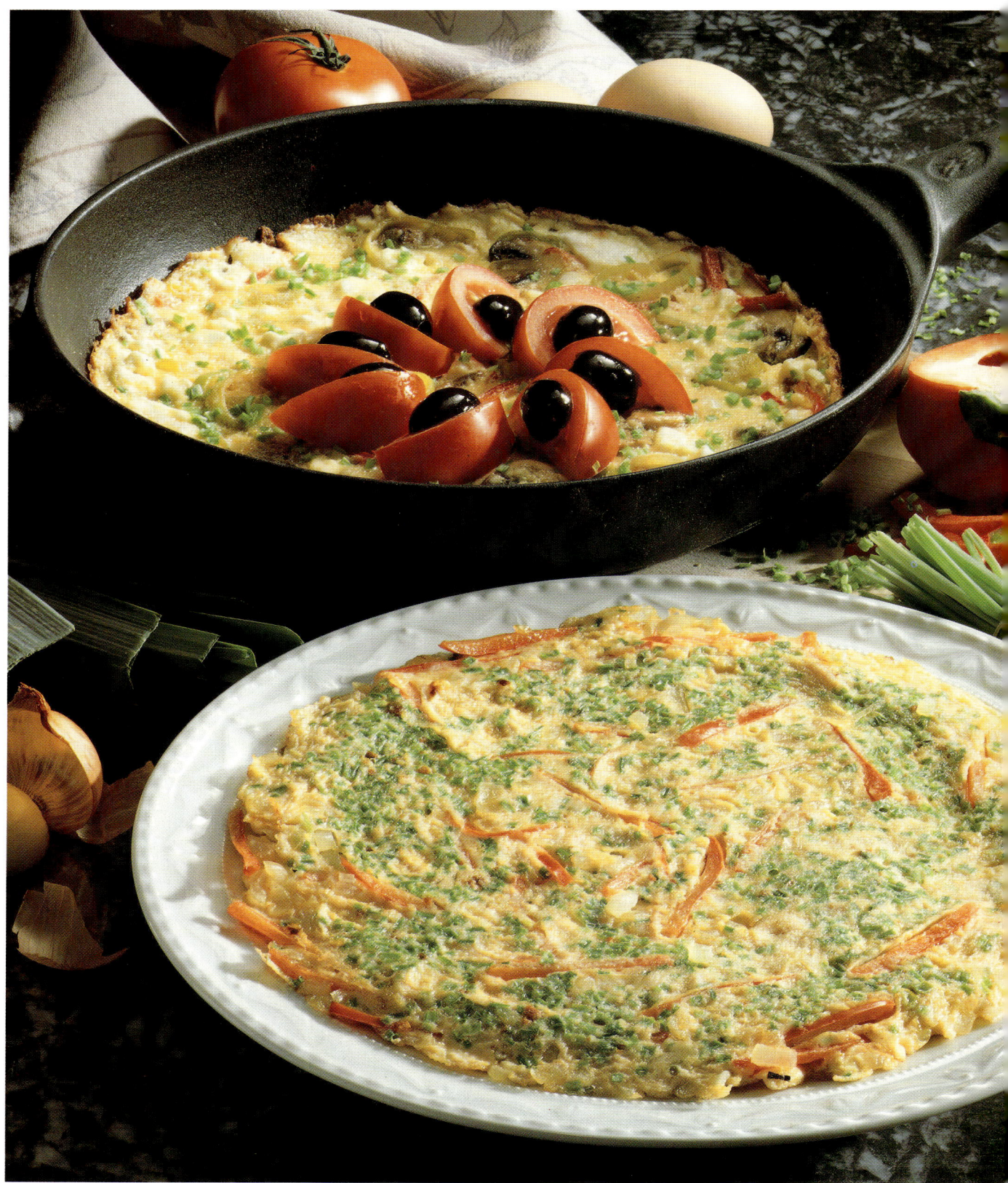

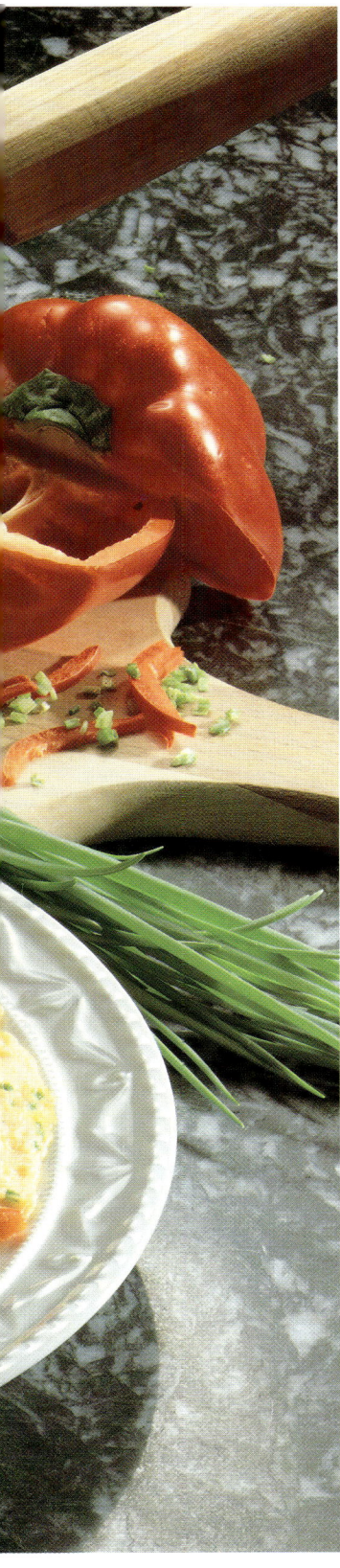

Bauernpfanne

Zubereitungszeit:
ca. ¾ Std.

Für 1 Person

1 kleine Stange Lauch
100 g Champignons
1 kleine rote Paprika-schote
1 EL Butter
1 TL vegetarische Gemüse-brühe (Instantpulver)
1 TL Paprikapulver edelsüß
50 g Schafskäse
2 Eier
2 EL süße Sahne
4 EL Mineralwasser
2 EL Schnittlauchröllchen
1 Tomate
4 schwarze Oliven

1. Den Lauch putzen, die Champignons mit einem feuchten Tuch abreiben und beides in feine Ringe beziehungsweise Scheiben schneiden.
2. Das Kerngehäuse der Paprikaschote entfernen und das Fruchtfleisch in feine Streifen schneiden.
3. Die Butter in einer Pfanne zerlassen und das Gemüse darin kurz andünsten. Die Instantbrühe und das Paprikapulver daruntermischen. Den Käse zerbröseln und über das Gemüse verteilen.
4. Nun die Eier trennen. Die Eiweiße steif schlagen und die Eigelbe mit der Sahne und dem Mineralwasser verrühren.

5. Den Eischnee unter die Eigelbmasse heben und alles über das gedünstete Gemüse gießen. Danach nicht mehr umrühren!
6. Das Ei in der geschlossenen Pfanne bei geringer Hitzezufuhr etwa 10 Minuten stocken lassen.
7. Die Bauernpfanne mit den Schnittlauchröllchen bestreuen. Die Tomaten achteln und das Gericht mit Tomatenachteln und Oliven garnieren.
(auf dem Foto: oben)

ca. 640 kcal • 2685 kJ

Gemüseomelett

Zubereitungszeit:
ca. 20 Min.

Für 1 Person

1 rote Paprikaschote
1 Zwiebel
1 EL kaltgepreßtes Sonnenblumenöl
2 Eier
2 EL süße Sahne
½ TL Meersalz
½ TL Paprikapulver edelsüß
1–2 EL Schnittlauch-röllchen

1. Das Kerngehäuse der Paprikaschote entfernen und die Schote in feine Streifen schneiden. Die Zwiebel schälen und fein würfeln.
2. Das Öl in einer Pfanne nicht zu stark erhitzen

und die Paprikastreifen und die Zwiebelwürfel darin einige Minuten lang bei mäßiger Hitzezufuhr dünsten. Das Gemüse in der Pfanne verteilen.
3. Die Eier mit 5 Eßlöffeln Wasser und der Sahne gut verquirlen und mit dem Meersalz und dem Paprikapulver würzen.
4. Die Schnittlauchröllchen darunterrühren und die Eimasse in die Pfanne über das Gemüse gießen. Die Eimasse bei geringer Hitzezufuhr stocken lassen. Dabei bitte nicht umrühren!
5. Das Omelett auf eine Platte oder einen Topfdeckel gleiten lassen, in die Pfanne stürzen und auch auf der anderen Seite stocken lassen.
(auf dem Foto: unten)

ca. 385 kcal • 1620 kJ

Hinweis
Essen Sie zum Gemüse-omelett einen frischen, neutralen oder den Eiweißen zugeordneten Salat (Seite 48 bis 57).

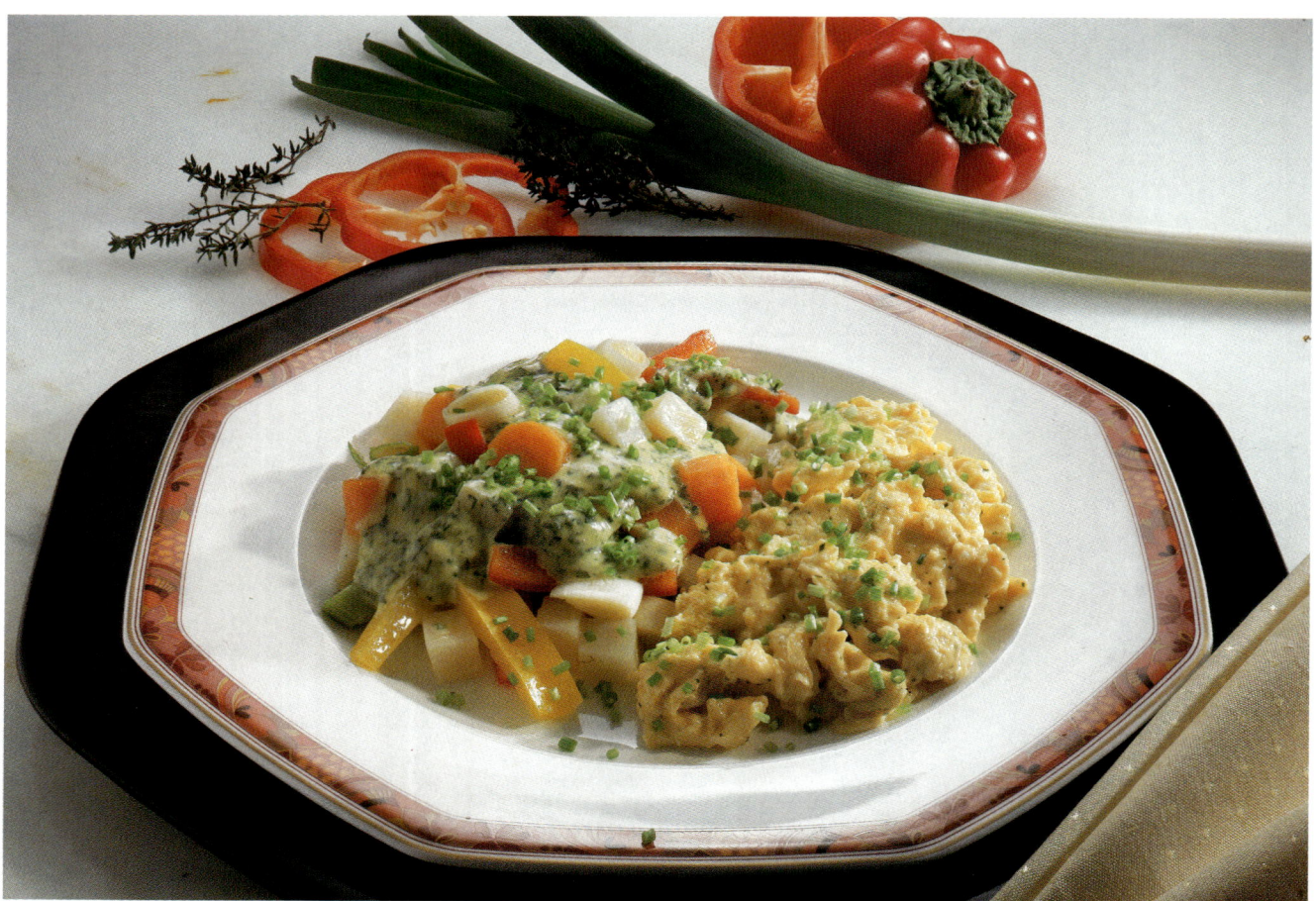

Rühreier mit warmem Gemüsesalat

Zubereitungszeit:
ca. ¾ Std.

Für 2 Personen

Für den Salat:

1 gelbe Paprikaschote
1 rote Paprikaschote
2 Möhren
150 g Knollensellerie
1 große Stange Lauch (200 g küchenfertig)
¼ l vegetarische Gemüsebrühe (aus Instantpulver zubereitet)
1 Lorbeerblatt
1 Knoblauchzehe
1 TL Thymian

Für die Sauce:

50 g süße Sahne
1 EL vergorenes Molkekonzentrat (Molkosan)
3 EL gemischte, gehackte Kräuter (Petersilie, Kerbel, Estragon)
1 TL Kräutersalz
1 Msp. Safran

Für die Rühreier:

3 Eier
4 EL Mineralwasser
2 EL süße Sahne
1 EL Butter

Außerdem:

2–3 EL Schnittlauchröllchen

1. Die Kerngehäuse der Paprikaschoten entfernen und die Schoten in breite Streifen schneiden.

2. Die Möhren und den Sellerie schälen, den Lauch putzen und alles kleinschneiden.

3. Die Gemüsebrühe erhitzen und das Lorbeerblatt, die ganze Knoblauchzehe und den Thymian hineingeben. Das Gemüse in der Brühe in 8 bis 10 Minuten bißfest garen.

4. Das Gemüse mit der Schaumkelle herausheben, das Lorbeerblatt und die Knoblauchzehe entfernen und das Gemüse auf einer Platte warm halten. 100 ml Brühe abkühlen lassen.

5. Für die Sauce die Sahne mit dem Molkekonzentrat und der abgekühlten Brühe verrühren. Die Kräuter hinzufügen, die Sauce mit Kräutersalz und dem Safran abschmecken und über das Gemüse gießen.

6. Nun die Eier aufschlagen und zusammen mit dem Mineralwasser, der Sahne und Kräutersalz gut verquirlen.

7. Die Butter in einer Pfanne schmelzen lassen, die Eimasse hineingießen und bei geringer Hitzezufuhr stocken lassen. Erst nach etwa 3 Minuten umrühren, das Rührei sollte noch etwas feucht sein.

8. Das Rührei zusammen mit dem Gemüsesalat anrichten und alles mit Schnittlauch bestreuen.

ca. 425 kcal • 1785 kJ

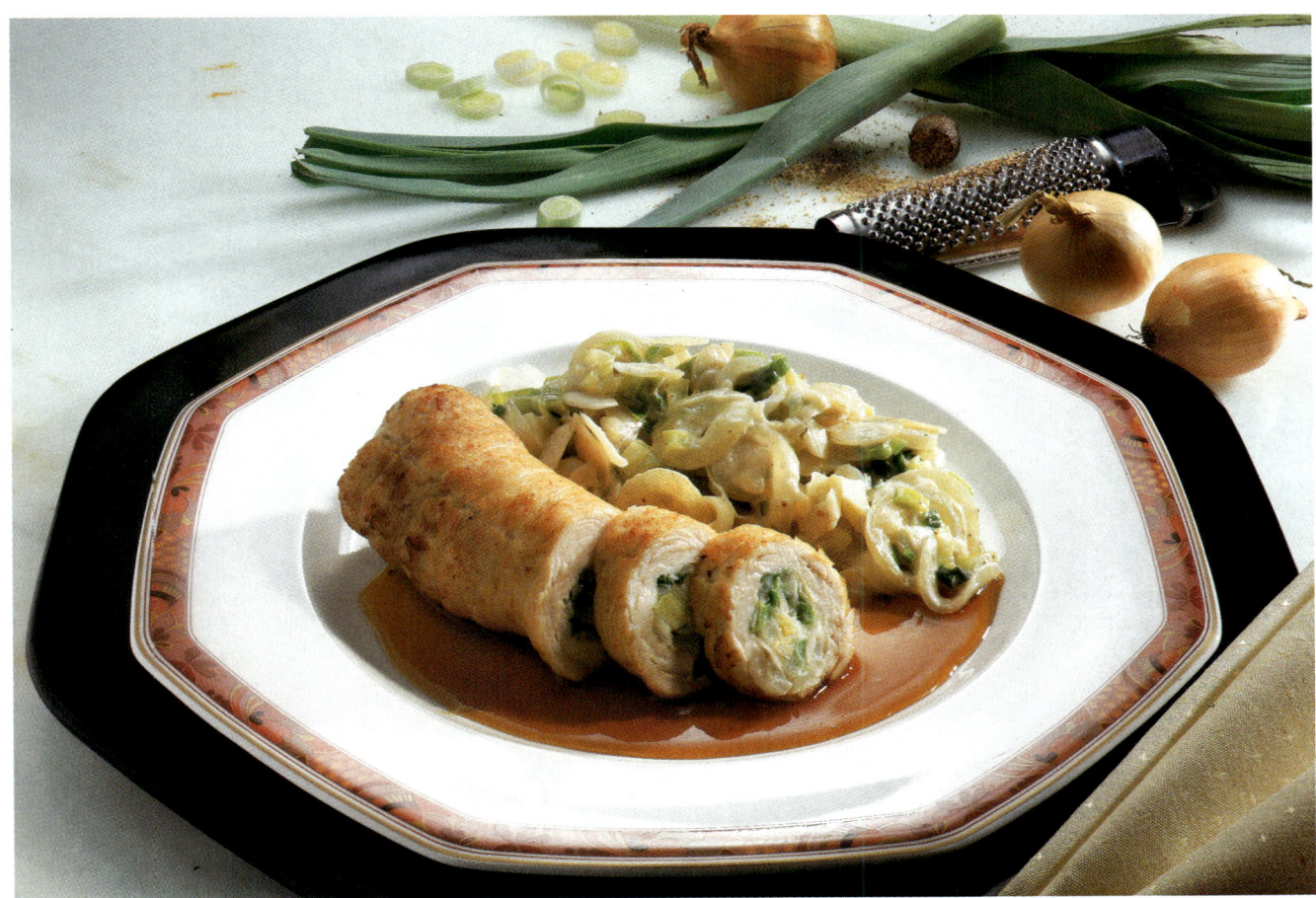

Putenrouladen mit Lauch-Mandel-Gemüse

Zubereitungszeit:
ca. 1 Std.

Für 2 Personen

Für das Gemüse:

4 Stangen Lauch
(500 g küchenfertig)
4 Zwiebeln
1 EL Butter
2 EL vegetarische Gemüsebrühe (Instantpulver)
½ TL Muskatnuß
40 g gehobelte Mandeln
5 EL süße Sahne

Für die Rouladen:

2 Putenschnitzel (à 150 g)
1½ EL ungehärtetes
Pflanzenfett

Für die Sauce:

nach Belieben 1–2 Meßlöffel pflanzliches Bindemittel (aus dem Reformhaus)

1. Den Lauch putzen, die Zwiebeln schälen und beides in sehr feine Ringe schneiden.
2. Die Butter in einer Pfanne schmelzen lassen und den Lauch und die Zwiebeln darin kurz andünsten.
3. Das Gemüse mit der Hälfte der Instantbrühe und Muskatnuß abschmecken, die Mandeln hinzufügen und alles mit der Sahne verfeinern.

4. Nun die Schnitzel flachklopfen, waschen, trockentupfen und einen Teil der Gemüsemischung darauf verteilen.
5. Die Schnitzel zu zwei Rouladen zusammenrollen, sie mit Holzspießchen feststecken oder mit Küchengarn zusammenbinden.
6. Das Fett in einem kleinen Bräter erhitzen und die Rouladen darin rundherum anbraten. Danach 200 ml Wasser angießen und die Rouladen im geschlossenen Topf bei nur geringer Hitzezufuhr in 20 bis 25 Minuten garen.

7. Die Bratensauce mit der restlichen Instantbrühe abschmecken, nach Belieben das pflanzliche Bindemittel hineinrühren, die Sauce dann nochmals aufkochen lassen und so leicht binden.
8. Das restliche Lauch-Mandel-Gemüse erwärmen und zusammen mit den Rouladen und der Sauce servieren.

ca. 560 kcal • 2355 kJ

Schweizer Bohnensalat

Zubereitungszeit:
ca. 40 Min.

Für 1 Person

300 g grüne Bohnen
etwas Meersalz

Für die Sauce:
125 g Sahnedickmilch
1 TL vergorenes Molke-
konzentrat (Molkosan)
½ TL Kräutersalz
1 kleine Zwiebel
100 g TK-Maiskörner

Außerdem:
60 g Schweizer Emmen-
taler oder Greyerzer
2 EL gehackte Walnüsse

1. Die Bohnen, wenn
nötig, abfädeln, in etwa
3 cm lange Stücke schnei-
den und in leicht gesal-
zenem Wasser in etwa
10 Minuten bißfest garen.
2. In der Zwischenzeit die
Sahnedickmilch, das Mol-
kekonzentrat und das
Kräutersalz verrühren.
3. Die Bohnen abgießen
und abkühlen lassen. Die
Zwiebel schälen, sehr fein
würfeln und zusammen
mit den Maiskörnern in
die Sauce geben.
4. Die Salatsauce mit den
Bohnen mischen. Den
Käse in feine Streifen
schneiden, in die Mitte
auf den Salat geben und
ihn mit den gehackten
Nüssen bestreuen.
(auf dem Foto: oben)

ca. 750 kcal • 3130 kJ

Tomatensalat mit Rühreiern

Zubereitungszeit:
ca. 25 Min.

Für 2 Personen

Für den Salat:
1 EL kaltgepreßtes
Sonnenblumenöl
1 EL vergorenes Molke-
konzentrat (Molkosan)
1 TL Kräutersalz
1 Zwiebel
600 g Tomaten
3 EL gehackte Petersilie

Für die Rühreier:
3 Eier
4 EL Mineralwasser
2 EL süße Sahne
½ TL Meersalz
1 EL Butter
3 EL Schnittlauchröllchen

1. Das Sonnenblumenöl
zusammen mit dem Mol-
kekonzentrat, 200 ml
Wasser und Kräutersalz
verrühren.
2. Die Zwiebel sehr fein
würfeln und die Hälfte zu
der Salatsauce geben.
3. Die Stengelansätze der
Tomaten entfernen und
die Früchte in schöne
Scheiben schneiden. Sie
auf eine Platte legen, mit
der Sauce begießen und
mit Petersilie bestreuen.
4. Nun die Eier zusammen
mit dem Mineralwasser,
der Sahne und dem Meer-
salz zu einer schaumigen
Masse aufschlagen.
5. Die restlichen Zwiebelwürfel in der Butter glasig
dünsten. Die Eimasse
dazugeben und stocken
lassen.

6. Die Eimasse erst nach
etwa 3 Minuten vorsichtig
umrühren, sie sollte noch
etwas feucht sein.
7. Die Rühreier mit
Schnittlauch bestreuen.
Zum Salat servieren.
(auf dem Foto: Mitte)

ca. 430 kcal • 1815 kJ

Variation
Wer es mag, kann in Streifen geschnittenen Rinder-
schinken in die Eimasse
geben. Er sollte in jedem
Fall mit erhitzt werden.

Putenrahm-schnitzel mit Butterbohnen

Zubereitungszeit:
ca. 25 Min.

Für 2 Personen

1 EL Butter
600 g grüne TK-Bohnen
1 TL getrocknetes
Bohnenkraut
2 TL vegetarische Gemüse-
brühe (Instantpulver)
2 Putenschnitzel (à 150 g)
1 TL Kräutersalz
1 EL ungehärtetes
Kokosfett
80 g süße Sahne
2 TL grüne Pfefferkörner

1. Die Butter in einem
Topf schmelzen lassen,
150 ml Wasser dazugießen
und die tiefgekühlten
Bohnen hinzufügen.

2. Das Bohnenkraut und
die Instantbrühe hinein-
rühren und die Bohnen
im geschlossenen Topf
7 bis 10 Minuten köcheln
lassen. Währenddessen
gelegentlich umrühren.
3. In der Zwischenzeit die
Putenschnitzel waschen,
trockentupfen und mit
nur wenig Kräutersalz
würzen.
4. Das Fett in einer Pfanne
erwärmen und die Puten-
schnitzel darin auf bei-
den Seiten jeweils 4 bis
5 Minuten anbraten. Sie
dann an den Pfannenrand
schieben.
5. Die Bohnen aus dem
Kochwasser nehmen und
warm halten.
6. Nun 50 ml Wasser mit
der Sahne mischen und
den Bratensatz der Schnitzel damit ablöschen.
7. Zum Schluß die grünen
Pfefferkörner darunter-
rühren und die Sauce
eventuell mit etwas Kräu-
tersalz nachwürzen. Die
Rahmschnitzel zusammen
mit der Sauce und den
Butterbohnen servieren.
(auf dem Foto: unten)

ca. 520 kcal • 2190 kJ

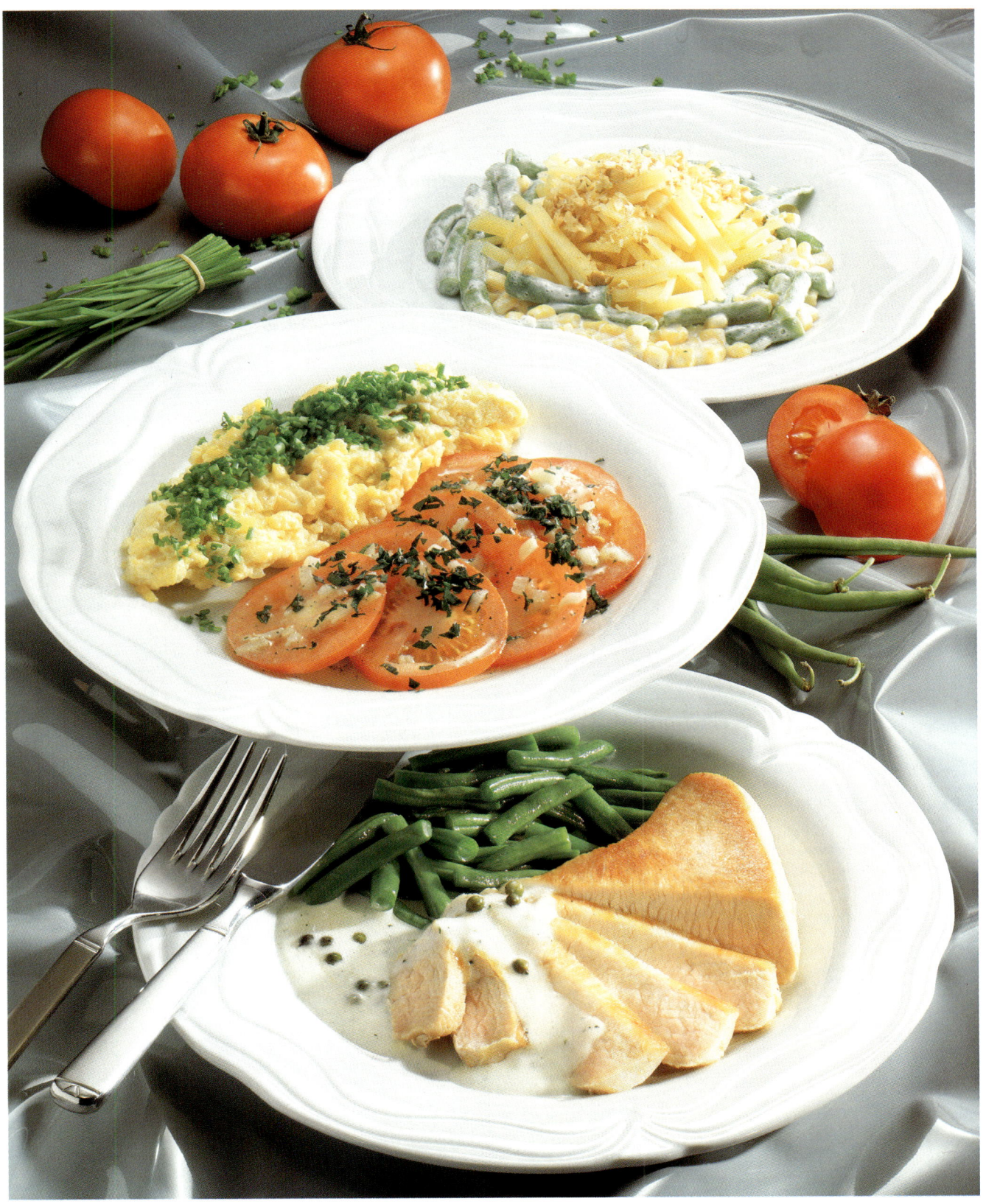

Geflügelsalat „Waldorf"

Zubereitungszeit:
ca. 1 Std.

Für 2 Personen

300 g Hähnchenbrustfilets
1 TL vegetarische Gemüse-
brühe (Instantpulver)
1 kleine Knolle Sellerie
2 Möhren
2 säuerliche Äpfel
2 EL Zitronensaft
½ frische Ananas
(250 g küchenfertig)
6 Walnußkerne

Für die Sauce:
200 g Sahnedickmilch
1 TL Frutilose
2 TL vergorenes Molke-
konzentrat (Molkosan)
1 TL Kräutersalz

1. Die Hähnchenbrustfilets abspülen. Etwas Was-
ser in einem Topf aufko-
chen lassen, die Instant-
brühe hineinrühren und
das Fleisch darin in 20 bis
25 Minuten garen.
2. In der Zwischenzeit die
Sellerieknolle abbürsten,
in wenig Wasser nicht zu
weich garen. Sie danach
abkühlen lassen, schälen
und in Stifte schneiden.
3. Das Geflügelfleisch aus
der Brühe nehmen, in
Stücke schneiden und
abkühlen lassen.
4. Die Möhren schälen
und in feine Stifte hobeln.
Die Äpfel vierteln, die
Kerngehäuse entfernen
und das Fruchtfleisch
ebenfalls in Stifte hobeln.
Sie mit dem Zitronensaft
mischen.

5. Die halbe Ananas schälen, braune Schalenteile
entfernen und das Frucht-
fleisch in kleine Stücke
schneiden. Die Nüsse
grob hacken. Nun alle
Zutaten mischen.
6. Für die Sauce die Sahnedickmilch cremig rüh-
ren und mit der Frutilose,
dem Molkekonzentrat
und dem Kräutersalz
abschmecken. Die Sauce
mit den Salatzutaten
mischen.
(auf dem Foto: links)

---

ca. 600 kcal • 2525 kJ

Salat mit Hähnchenfleisch und Linsensprossen

Zubereitungszeit:
ca. ¾ Std.

Für 2 Personen

1 Salatgurke
80 g Feldsalat
5 Tomaten
300 g Hähnchenbrustfilets
1 TL Meersalz
2 EL kaltgepreßtes
Sonnenblumenöl

Für die Sauce:
1 Zwiebel
1 EL vergorenes Molke-
konzentrat (Molkosan)
1 TL Frutilose
100 ml vegetarische Ge-
müsebrühe (aus Instant-
pulver zubereitet)
2 EL gehackter Dill
3 EL saure Sahne

Außerdem:
150 g Linsenkeimlinge
(selbstgezogen, siehe
Seite 21 oder gekauft)

1. Die Salatgurke schälen,
der Länge nach halbieren
und die Kerne mit einem
Löffel herauskratzen. Das
Fruchtfleisch in Scheiben
schneiden.
2. Den Feldsalat putzen.
Die Stielansätze der Tomaten entfernen und die
Früchte achteln. Gurken-
scheiben, Feldsalat und
Tomatenachtel auf zwei
Tellern anrichten.
3. Die Hähnchenbrustfilets leicht salzen. Das Öl
in einer Pfanne erhitzen
und das Fleisch jeweils
von beiden Seiten darin
etwa 5 Minuten braten.
4. Inzwischen für die
Sauce die Zwiebel schä-
len, sehr fein würfeln und
mit dem Molkekonzen-
trat, der Frutilose und der
Gemüsebrühe verrühren.
5. Den gehackten Dill
unter die Sauce rühren
und sie mit der sauren
Sahne verfeinern.
6. Die Hähnchenbrustfilets in Streifen schneiden
und warm auf dem Salat
verteilen. Die Sauce über
den Salat gießen und die
Linsenkeimlinge darüber-
streuen.
(auf dem Foto: rechts)

---

ca. 580 kcal • 2440 kJ

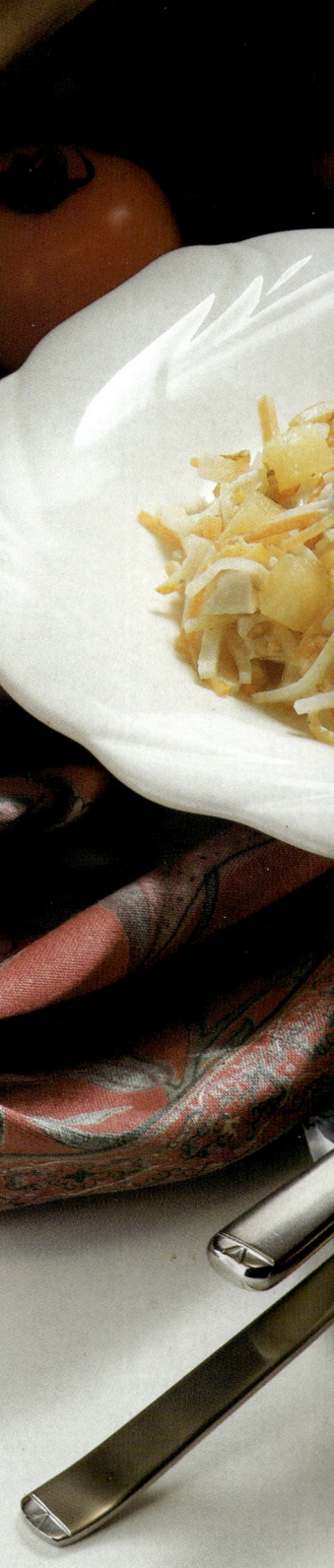

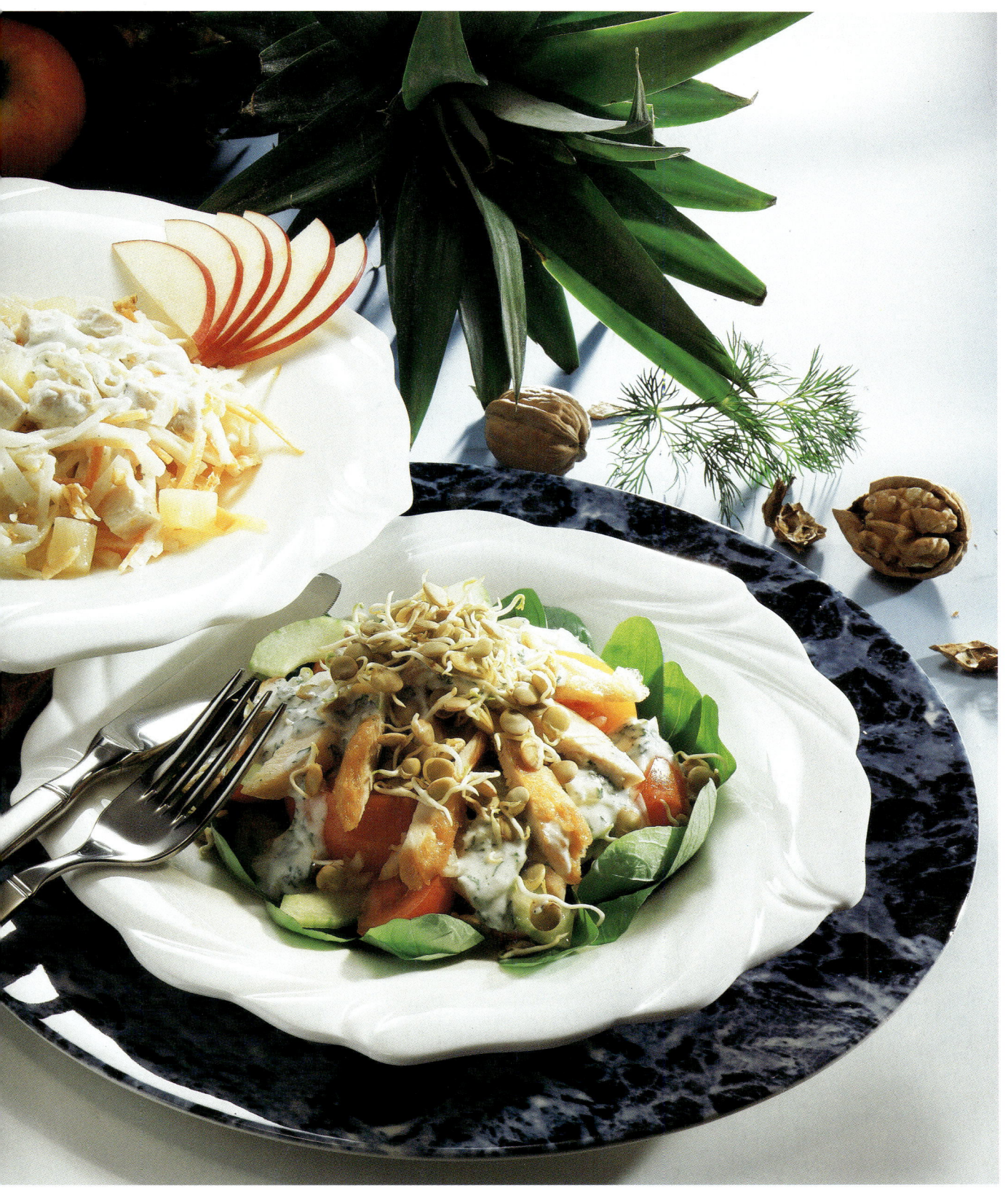

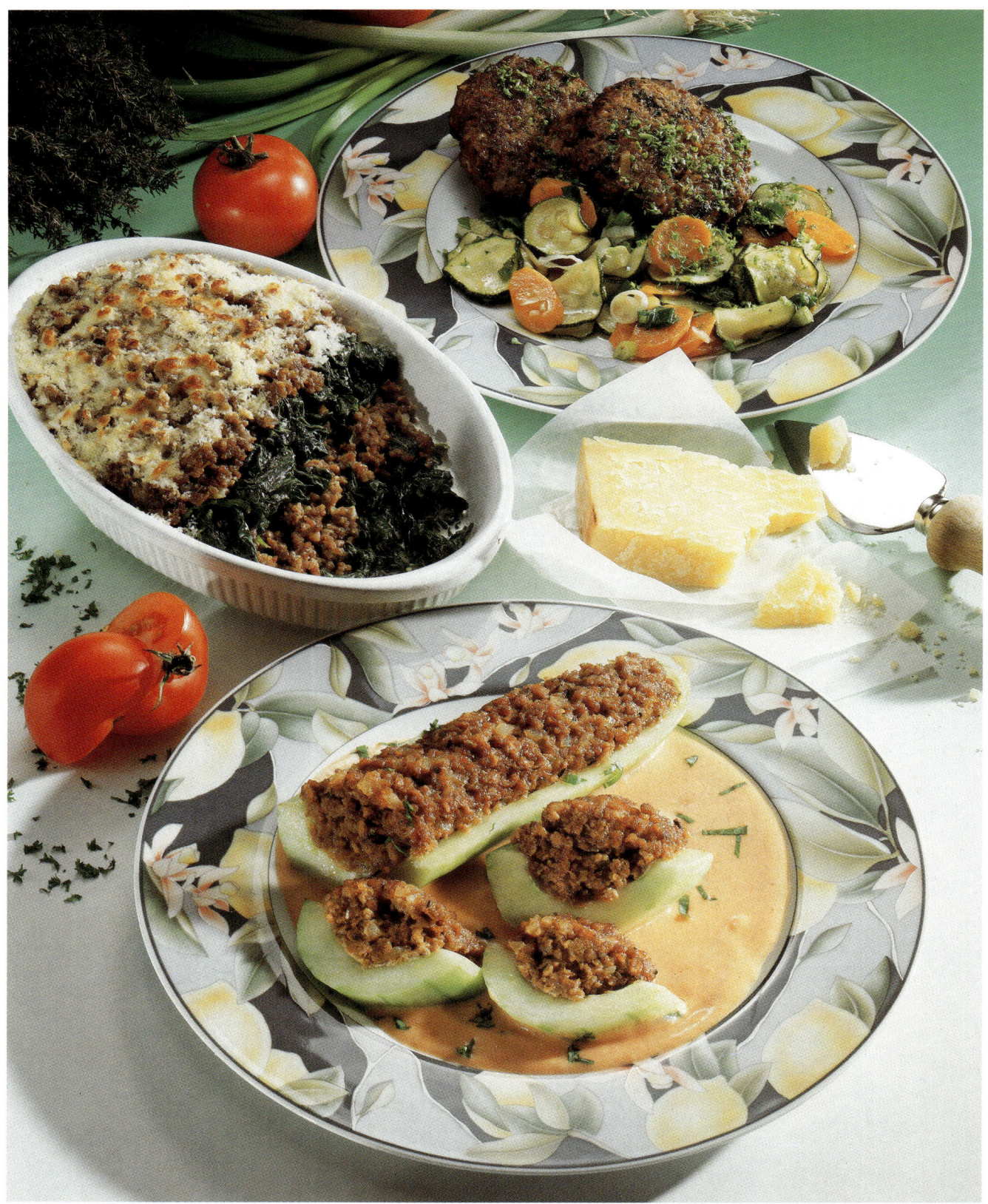

Frikadellen mit Gemüse

Zubereitungszeit:
ca. 40 Min.

Für 1 Person

Für die Frikadellen:
1 Möhre
1 Zwiebel
150 g Rinderhackfleisch
1 Eigelb
1 TL Kräutersalz
2 EL feingehackte Kräuter
(Petersilie, Thymian,
Majoran)
2 TL ungehärtetes
Pflanzenfett

Für das Gemüse:
3 Frühlingszwiebeln
3 Möhren
1 Zucchino
1 EL Butter
1 TL vegetarische Gemüse-
brühe (Instantpulver)

Außerdem:
1 EL gehackte Petersilie

1. Die Möhre schälen und fein reiben. Die Zwiebel schälen und sehr fein würfeln.
2. Das Hackfleisch in eine Schüssel geben und mit dem Eigelb, dem Kräutersalz, den Zwiebelwürfeln, den Möhrenraspeln und den Kräutern mischen. Alles einige Zeit durchziehen lassen.
3. In der Zwischenzeit die Frühlingszwiebeln putzen und in Ringe schneiden. Die Möhren schälen und schräg in dünne Scheiben schneiden. Den Zucchino putzen und in feine Scheiben hobeln.
4. Das Gemüse in der zerlassenen Butter andünsten. Etwa 5 Eßlöffel Wasser dazugeben und alles mit der Instantbrühe abschmecken. Das Gemüse anschließend 10 bis 15 Minuten dünsten.

5. Inzwischen aus dem Fleischteig Frikadellen formen und sie im heißen Fett so lange braten, bis sie auf beiden Seiten braun sind.
6. Die Frikadellen zusammen mit dem Gemüse anrichten und alles mit Petersilie bestreuen.
(auf dem Foto: oben)

ca. 520 kcal • 2165 kJ

Gefüllte Schmorgurken

Zubereitungszeit:
ca. 1 Std.

Für 2 Personen

2 Schmorgurken
(ca. 800 g)
1 Zwiebel
1 EL kaltgepreßtes
Sonnenblumenöl
nach Belieben 1–2 Knob-
lauchzehen
300 g Rinderhackfleisch
8 reife Tomaten (500 g)
2 TL Kräutersalz
2 TL Kräuter der Provence
2 TL vegetarische Gemüse-
brühe (Instantpulver)
1 Msp. Cayennepfeffer
5 EL süße Sahne
1 EL gehacktes Basilikum

1. Die Gurken schälen, der Länge nach halbieren und die Kerne mit einem Löffel sorgfältig herauskratzen.
2. Die Zwiebel schälen, fein würfeln und in dem Öl glasig dünsten. Nach Belieben die Knoblauchzehen durch eine Presse dazudrücken.
3. Das Hackfleisch zu den Zwiebeln geben, mit anbraten und dabei zu Krümeln verrühren.

4. Die Tomaten vierteln und die Stielansätze entfernen. Die Tomaten mit dem Schneidstab fein pürieren und das Püree nach Belieben durch ein Sieb streichen.
5. 6 bis 7 Eßlöffel Tomatenpüree zum Hackfleisch geben und es mit Kräutersalz und den Kräutern der Provence würzen. Die Gurkenhälften mit der Hackfleischmischung füllen.
6. Das restliche Tomatenpüree in einen kleinen Bräter geben, mit der Instantbrühe und dem Cayennepfeffer abschmecken und die gefüllten Gurken hineinsetzen.
7. Sie zugedeckt bei geringer Hitzezufuhr in etwa ½ Stunde garen. Zum Schluß die süße Sahne in die Sauce rühren, die Gurken anrichten und mit dem Basilikum garnieren.
(auf dem Foto: unten)

ca. 555 kcal • 2315 kJ

Spinat-Hackfleisch-Auflauf

Zubereitungszeit:
ca. 25 Min.
Garzeit im Ofen:
ca. 20 Min.

Für 2 Personen

600 g TK-Blattspinat
1 Zwiebel
1 EL Butter
300 g Rinderhackfleisch
1 TL Kräutersalz
1 Msp. Cayennepfeffer
1 Msp. geriebene
Muskatnuß
150 g süße Sahne
50 g geriebener Parmesan

1. Den Spinat antauen lassen. Die Zwiebel schälen, fein würfeln und in der Butter glasig dünsten.
2. Das Hackfleisch hinzufügen, kurz anbraten und dabei zerkrümeln. Es mit Kräutersalz, Cayennepfeffer und Muskatnuß abschmecken. Den Backofen auf 180 °C vorheizen.
3. Die Hälfte des Spinats in einer feuerfesten Form verteilen und die Hälfte des Hackfleischs darauf geben. Dann den restlichen Spinat und zuletzt das restliche Hackfleisch in die Form geben.
4. Die Sahne mit 100 ml Wasser mischen, den Parmesan darunterrühren und alles über den Auflauf gießen. Die Form in den Ofen stellen und den Spinatauflauf etwa 20 Minuten lang überbacken.
(auf dem Foto: Mitte)

ca. 750 kcal • 3120 kJ

Lauchauflauf

Zubereitungszeit:
ca. 1 Std.

Für 2 Personen

4 große Stangen Lauch
(ca. 800 g küchenfertig)
1 TL vegetarische Gemüse-
brühe (Instantpulver)
2 Zwiebeln
2 TL ungehärtetes
Pflanzenfett
200 g Rinderhackfleisch
4 Tomaten
1 EL Paprikapulver
edelsüß
2 Msp. Korianderpulver
1 Knoblauchzehe
je 1 TL Rosmarin und
Thymian
4 EL süße Sahne
60 g geriebener Gouda
45 % Fett i.Tr.

1. Den Lauch putzen und
in feine Ringe schneiden.
Sie in einen Topf geben,
knapp mit Wasser bedek-
ken, die Gemüsebrühe
hinzufügen und den
Lauch bei mittelstarker
Hitzezufuhr in etwa
20 Minuten garen.
2. Inzwischen die Zwiebeln schälen, würfeln und
in dem Fett glasig dün-
sten. Das Hackfleisch zer-
pflücken, dazugeben und
mit anbraten.
3. Die Tomaten mit
kochendem Wasser über-
brühen, enthäuten und
die Stielansätze entfernen.
4. Das Fruchtfleisch würfeln und zum Hackfleisch
geben. Das Paprikapulver
hineinrühren, etwa ⅛ l
Wasser dazugießen und
alles etwa 10 Minuten
köcheln lassen.
5. Den Backofen auf
180 °C vorheizen. Den
Koriander in die Hack-
fleischsauce rühren, die
Knoblauchzehe durch
eine Presse dazudrücken
und alles mit Rosmarin

und Thymian würzen.
Zuletzt die Sahne darun-
terrühren.
6. Nun den Lauch abgießen und in eine Auflauf-
form geben. Die Hack-
fleischsauce darüber ver-
teilen und den Käse dar-
auf streuen. Den Auflauf
etwa ¼ Stunde garen.
(auf dem Foto: oben)

ca. 520 kcal • 2145 kJ

Moussaka

Zubereitungszeit:
ca. 1¼ Std.

Für 2 Personen

2 Auberginen
Meersalz
60 ml kaltgepreßtes
Olivenöl
2 Knoblauchzehen
300 g Rinderhackfleisch
oder gemischtes (halb
vom Rind, halb vom
Lamm)
1 Zwiebel
1 rote Paprikaschote
1 grüne Paprikaschote
3–4 Tomaten
⅛ l vegetarische Gemüse-
brühe (aus Instantpulver
zubereitet)
1 kleines Lorbeerblatt
1 kleiner Zweig Thymian
1 TL Paprikapulver
edelsüß
2 EL gehackte Petersilie

1. Die Auberginen putzen
und in etwa 1 cm dicke
Scheiben schneiden. Sie
mit Salz bestreuen, in ein
Sieb legen und für etwa
10 Minuten durchziehen
lassen. Den austretenden
Saft entfernen.
2. Die Auberginenscheiben anschließend abwa-
schen und trockentupfen.

3. Das Öl in einer Pfanne
erhitzen, die Knoblauch-
zehen durch eine Presse
dazudrücken und die Au-
berginenscheiben darin
goldgelb braten. Sie dann
herausnehmen, das Fett
abtupfen und die Schei-
ben beiseite stellen.
4. Das Hackfleisch ins ver-
bliebene Bratfett geben
und anbraten. Die Zwie-
bel schälen, würfeln,
dazugeben und mit an-
braten.
5. Die Kerngehäuse der
Paprikaschoten entfernen
und die Schoten würfeln.
Sie ebenfalls zum Fleisch
geben und kurz mit an-
braten.
6. Nun die Tomaten mit
kochendem Wasser über-
brühen, enthäuten und
die Stielansätze entfernen.
Das Fruchtfleisch würfeln
und unter die Hackfleischmischung rühren.
7. Die Gemüsebrühe dazugießen, das Lorbeerblatt
und den Thymianzweig
hinzufügen und das
Ganze zum Kochen brin-
gen. Bereits jetzt den
Backofen auf 180 °C vor-
heizen.
8. Die Hackfleischmi-
schung mit Salz und
Paprikapulver abschmek-
ken und 10 bis 15 Minuten
köcheln lassen.
9. Die Hälfte der Auberginenscheiben in eine
große ausgefettete Auflaufform legen und die Hack-
fleischsauce gleichmäßig
darauf verteilen.
10. Die restlichen Auberginenscheiben darauf
legen und das Ganze in
20 bis 25 Minuten im
Ofen garen. Vor dem Ser-
vieren das Lorbeerblatt
entfernen und die Peter-
silie darüberstreuen.
(auf dem Foto: unten)

ca. 700 kcal • 2930 kJ

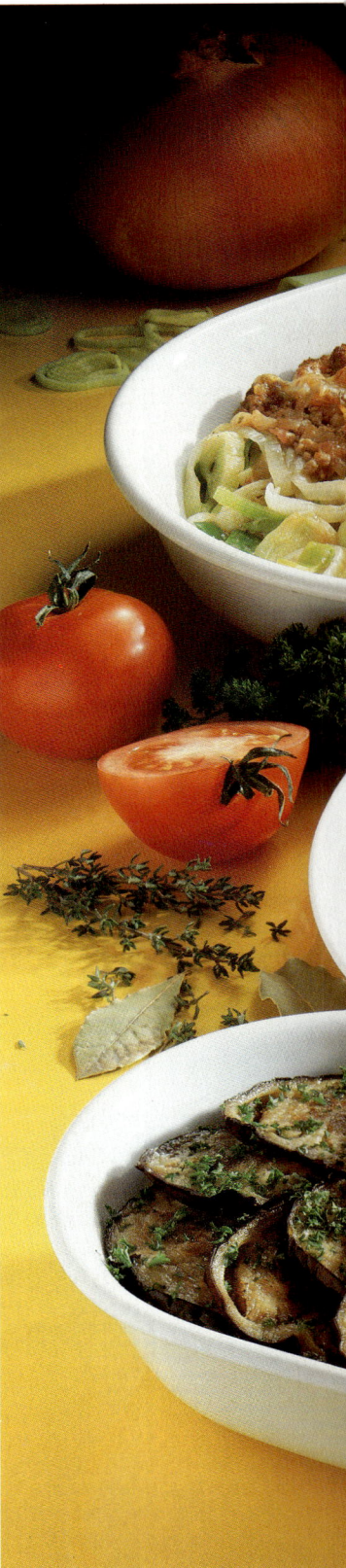

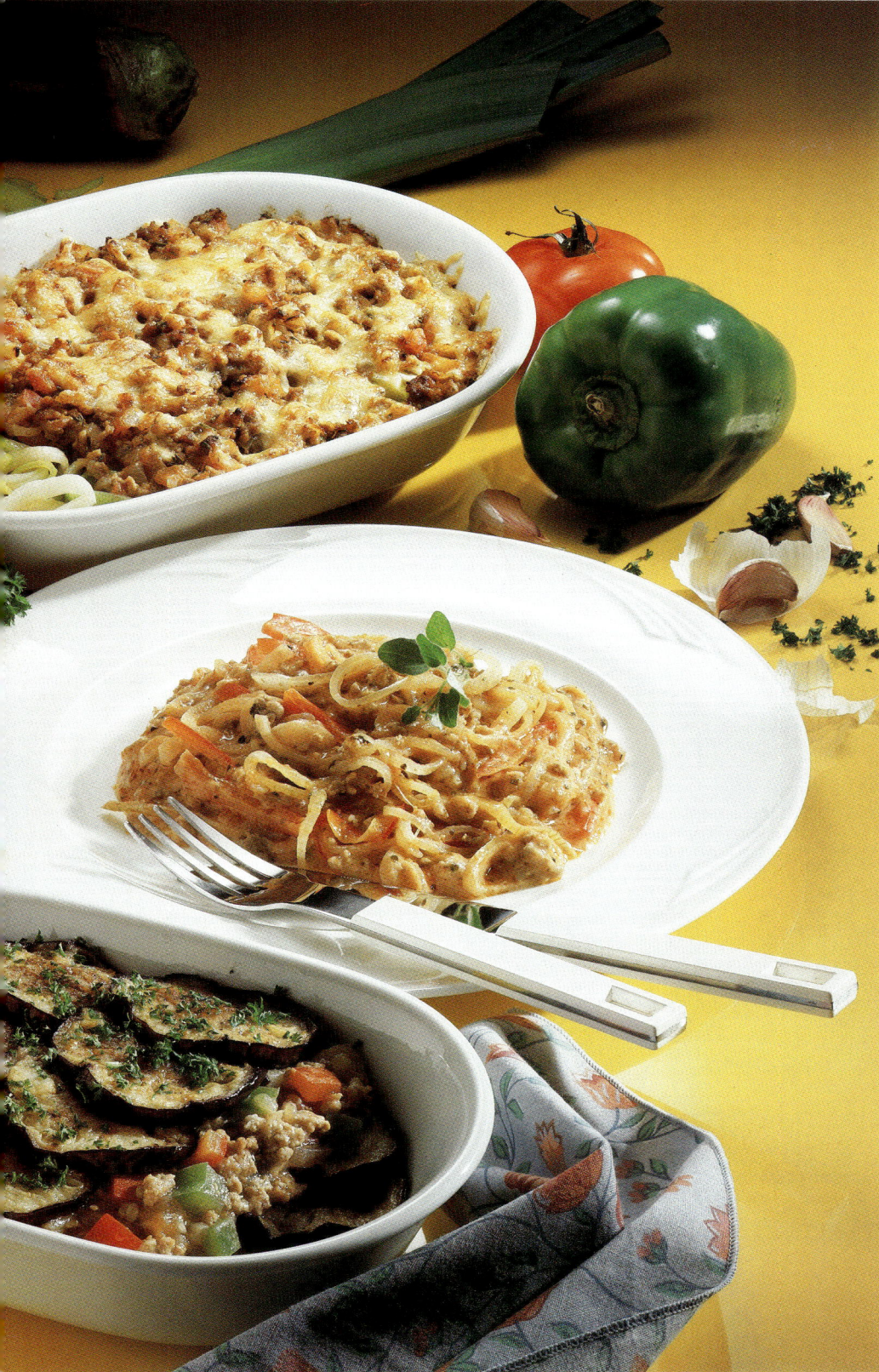

Hackfleischtopf

Zubereitungszeit:
ca. ¾ Std.

Für 2 Personen

2 Gemüsezwiebeln
3 rote Paprikaschoten
2 EL Butter
250 g Rinderhackfleisch
1 EL Paprikapulver edelsüß
600 g Tomaten
2 Knoblauchzehen
1 TL Oregano
2 TL vegetarische Gemüsebrühe (Instantpulver)
4 EL süße Sahne

1. Die Zwiebeln schälen und in dünne Ringe schneiden. Die Kerngehäuse der Paprikaschoten entfernen und die Schoten in feine Streifen schneiden.

2. Die Zwiebelringe und die Paprikastreifen in der Butter leicht anbraten. Das Hackfleisch zerpflükken, dazugeben und mit anbraten. Alles mit dem Paprikapulver würzen.

3. Die Stielansätze der Tomaten entfernen und diese vierteln. Mit dem Schneidstab pürieren. Das Püree nach Belieben durch ein Sieb streichen.

4. Das Tomatenpüree zur Hackfleischmischung geben und den Knoblauch durch eine Presse dazudrücken.

5. Das Gericht mit dem Oregano und der Gemüsebrühe abschmecken und im geschlossenen Topf etwa 10 Minuten schmoren lassen. Zuletzt die süße Sahne hineinrühren. (auf dem Foto: Mitte)

ca. 625 kcal • 2615 kJ

Gefüllte Paprika

Zubereitungszeit:
ca. 1¼ Std.

Für 2 Personen

4 rote Paprikaschoten
2 Möhren
1 große Zwiebel
1 Ei
300 g Rinderhackfleisch
1 Msp. Cayennepfeffer
1 TL Kräutersalz
200 g Champignons
1 EL kaltgepreßtes Olivenöl
¼ l vegetarische Gemüsebrühe (aus Instantpulver zubereitet)
nach Belieben 3–4 Meßlöffel pflanzliches Bindemittel (aus dem Reformhaus)
4 EL süße Sahne
1 Zweig Basilikum

1. Von den Paprikaschoten jeweils einen Deckel abschneiden und die Kerngehäuse entfernen. Die Böden der Schoten geradeschneiden, damit sie gut stehen.
2. Das abgeschnittene Fruchtfleisch in kleine Würfel schneiden. Die Möhren schälen und sehr fein reiben.
3. Die Zwiebel schälen und halbieren. Eine Hälfte sehr fein würfeln und zusammen mit den Möhren und dem Ei zum Hackfleisch geben.
4. Alles gut mischen und den Fleischteig mit Cayennepfeffer und Kräutersalz würzen. Die Paprikaschoten damit füllen.
5. Die Champignons in Scheiben schneiden. Die zweite Hälfte der Zwiebel in Ringe schneiden.
6. Das Öl in einem Bräter nicht zu stark erhitzen und die Champignons, die Zwiebelringe und den Paprika darin anbraten.

7. Anschließend die gefüllten Paprikaschoten in den Bräter setzen und die Gemüsebrühe angießen. Alles zugedeckt bei nicht zu starker Hitzezufuhr im geschlossenen Topf etwa ¾ Stunden schmoren lassen.
8. Nach Belieben das pflanzliche Bindemittel in die Sauce rühren, sie einmal aufkochen lassen und so binden.
9. Die Sauce mit der Sahne verfeinern. Die Basilikumblätter in Streifchen schneiden und die Paprikaschoten damit garnieren.
(auf dem Foto: oben)

---

ca. 545 kcal • 2280 kJ

Ungarischer Paprikagulasch

Zubereitungszeit:
ca. 1½ Std.

Für 2 Personen

300 g mageres Rindfleisch
1 Gemüsezwiebel
1 rote Paprikaschote
1 grüne Paprikaschote
2 EL ungehärtetes Kokosfett
2 EL Paprikapulver edelsüß
2 Msp. Cayennepfeffer
1 kg reife Tomaten
2 Knoblauchzehen
je 1 TL Koriander, Rosmarin, Thymian und Kümmel
2 Lorbeerblätter
2 EL vegetarische Gemüsebrühe (Instantpulver)
6 EL süße Sahne

1. Das Fleisch abwaschen, trockentupfen und in Würfel schneiden. Die Zwiebel schälen und in gleichmäßige Ringe schneiden.
2. Die Kerngehäuse der Paprikaschoten entfernen und die Schoten in feine Streifen schneiden.
3. Das Kokosfett in einem Bräter erhitzen und die Fleischwürfel darin rundherum anbraten. Die Zwiebelringe hinzufügen und glasig werden lassen.
4. Anschließend die Paprikastreifen dazugeben und das Ganze mit dem Paprikapulver und dem Cayennepfeffer würzen.
5. Die Stielansätze der Tomaten entfernen und die Tomaten mit dem Schneidstab pürieren. Das Püree nach Belieben durch ein Sieb streichen.
6. Das Tomatenpüree zum Gulasch geben. Die Knoblauchzehen durch eine Knoblauchpresse dazudrücken und die Gewürze sowie die Instantbrühe hineinrühren.
7. Den Gulasch zugedeckt etwa 1 Stunde köcheln lassen. Zwischendurch ab und an umrühren. Vor dem Servieren das Lorbeerblatt entfernen und den Gulasch mit der Sahne verfeinern.
(auf dem Foto: unten)

---

ca. 565 kcal • 2375 kJ

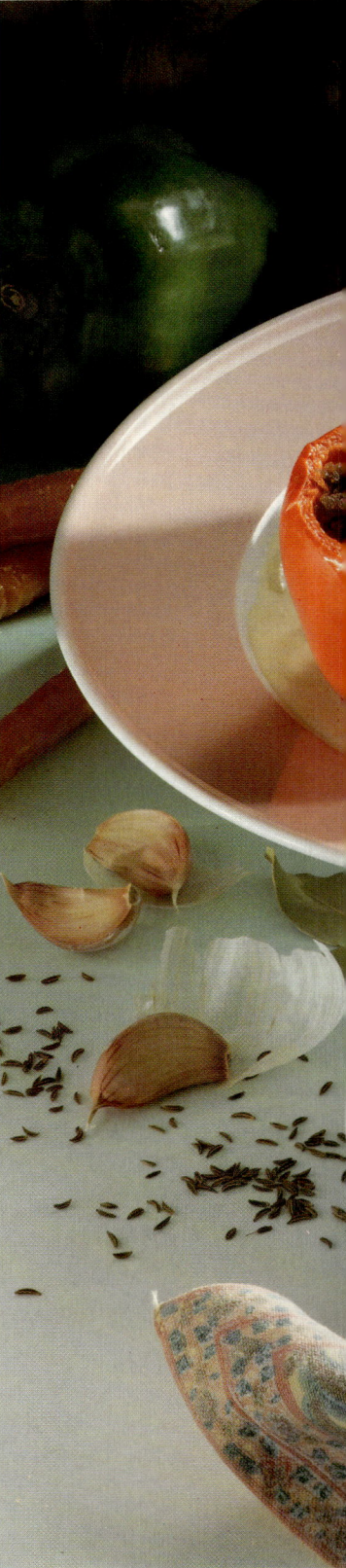

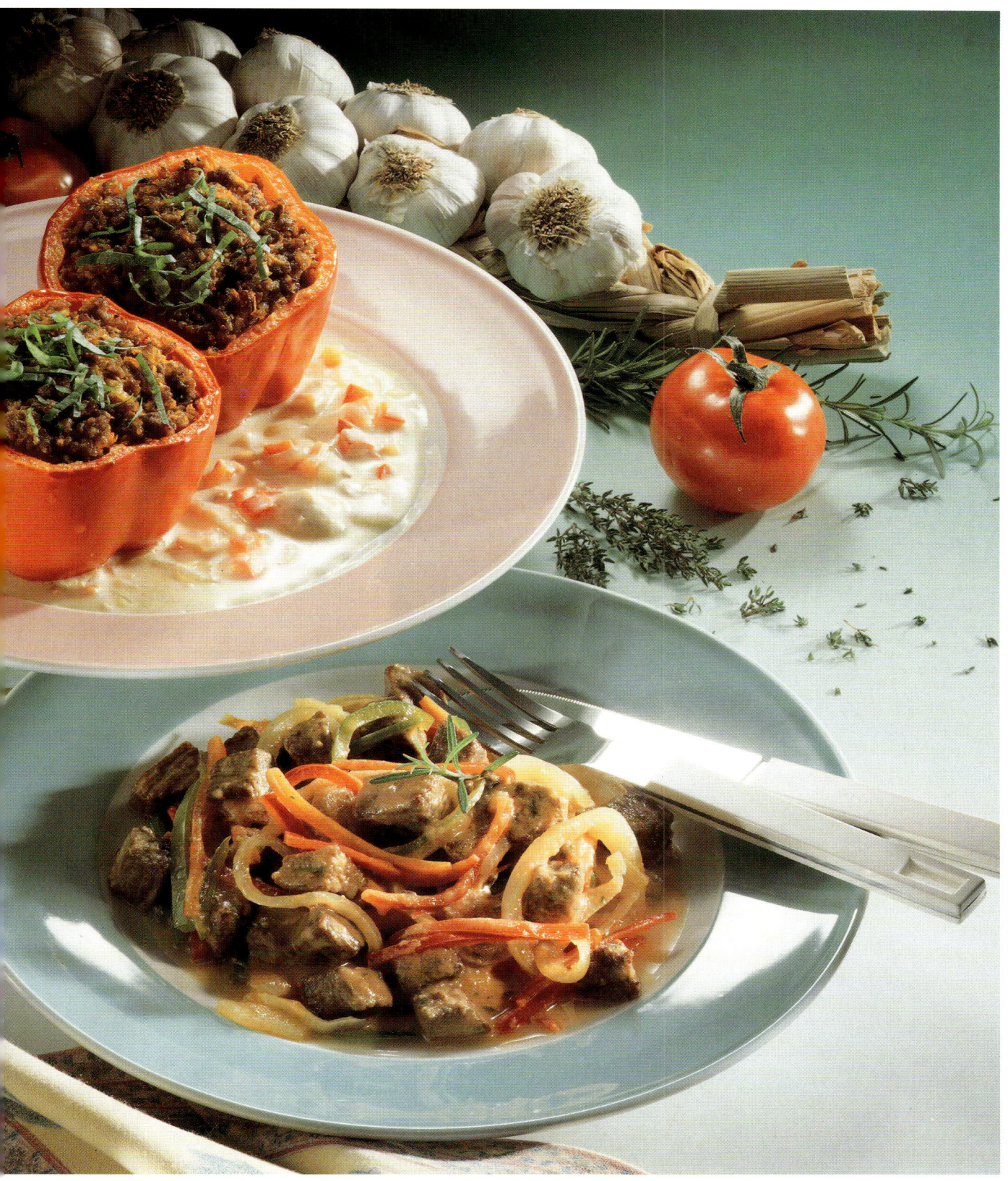

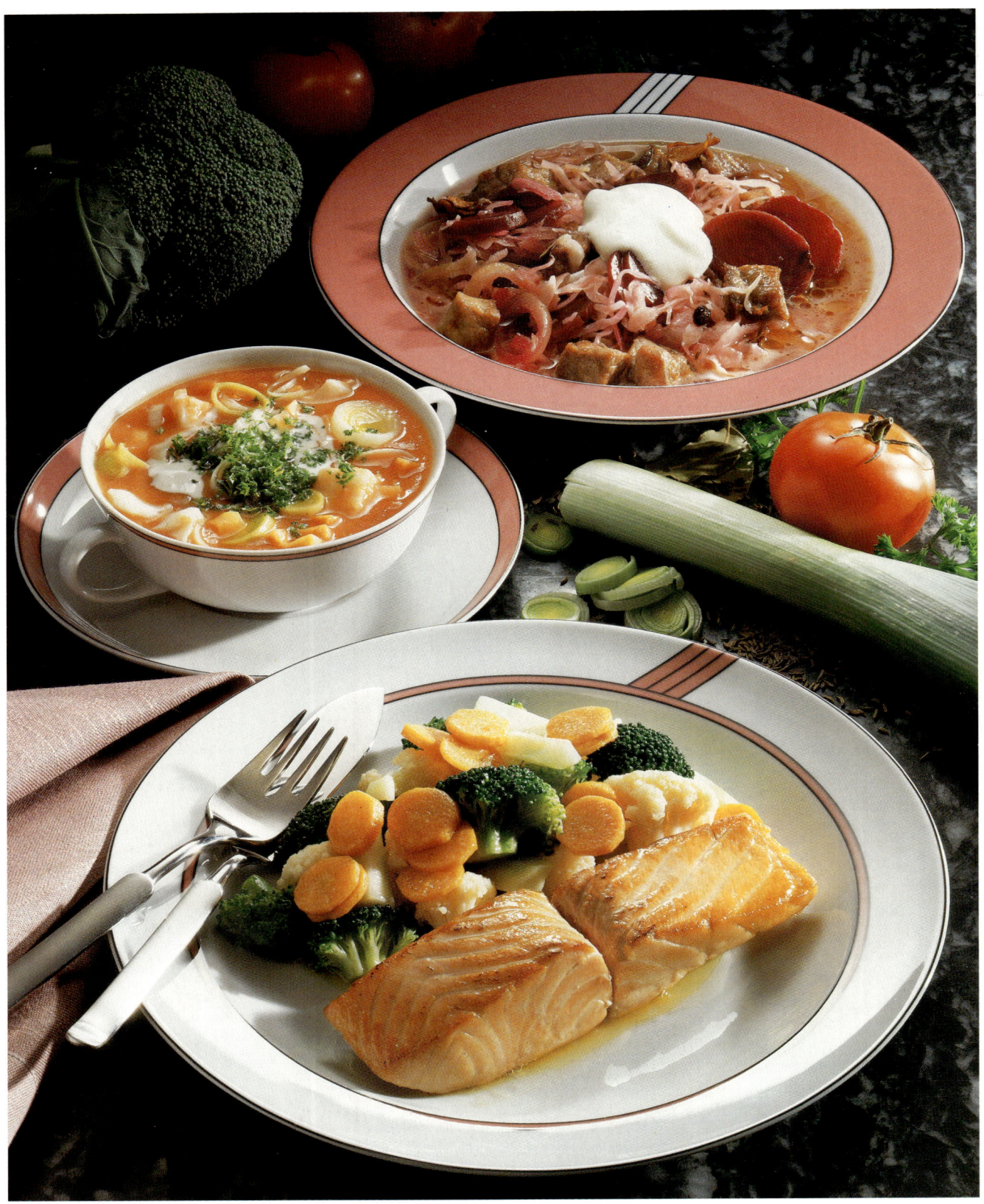

Borschtsch polnische Art

Zubereitungszeit:
ca. 1¼ Std.

Für 2 Personen

1 Zwiebel
1½ EL ungehärtetes Pflanzenfett
300 g mageres Lamm- fleisch
150 g Pfifferlinge
1 TL Kümmel
1 Lorbeerblatt
3 Wacholderbeeren
½ l vegetarische Ge- müsebrühe (aus Instant- pulver zubereitet)
½ Weißkohl (400 g küchenfertig)
1 rote Bete (200 g küchenfertig)
3 EL saure Sahne

1. Die Zwiebel schälen, in Ringe schneiden und in dem heißen Fett glasig dünsten.
2. Das Fleisch waschen, trockentupfen, in Würfel schneiden und zu den Zwiebeln geben.
3. Die Pfifferlinge putzen, ebenfalls hinzufügen und alles kräftig anbraten. Den Kümmel, das Lorbeerblatt und die Wacholderbeeren hinzufügen und dann die Gemüsebrühe angießen. Das Ganze etwa ½ Stunde köcheln lassen.
4. Inzwischen den Weiß- kohl putzen und auf einem Hobel fein zerklei- nern. Die rote Bete schä- len und in dünne Schei- ben schneiden.

5. Den Weißkohl und die rote Bete zum Fleisch geben und alles im geschlossenen Topf bei nicht zu starker Hitzezu- fuhr 20 Minuten schmo- ren lassen.
6. Den Eintopf auf zwei Teller verteilen und jeweils in die Mitte einen dicken Klecks saure Sahne geben.
(auf dem Foto: oben)

ca. 370 kcal • 1550 kJ

Kieler Fischsuppe

Zubereitungszeit:
ca. 50 Min.

Für 2 Personen

8 reife Tomaten (500 g)
1 Stange Lauch
2–3 Möhren
400 g Schellfisch- oder Kabeljaufilet
3 TL vegetarische Gemüse- brühe (Instantpulver)
2 Msp. Cayennepfeffer
50 g süße Sahne
2 EL gehackte Petersilie

1. Die Stielansätze der Tomaten entfernen und diese einige Minuten in ¼ l Wasser dünsten.
2. Die Tomaten anschlie- ßend durch ein Sieb strei- chen und das Püree in einen Topf geben.

3. Den Lauch putzen und in feine Ringe schneiden. Die Möhren schälen und in kleine Würfel schnei- den. Beides zum Tomaten- püree geben und alles etwa 8 Minuten köcheln lassen.
4. In der Zwischenzeit das Fischfilet waschen, rest- liche Gräten entfernen und das Filet in Stücke schneiden.
5. Die Fischstücke zur Suppe geben und diese mit der Instantbrühe und dem Cayennepfeffer abschmecken. Alles wei- tere 8 bis 10 Minuten köcheln lassen.
6. Zum Schluß die süße Sahne hineinrühren und die Suppe mit Petersilie bestreuen.
(auf dem Foto: Mitte)

ca. 305 kcal • 1270 kJ

Lachsfilet mit buntem Gemüse

Zubereitungszeit:
ca. ¾ Std.

Für 2 Personen

250 g geputzter Blumen- kohl
250 g geputzter Brokkoli
2 Möhren
1 TL Meersalz
2 Lachsfilets (à 150 g)
1 TL Kräutersalz
2 EL kaltgepreßtes Sonnenblumenöl
1½ EL Butter

1. Den Blumenkohl und die Brokkoli in kleine Röschen teilen. Die Stiele der Brokkoli schälen, der Länge nach vierteln und in Stücke schneiden.
2. Die Möhren schälen und in dünne Scheiben schneiden.
3. Etwa ¼ l leicht gesalze- nes Wasser zum Kochen bringen, zuerst die Brok- kolistiele hineingeben und etwa 5 Minuten dün- sten, danach das restliche Gemüse hinzufügen und alles weitere 8 bis 10 Mi- nuten köcheln lassen.
4. In der Zwischenzeit die Lachsfilets waschen, trok- kentupfen und mit dem Kräutersalz mild würzen. Sie in dem Öl bei mittel- starker Hitzezufuhr etwa 8 Minuten braten. Die Filets zwischendurch ein- mal wenden.
5. Nun das Gemüse mit der Schaumkelle aus dem Wasser nehmen und abtropfen lassen. Die But- ter in einer Pfanne zart bräunen, über das Gemüse geben und den Fisch dazu servieren.
(auf dem Foto: unten)

ca. 530 kcal • 2225 kJ

Ratatouille mit Fisch

Zubereitungszeit:
ca. 40 Min.

Für 2 Personen

200 g Aubergine
2 rote Paprikaschoten
1 Zucchino
2 Zwiebeln
2 EL kaltgepreßtes
Olivenöl
6 Tomaten
nach Belieben 2 Knob-
lauchzehen
1 TL Kräuter der
Provence
2 TL vegetarische Gemüse-
brühe (Instantpulver)
400 g küchenfertiges
Fischfilet (Seelachs
oder Kabeljau)
4 EL süße Sahne
1 Schuß herber Weißwein
2 EL gehackte Petersilie

1. Die Aubergine, die
Paprikaschoten, den Zuc-
chino und die Zwiebeln
putzen und in gleich
große Würfel schneiden.
Das Gemüse nacheinan-
der im Olivenöl bei mitt-
lerer Hitze andünsten.
2. Die Stielansätze der
Tomaten entfernen und
das Fruchtfleisch mit dem
Schneidstab pürieren. Das
Tomatenpüree durch ein
Sieb streichen und zum
Gemüse geben. Nach Be-
lieben die Knoblauch-
zehen durch eine Presse
dazudrücken.
3. Das Gemüse mit den
Kräutern der Provence
und der Gemüsebrühe
abschmecken.
4. Das Fischfilet waschen,
trockentupfen und in
zwölf gleich große Stücke
schneiden. Diese zum
Ratatouille geben. Vorsichtig umrühren und nun das
Ganze im geschlossenen
Topf 6 bis 8 Minuten
köcheln lassen.

5. Zum Schluß die süße
Sahne darunterziehen
und das Gericht mit dem
Wein abschmecken. Die
Petersilie darüberstreuen.
(auf dem Foto: unten)

ca. 425 kcal • 1780 kJ

Scholle in Orangen-Sahne-Sauce

Zubereitungszeit:
ca. 20 Min.

Für 2 Personen

400 g küchenfertige
Schollenfilets
1 TL Kräutersalz
2 EL Butter
140 ml frischgepreßter
Orangensaft
2 Msp. Cayennepfeffer
4 EL süße Sahne

1. Die Schollenfilets
waschen, trockentupfen
und mit dem Kräutersalz
mild würzen.
2. Die Butter in einer
Pfanne schmelzen lassen
und die Fischfilets von
beiden Seiten darin
jeweils 4 bis 5 Minuten
braten.
3. Den Orangensaft hinzufügen, alles mit dem
Cayennepfeffer leicht
scharf würzen und zuletzt
die Sahne darunter rühren.
(auf dem Foto: Mitte)

ca. 365 kcal • 1525 kJ

Hinweis
Essen Sie als Vorspeise zu
diesem Gericht einen
Salat, zum Beispiel einen
Fenchelsalat (Seite 54)
oder einen fruchtigen
Rohkostteller (Seite 55).

Forelle blau

Zubereitungszeit:
ca. ³/₄ Std.

Für 1 Person

1 Möhre
1 Zwiebel
1 Lorbeerblatt
1 TL Zitronensaft
1 ausgenommene Forelle
(ca. 250 g)
1 TL Kräutersalz

1. 1 ¹/₄ l Wasser zum
Kochen bringen. Die
Möhre und die Zwiebel
schälen und zerkleinern.
Das Gemüse sowie das
Lorbeerblatt ins Wasser
geben.
2. Das Kochwasser mit
dem Zitronensaft leicht
säuerlich abschmecken
und für etwa 20 Minuten
kochen lassen.
3. In der Zwischenzeit das
Innere der Forelle sorgfältig waschen. Dabei den
auf der Haut befindli-
chen Schleimfilm nicht
verletzen.
4. Die Forelle mit etwas
Zitronensaft beträufeln
und mit dem Kräutersalz
mild würzen.
5. Den kochenden Sud
von der Herdplatte neh-
men und die Forelle hin-
eingleiten lassen. Sie bei
abgeschalteter Platte in
8 bis 10 Minuten garzie-
hen lassen.
(auf dem Foto: oben)

ca. 180 kcal • 750 kJ

Hinweis
Essen Sie dazu 400 g
gedünstetes Gemüse oder
einen großen Salat.

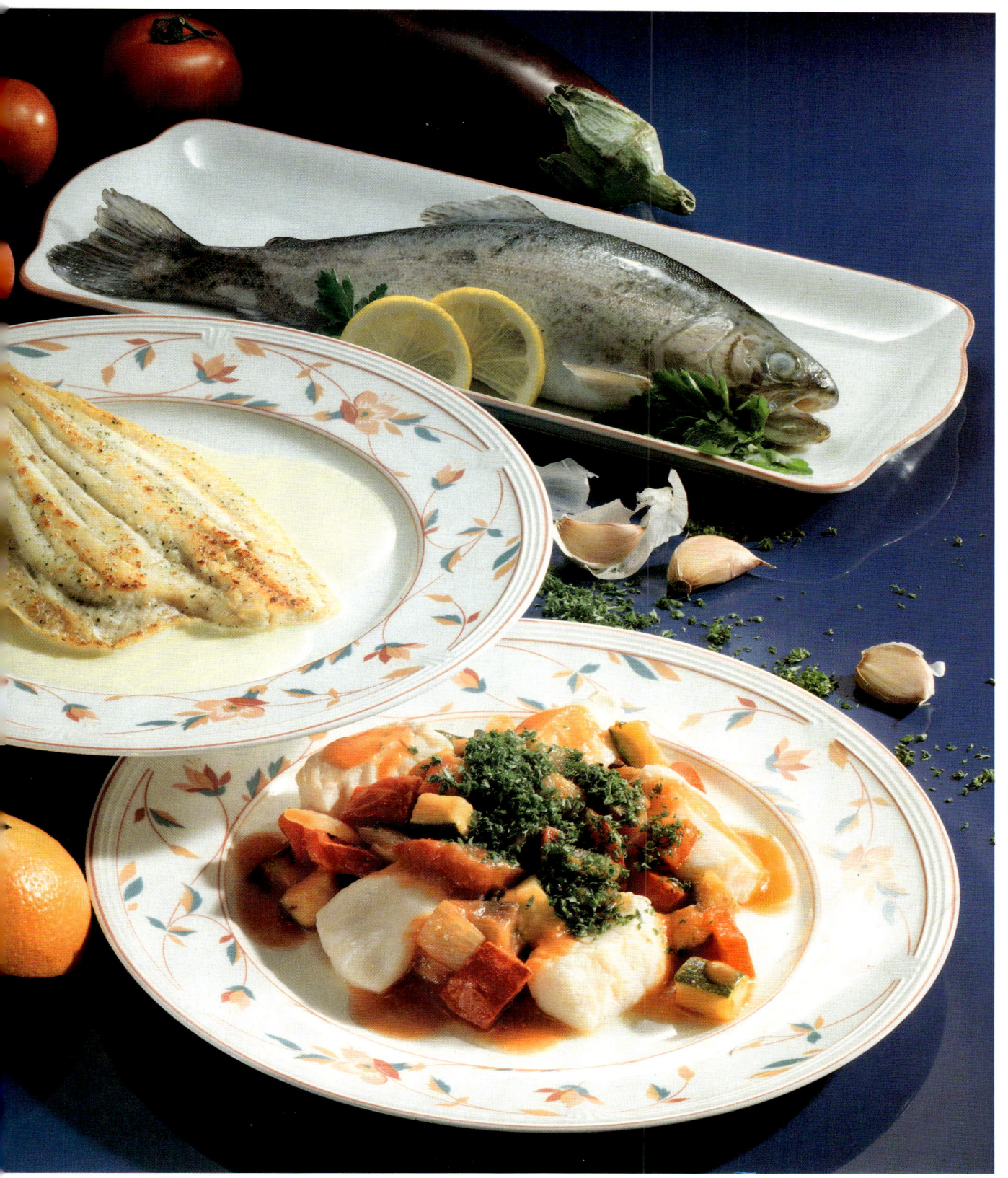

REGISTER UND ALPHABETISCHES REZEPTVERZEICHNIS

Erklärung der Abkürzungen und Symbole:		
cm	=	Zentimeter
Fett i. Tr.	=	Fett in der Trockenmasse
EL	=	Eßlöffel (gestrichen)
g	=	Gramm (1 g = 1000 mg)
geh.	=	gehäuft
kcal	=	Kilokalorien (1 kcal = 4,184 kJ)
kJ	=	Kilojoule
l	=	Liter (1 l = 1000 ml)
Min.	=	Minuten
ml	=	Milliliter
Msp.	=	Messerspitze
Std.	=	Stunde
TK-...	=	Tiefkühl-...
TL	=	Teelöffel (gestrichen)
°C	=	Grad Celsius
∅	=	Durchschnitt

REZEPTVERZEICHNIS NACH GERICHTARTEN

Ihr ganz persönlicher
Kontakt zu Ursula Summ

Liebe Leserinnen,
liebe Leser,

täglich erreichen mich zahlreiche Briefe und Telefonate aus dem In- und Ausland, mit vielen Fragen zur Gewichtsabnahme und mit der Bitte, bei der Zusammenstellung von Essensplänen behilflich zu sein. Auch werde ich immer wieder aufgefordert, Seminare über Trennkost zu leiten.

Für Seminare fehlt mir leider die Zeit, doch ich freue mich, Ihnen mitteilen zu können, dass ich Ihnen meine Öffentlichkeitsarbeit in einem anderen, sehr interessanten Rahmen anbieten kann. Und zwar in Form eines 20-Stufen-Power-Programms. Während dieser Zeit lernen Sie Ihren Körper besser kennen und bauen daher Ihr Übergewicht logisch und gefühlvoll ab.

Folgendes Programm erwartet Sie:

- *Ein komplett ausgearbeitetes Manifest zur Gewichtsabnahme mit vielen, vielen Rezepten*

- *Einstiegswoche, Fortsetzungswoche, Powerplan*

- *Persönliche Fragebögen zur Selbsterkenntnis: „Warum bin ich dick?"*

- *Motivation zur Gewichtsabnahme*

- *Vorschläge für die schnelle Küche*

- *Heißhunger auf Süßes: „Wie kann ich das bewältigen?"*

Und und und ...

Diese Ausarbeitungen sind sehr persönlich und haben den Umfang eines dicken Leitz-Ordners. Ihr Trennkost-Kurs endet automatisch nach 10 Monaten. In dieser Zeit erhalten Sie zweimal im Monat Post von mir. Insgesamt 20-mal.

Nach Kursende stehe ich Ihnen gerne für weitere Fragen zur Verfügung.

Außerdem können Sie Ihr erworbenes Wissen auch beruflich nutzen. Nach Abschluss des Fernlehrgangs erhalten Sie von mir ein Zertifikat, welches Sie berechtigt, eigenständig unter der Bezeichnung „Trennkost-Beraterin oder Berater" Kurse anzubieten.

Ich würde mich freuen, Sie begrüßen zu dürfen.

Schreiben Sie mir und fordern Sie mein kostenloses Informationsmaterial an.

Meine Adresse:

Trennkost Club
Ursula Summ
Buzon N° 356
Calle Patricio Ferrandiz 40
E-03700 Denia/Alicante
España

Telefon: 00 34 /96 /6 42 11 20
Fax: 00 34 /96 /5 78 47 15
Internet: www.trennkost.de
E-Mail: trennkost.summ@teleline.es

Im Bassermann Verlag sind weitere attraktive Titel zum Thema „Trennkost" erschienen.
Bitte fragen Sie danach in Ihrer Buchhandlung.

Sie finden uns im Internet:
www.Bassermann-Verlag.de

Dieses Buch wurde auf chlorfrei gebleichtem und säurefreiem Papier gedruckt.

ISBN 3-8094-1396-8

© 2003 by Bassermann Verlag, einem Unternehmen der Verlagsgruppe Random House GmbH,
81673 München.

Titelbild: TLC-Foto-Studio GmbH, Velen-Ramsdorf (auf dem Teller links: Spaghetti auf Gemüse, Rezept S. 81;
rechts: Ungarischer Paprikagulasch, Rezept S. 118)
Fotos: TLC-Foto-Studio GmbH, Velen-Ramsdorf; Foto S. 4 unten:
Michael Wissing BFF, Waldkirch; Foto S. 5:
Foto Blum, Rennerod; Foto S. 8 unten, 16 und 18 Mitte:
Brigitte Harms, Hamburg; Foto S. 19 unten:
T. E. Creative Fotografie + Styling, Frankfurt; Foto S. 23:
Manfred Ruckszio, Taunusstein; Kleine Fotos S. 42:
Margit Schwarz, Frankfurt
Zeichnungen: S. 7 oben: Gerhard Scholz, Dornburg; S. 7 unten: Ulrike Hoffmann, Bodenheim

Die Ratschläge in diesem Buch sind von Autorin und Verlag sorgfältig erwogen und geprüft, dennoch kann
eine Garantie nicht übernommen werden. Eine Haftung der Autorin bzw. des Verlags und seiner Beauftrag-
ten für Personen-, Sach- und Vermögensschäden ist ausgeschlossen.

Satz: Grunewald GmbH, Digital- und Printmedien, Kassel
Druck: Neografia, Martin
Printed in Slovakia
817 2635 4453 6271